Hegerl · Althaus · Reiners

Das Rätsel Depression

Ulrich Hegerl
David Althaus
Holger Reiners

Das Rätsel Depression

Eine Krankheit wird entschlüsselt

Verlag C.H.Beck

Die erste Auflage dieses Buches
erschien 2005.
Zweite Auflage. 2006

Mit 28 Abbildungen und 8 Tabellen

Dritte Auflage. 2016
Unveränderter Nachdruck

Satz: Fotosatz Janß, Pfungstadt
Druck und Bindung: Beltz Bad Langensalza GmbH, Bad Langensalza
Umschlagabbildung: © Masao Ota/photonica
Umschlaggestaltung: Uwe Göbel, München
Gedruckt auf säurefreiem, alterungsbeständigem Papier
(hergestellt aus chlorfrei gebleichtem Zellstoff)
Printed in Germany
ISBN 13: 978 3 406 68697 9

www.beck.de

Inhalt

Anhang

Vorwort

Sie schlagen die Morgenzeitung auf und lesen, ein bekannter Politiker sei «mit einer Depression» in eine Klinik eingewiesen worden. Was verbinden Sie, was verbinden andere Leser mit «Depression»? Eine Erläuterung dieses Begriffs wird in dem Zeitungsartikel nicht geliefert, die Bedeutung von «Depression» wird offensichtlich als bekannt vorausgesetzt. Jeder scheint in der Tat zunächst zu wissen, was «eine Depression haben» bedeutet, jeder verbindet mit diesem Wort eigenes Erleben und eigene Vorstellungen. Die Vertrautheit dieses Begriffs ist jedoch trügerisch. Verbinden wir wirklich alle das Gleiche mit diesem Wort? Ist «Depression» nicht etwas völlig anderes für einen Betroffenen, der diese durchlitten hat, als für einen Menschen, der mit dieser Erkrankung weder direkt noch indirekt in Verbindung gekommen ist, und wiederum etwas anderes für Angehörige, für Therapeuten, für Wissenschaftler, für Soziologen oder Theologen? Ist «Depression» eine seelische Erkrankung? Eine körperliche Erkrankung? Ausdruck unserer atemlosen Gesellschaft? Wie findet man wieder heraus aus einer Depression? Wie kann man sich schützen? Die Antworten auf diese Fragen würden je nach individuellem Erfahrungshorizont völlig unterschiedlich, oft auch gegensätzlich ausfallen. Noch anders wären die Antworten wohl vor 50 Jahren gewesen. Vor 100 Jahren wiederum gab es die Krankheitsbezeichnung «Depression» noch gar nicht, die sich erst langsam aus dem Krankheitskonzept «Melancholie» herausschälte, welches sich wiederum bis ins 5. Jahrhundert v. Chr. zurückverfolgen lässt.

Dieses Buch wendet sich an alle, die sich für das Thema «Depression» gerade auch in seiner Vielschichtigkeit interessieren. Es ist aus einer engen Zusammenarbeit zwischen einem Professor für Psychiatrie, einem Psychologen und einem ehemals an Depression erkrankten Architekten entstanden. In zahlreichen intensiven Gesprächen haben wir Gemeinsamkeiten in unseren Sichtweisen entdeckt, aber auch Unterschiede deutlich gemacht. Gerade die Berücksichtigung der unterschiedlichen Perspektiven der Autoren erschien uns von Anfang an als Bereicherung und als Besonderheit dieses Buches.

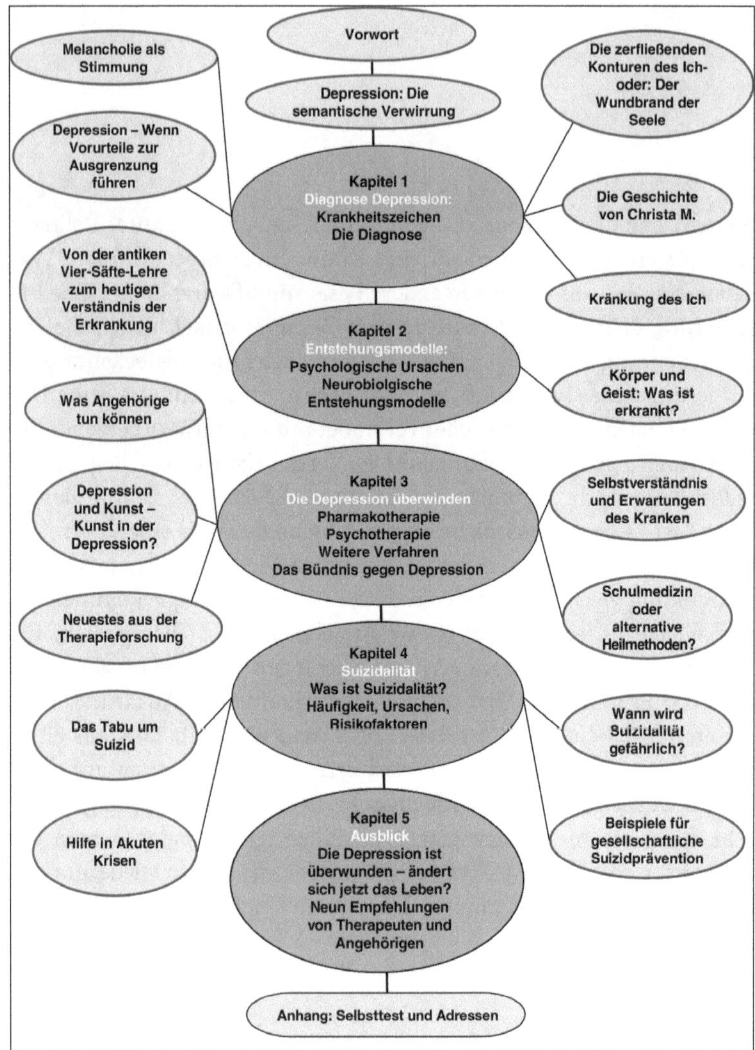

Abb. 1: Visuelle Gliederung der verschiedenen Sachthemen

Auch bei der Themenwahl war es unser Bemühen, den Horizont weit aufzuspannen. So ist das Buch zwar verankert in den Vorstellungen und Konzepten, wie sie heute in der naturwissenschaftlich orientierten Psychiatrie vertreten werden. Von diesem Ankerpunkt aus werden jedoch Ausflüge in angrenzende, nichtmedizinische Bereiche unternommen und historische Linien bis zurück zum antiken Melancholiekonzept nachgezeichnet. Entsprechend beginnen die vier Hauptkapitel *Diagnose, Entstehungsmodelle, Behandlung* und *Suizidalität* jeweils mit der Darstellung des medizinisch-wissenschaftlichen Kenntnisstandes, gefolgt von damit assoziierten und verwandten Unterkapiteln, die sich wie Satelliten und für sich genommen lesbar in einem weiteren Kreis um das Thema bewegen. Durch diese Grundstruktur, die in Abb. 1 noch einmal verdeutlicht ist, sollen für den tiefer Interessierten die vielfältigen Verzahnungen der Depression mit verschiedensten kulturellen Bereichen sowie unterschiedliche Sichtweisen lebendig werden. Durch diese breite Themenwahl und die Perspektivenvielfalt liefert dieses Buch ein differenzierteres Bild der Depression, als dies in einem reinen Ratgeber möglich wäre. Doch auch für den im Leid der Depression gefangenen Menschen soll es praktische Orientierungshilfe und vor allem Quelle der Hoffnung sein.

Wenngleich das Buch in seiner jetzigen Form Ergebnis einer engen Zusammenarbeit aller drei Autoren ist, so tragen die einzelnen Kapitel doch spezifische Handschriften. Ulrich Hegerl war federführend bei den Kapiteln über Krankheitsbild, Diagnose und die neurobiologischen Hintergründe. Er widmete sich der Betrachtung der Depression von der Antike bis heute und beschrieb medikamentöse Behandlungsstrategien. David Althaus befasste sich vor allem mit den psychologischen Aspekten der Depression, der Situation der Angehörigen und mit Suizidalität. Holger Reiners schrieb aus der Innenperspektive über die «zerfließenden Konturen des Ich» und die Vorurteile, die zur Ausgrenzung führen. Er widmete sich dem Thema Kunst und Depression und beschreibt das Leben nach der Depression.

Depression: Die semantische Verwirrung

Das Wort Depression kommt von lateinisch *deprimere,* «herabdrücken», «niederdrücken», und wir verwenden es im heutigen Sprachgebrauch ganz selbstverständlich in verschiedenen Zusammenhängen. Die Wirtschaft ist in einer Depression; eine Lebenssituation, eine Landschaft, ein Theaterstück kann deprimierend, d. h. niederdrückend, sein. Man fühlt sich gelegentlich deprimiert, «nicht so gut drauf», weil man nicht gut geschlafen hat, etwas schief gelaufen ist oder das Wetter schlecht ist. Die Breite der Bedeutung führt zu Unschärfe, die Unschärfe zu Missverständnissen.

Zunächst wurzelt «depressiv sein» in unserem Innenleben. Wenn wir uns selbst beobachten, kennen wir alle die Zustände im Auf und Ab des Lebens, in denen wir lustloser, energieloser, etwas resignativ, vielleicht auch mit uns selbst unzufrieden sind und über Vergangenes und Zukünftiges nachgrübeln, in denen uns quälende Sorgen bedrängen, auch Ängste. Jeder kann darum mit diesem Wort etwas anfangen, es ist uns aus dem eigenen Erleben vertraut. In diesen Zuständen «reißen wir uns zusammen» und zwingen uns, trotzdem morgens aufzustehen und zur Arbeit zu gehen. Auch wenn es schwerer fällt und uns unser Spiegelbild bei der Morgentoilette wenig Freude bereitet, begeben wir uns trotzdem in das Räderwerk der Routine, die uns über den Tag hinweghilft, oder wir lassen uns von Freunden trösten und Mut zusprechen, oder wir lenken uns ab, nehmen einen Tag Urlaub und versuchen, abends erst einmal zu schlafen, in dem Wissen, dass am nächsten Morgen oft alles schon wieder anders aussieht.

Dies ist der Erfahrungshintergrund, der bei dem Wort «Depression» bei vielen Menschen mitschwingt. Genau hier liegt eine gefährliche Quelle der Verwirrung und des Missverständnisses. Bei sehr leichten depressiven Erkrankungen mag dieses Wort noch Übereinstimmungen mit dem Erleben des Erkrankten aufweisen. Bei schweren depressiven Erkrankungen – und diese stehen im Zentrum der medizinischen Ausführungen dieses Buches – trifft dies nicht zu. Der alltägliche Erfahrungshintergrund wird den Zuständen nicht gerecht, die ein Mensch erlebt, der an einer schweren Depression im medizinischen Sinne erkrankt. Hier sind nicht nur die depressive Stimmung und die anderen oben genannten Begleiterscheinungen viel intensiver und über eine längere Zeit anhaltend, sondern auch die Qualität des Erlebens ist in fundamentaler Weise verändert. Beispielsweise berichten viele Patienten von dem Gefühl, innerlich wie versteinert, wie abgestorben zu sein, eben gerade keine Gefühle wie Trauer oder gar Melancholie empfinden zu können. Auch das Zeiterleben kann verändert sein, so als ob es keine Zukunft, keine Hoffnung mehr gibt. Ein drückender, bleierner Mantel hat sich über Erleben und Verhalten gelegt. In Kapitel 1 wird mehr zu diesen Symptomen der Depressionen ausgeführt. Es liegen «Welten» zwischen «depressiv sein» im umgangssprachlichen Sinne und an einer «schweren Depression erkrankt» zu sein. Die Gefahren, die sich hieraus ergeben, liegen auf der Hand.

Der Krankheitswert der Depression wird nicht erkannt, das Verhalten des Erkrankten leicht als persönliches Versagen, als «sich gehen lassen» interpretiert. Dies trifft sich in fataler Weise mit der Tendenz vieler Betroffener, sich selbst die Schuld an ihrem Zustand zu geben, sich unablässig mit Vorwürfen zu belegen. Weiter werden die Schwere des Leidens und die Gefährlichkeit der Depression unterschätzt. Die Betroffenen haben keinen gebrochenen Arm oder erhöhten Blutzuckerwert vorzuweisen und leiden dennoch mehr als Patienten mit einem Knochenbruch oder einer Blutzuckerkrankheit.

Die Verzweiflung, die Isolation werden durch die Verwechslung einer umgangssprachlich depressiven Stimmung mit einer depressiven Erkrankung durch die Mitmenschen noch verstärkt. Ratschläge wie «Denke positiv» oder «Reiß dich zusammen», die wir vielleicht gewohnt sind, uns selbst zu geben, werden als Hohn erlebt, denn genau das versuchen die Patienten verzweifelt und können es nicht. Andere Ratschläge wie «Mach mal Urlaub» können in einem Desaster enden, denn die depressive Erkrankung reist mit, und in der neuen Umgebung wird die Unfähigkeit, Freude zu empfinden, sich zurechtzufinden, noch drastischer erlebt.

Die Unterschätzung und Fehleinschätzung, die sich aus der Bedeutungsvielfalt von «Depression» ergeben, haben Auswirkungen bis in das Gesundheitssystem und die Gesundheitspolitik. Diabetes mellitus oder Parkinson'sche Erkrankung besitzen den Status «richtiger» Erkrankungen, die in jedem Fall erkannt und behandelt werden müssen, die Depression dagegen wird bisweilen immer noch als Restkategorie gehandelt, als etwas, das übrig bleibt, wenn die «körperlichen» Erkrankungen ausgeschlossen oder behandelt worden sind. Für jeden Betroffenen wären die Prioritäten genau umgekehrt. Jeder an einer Depression Erkrankte würde gerne diese «körperlichen» Erkrankungen gegen seine Depression eintauschen. Eine Patientin hat dies mit folgenden Worten auf den Punkt gebracht: «Während meiner schweren körperlichen Erkrankungen wollte ich Hilfe, hatte ich Hoffnung, während meiner depressiven Phase wollte ich nur noch sterben.»

Dieses Buch versucht, semantischen Missverständnissen zu entgehen, indem in den vier Hauptkapiteln eindeutig die medizinisch-naturwissenschaftliche Sicht der depressiven Erkrankung vertreten wird, diese jedoch jeweils von Satellitenkapiteln umgeben werden, in denen auch andere Sichtweisen und Bedeutungsfelder thematisiert werden.

1.
Diagnose Depression: Häufigkeit, Krankheitsbild und Krankheitsverläufe

Depression ist eine häufige und schwere Erkrankung Menschen, in deren Leben sich erstmals die leidvolle Erfahrung einer Depression gedrängt hat, stellen mit ihren nun geschärften Sinnen erstaunt fest, von wie vielen Leidensgefährten sie umgeben sind. In Gesprächen mit den Nachbarn, den Berufskollegen treffen sie zwar einerseits vielfach auf Unverständnis, andererseits aber oft auch auf überraschende Bekenntnisse und gemeinsame Leidenserfahrungen. Depressiv Erkrankte haben viele Leidensgenossen. Die Depression ist eine der großen Volkskrankheiten, und sie ist und war dies, soweit wir wissen, in allen Kulturen und allen Zeiten. Wie viele Menschen genau in diesem Augenblick in Deutschland an einer behandlungsbedürftigen Depression erkrankt sind, ist schwer zu sagen. Geschätzt wird ihre Zahl auf vier Millionen. Zu bedenken ist, dass derartige Zahlen stark davon abhängen, wie die Depression definiert wird, wo die Grenze zu nichtkrankhaften Verstimmungen gezogen wird. Auch die Bereitschaft der Menschen, bei Befragungen über bestehende oder früher erlittene Depressionen zu berichten, kann von Generation zu Generation oder zwischen Männern und Frauen oder zwischen direkter persönlicher Befragung und Telefonbefragung sehr unterschiedlich sein. Wenn man bedenkt, dass in Deutschland jedes Jahr mehr als 11 000 Menschen einen Suizid (Selbsttötung) und etwa 100 000 einen Suizidversuch begehen und diese suizidalen Handlungen meist im Rahmen depressiver Erkrankungen erfolgen, dann erscheint die Zahl von vier Millionen depressiv Erkrankten nicht als unrealistisch.

Depressionen im medizinischen Sinne sind nicht nur häufige, sondern meist auch schwere Erkrankungen. Jeder Betroffene weiß das. Der Leidensdruck ist größer als bei fast allen anderen Erkrankungen. Kaum eine andere Krankheit beeinträchtigt die Lebensqualität in so fundamentaler Weise. Dies dokumentiert sich in drastischer und zweifelsfreier Form in dem hohen Suizidrisiko, das mit dieser Erkrankung einhergeht. Der depressive Zustand ist so unerträglich und die Hoff-

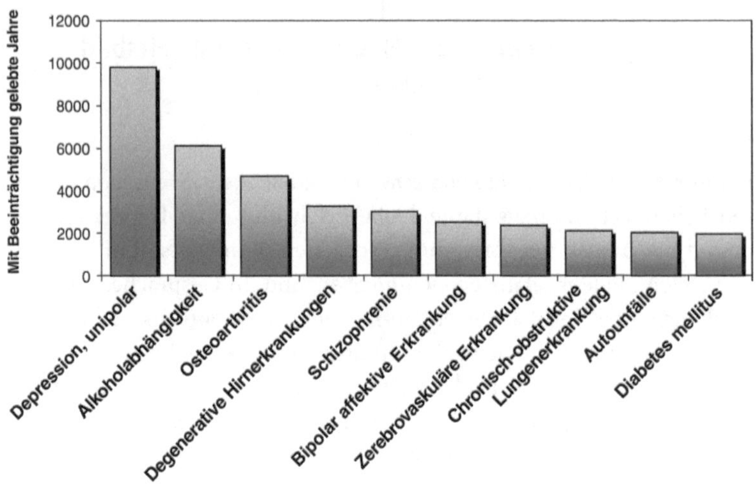

Abb. 2: In der weltweit durchgeführten WHO-Studie «Global Burden of Disease» wurde die relative Bedeutung der wichtigsten Volkskrankheiten untersucht. Dargestellt sind die Ergebnisse in den entwickelten Ländern, gemessen an der Zahl der Erkrankungsjahre pro Bevölkerung, gewichtet mit der Schwere der damit verbundenen Beeinträchtigung. Die unipolare Depression steht an erster Stelle, die bipolare affektive Störung (siehe S.31) zusätzlich an sechster Stelle.

nungslosigkeit so tief sitzend, dass fast alle Betroffenen den Wunsch haben, diesem zu entfliehen, einfach «weg zu sein», einzuschlafen und nicht mehr aufzuwachen, bis hin zu suizidalen Gedanken, Impulsen, Planungen und Handlungen.

Von der Weltgesundheitsorganisation (WHO) und auch auf europäischer Ebene wird die medizinische und gesundheitspolitische Bedeutung depressiver Erkrankungen mehr und mehr erkannt. Das Jahr 2001 wurde von der WHO unter das Motto «There is no health without mental health» (Es gibt keine Gesundheit ohne geistige/seelische Gesundheit) gestellt. Anlass war unter anderem die «Global Burden of Disease Study» (Lopez und Murray 1997), die weltweit der Frage nach der relativen Bedeutung der wichtigsten Volkskrankheiten nachging.

In Abb. 2 sind die Ergebnisse für die entwickelten Länder dargestellt. Betrachtet man den zentralen Indikator YLD (years lived with disabili-

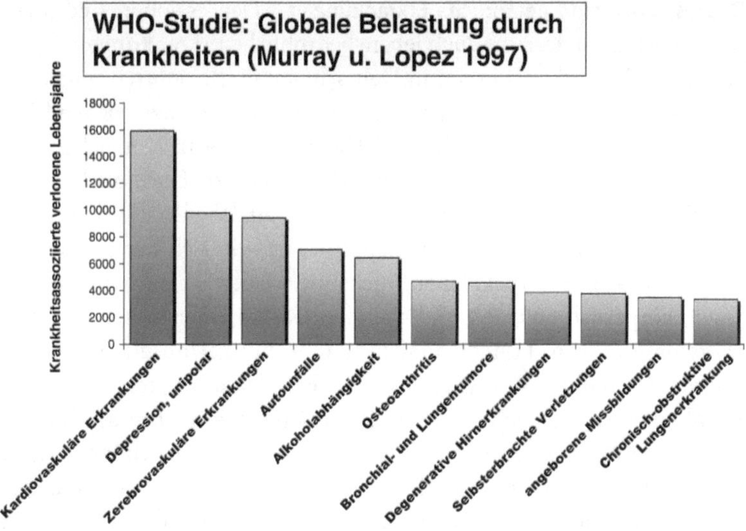

Abb. 3: Dargestellt sind die elf wichtigsten Krankheiten und Krankheitsursachen in den entwickelten Ländern. Berücksichtigt wurden hier nicht nur die Zahl der Erkrankungsjahre pro Bevölkerung sowie die Schwere der damit verbundenen Beeinträchtigung, sondern auch die durch vorzeitigen Tod verlorenen Lebensjahre. Nach den kardiovaskulären Erkrankungen (u. a. Herzinfarkt) steht die unipolare Depression an zweiter Stelle.

ty: mit Beeinträchtigung gelebte Jahre), der die Zahl der Erkrankungsjahre pro Bevölkerung, gewichtet mit der Schwere der damit einhergehenden Beeinträchtigung in Bereichen wie Beruf, Freizeit oder Familie, berücksichtigt, so steht die Depression an erster Stelle, weit vor anderen Volkskrankheiten wie Alkoholabhängigkeit oder Diabetes mellitus. Bemerkenswert ist, dass unter den ersten zehn Volkskrankheiten fünf weitere psychiatrische Erkrankungen vertreten sind.

Wird zusätzlich der Verlust an Lebensjahren durch vorzeitigen Tod eingerechnet (DALY; disability adjusted life years), so stehen kardiovaskuläre Erkrankungen an erster Stelle, vor allem weil viele Menschen an Herzinfarkt sterben. Unmittelbar danach folgt jedoch bereits die Depression (Abb. 3). Hochrechnungen für das Jahr 2020 gehen zudem von einer deutlichen Zunahme der relativen Bedeutung der Depression aus.

Depressionen sind gefährliche Erkrankungen Depressionen sind nicht nur schwere, sondern oft auch lebensbedrohliche Erkrankungen. Mehr als 11 000 Menschen sterben in Deutschland jährlich durch Suizid, in zwei von drei Fällen ist hierfür eine – wohl meist unzureichend behandelte – Depression die Ursache. Die Zahl der Suizidversuche wird, wie bereits erwähnt, auf das Zehnfache geschätzt. Doch auch unabhängig von Suizidalität ist die Depression oft lebensgefährlich. Dies trifft beispielsweise für ältere Menschen zu, die sich depressionsbedingt in das Bett zurückziehen, nicht mehr ausreichend trinken und essen, körperlich abbauen und sich dem Risiko einer Lungenembolie (Verstopfung von Lungengefäßen durch Blutgerinnsel) aussetzen. Weiter ist durch Untersuchungen belegt, dass Depressionen den Krankheitsverlauf nach Herzinfarkt äußerst ungünstig beeinflussen oder selbst das Risiko, einen Herzinfarkt zu erleiden, erhöhen. Auch der Krankheitsverlauf bei Patienten mit Diabetes mellitus und anderen Erkrankungen ist bei einer gleichzeitig bestehenden Depression ungünstiger. Dies ist nicht verwunderlich, da die Depression eine Erkrankung ist, die zahlreiche Körperfunktionen beeinträchtigt und auch das Gesundheitsverhalten (z. B. Einhalten von Diätempfehlungen, regelmäßige körperliche Betätigung) generell negativ beeinflusst.

Depressionen werden oft nicht erkannt oder nicht konsequent behandelt
Sowohl die Weltgesundheitsorganisation (WHO) als auch die Europäische Kommission fordern nationale Programme zur besseren Versorgung depressiver Patienten und zur Krankheitsvorbeugung. Derartige Programme sind nicht nur wegen der Häufigkeit und Schwere depressiver Erkrankungen nötig, sondern vor allem weil die vorhandenen guten Behandlungsmöglichkeiten nur bei einem Bruchteil der Patienten genutzt werden.

Von den ca. vier Millionen Erkrankten befindet sich ein großer Teil in hausärztlicher Behandlung. Für Hausärzte ist es jedoch oft nicht leicht, eine Depression zu erkennen, zumal die Patienten zunächst vor allem über unterschiedlichste körperliche Beschwerden klagen. Selbst wenn die richtige Diagnose gestellt wird, wird oft nicht mit dem richtigen Medikament, mit der richtigen Dosierung und über einen ausreichenden Zeitraum hinweg behandelt. Ist eine Psychotherapie zu empfehlen, so stoßen die Patienten auf die Schwierigkeit, einen kompetenten Therapeuten zu finden, verbunden mit oft monatelangen Wartezeiten. Schließlich kommen noch Probleme mit der Compliance hinzu, d. h.

mit der Bereitschaft und Fähigkeit der Patienten, die Behandlung so, wie von ärztlicher Seite empfohlen, durchzuführen. Medikamente werden vergessen, falsch eingenommen, wegen Nebenwirkungen oder Ängsten ohne Rücksprache mit dem Arzt abgesetzt. Psychotherapie wird abgebrochen. Nimmt man diese Punkte zusammen, so dürfte wohl nur eine Minderheit der Patienten eine optimale Behandlung erhalten.

Ist eine Krankheit häufig und schwer, stehen im Prinzip gute Behandlungsmöglichkeiten zur Verfügung, und werden diese nur bei einer Minderheit optimal genutzt, so ist dies ein intolerabler Missstand und eine dringende Aufforderung an die Medizin und die Gesundheitspolitik, etwas zu unternehmen. Im Rahmen des «Nürnberger Bündnisses gegen Depression», eines Subprojekts des vom Bundesministerium für Bildung und Forschung finanzierten «Kompetenznetzes Depression, Suizidalität», konnte gezeigt werden, dass hier tatsächlich erfolgreich interveniert werden kann. Durch ein Vier-Ebenen-Interventionsprogramm in Kooperation mit den Hausärzten, mit einer breiten Öffentlichkeitsarbeit, mit Informations- und Schulungsangeboten für Lehrer, Pfarrer, Altenpfleger, die Medien und andere Multiplikatoren sowie durch Unterstützung der Selbsthilfe konnte die Versorgung depressiver Patienten verbessert werden. In Nürnberg kam es durch diese Maßnahmen, verglichen mit den Zahlen im Vorjahr und einer Kontrollregion, zu einem Rückgang der Suizidversuche um mehr als 25 %. Dies ist ein nicht nur bedeutsamer, sondern auch statistisch signifikanter Effekt (siehe S. 156). Dieses Interventionskonzept wird zurzeit von vielen anderen Regionen in Deutschland und Europa übernommen (siehe www.buendnis-depression.de; www.EAAD.net).

Krankheitszeichen

Stellt sich eine schwere depressive Erkrankung ein, so geht dies mit tief greifenden Veränderungen im Erleben und Verhalten einher. Der Betroffene hat das Gefühl, als ob sich über Körper und Seele ein bleierner Mantel gelegt hätte oder ihm der Boden unter den Füßen weggezogen worden wäre oder sich ein ihn verschlingender Abgrund geöffnet hätte. Angehörige erleben den Betroffenen als völlig verändert. Im Rahmen der Medizin werden diese Veränderungen, die der Betroffene berichtet oder die sich in seinem sonstigen Verhalten äußern, bestimmten Krankheitszeichen (Symptomen) zugeordnet. Diese Beschreibung der Symptome eines Patienten ist der erste Schritt auf dem Weg zu einer Diagnose. Für die wichtigsten Symptome der Depression gibt es Fachausdrücke, die in Anbetracht des dahinter stehenden Leidens dürr und formalistisch wirken, jedoch die Kommunikation zwischen den Ärzten oder Psychologen erleichtern. Für die Diagnose Depression spricht, wenn mehrere der im Folgenden aufgeführten Symptome vorliegen:

Die deprimierte Stimmung gehört zu den drei Kernsymptomen der Depression. Dieses Krankheitszeichen der Niedergedrücktheit (lateinisch «deprimere»: niederdrücken) hat der gesamten Erkrankung den Namen gegeben. Gedrückte Stimmung alleine genügt jedoch nicht, um eine depressive Erkrankung diagnostizieren zu können. Auch klagen nicht alle Patienten mit einer depressiven Erkrankung über eine depressive Stimmung. Es können auch die im Folgenden genannten Symptome im Vordergrund stehen.

Das zweite Kernsymptom ist eine tiefsitzende und alle Lebensbereiche betreffende *Freud- und Interesselosigkeit*. Diese ist mehr als lediglich das Gefühl, an einer bestimmten Sache keinen Spaß mehr zu haben. Vielmehr ist die Fähigkeit, Freude zu empfinden, gänzlich abgestellt. Auch der Besuch eines guten Freundes oder einer guten Freundin oder irgendwelche anderen positiven Nachrichten sind nicht in der Lage, auch nur vorübergehend die Stimmung anzuheben. Das Gefühl der Liebe, das Gefühl, mit der Welt über unsichtbare Schwingungen in einer warmen Beziehung zu stehen, ist aus dem Leben verschwunden. An einer Depression erkrankte Mütter stellen beispielsweise mit Schrecken fest, dass sie auch gegenüber ihrem Kind keine positiven Gefühle mehr empfinden, was wiederum zu einer Verstärkung der depressionsbedingten Schuldgefühle führt.

Bei schweren Depressionen geht diese depressionsbedingte Unfähigkeit, Freude oder überhaupt Gefühle zu empfinden, so weit, dass die Patienten sich wie versteinert, wie innerlich abgestorben empfinden. Der Fachausdruck hierfür ist *Gefühl der Gefühllosigkeit*. Dieser Zustand unterscheidet sich von dem der Trauer, der gerade durch eine intensive Gefühlswahrnehmung und Gefühlsfülle gekennzeichnet sein kann. Hier wird deutlich, dass sich schwere Depressionen auch in der Qualität der Symptome von dem unterscheiden, was umgangssprachlich als depressive oder gar melancholische Verstimmung bezeichnet wird.

Das dritte Kernsymptom ist die *Energie-, Kraft- und Antriebslosigkeit*. Das morgendliche Aufstehen, das Ankleiden, jedes Gespräch, ja jede Entscheidung fällt schwer, alles erfolgt wie gegen einen zähen Widerstand. Im Gespräch verstreichen oft quälende Sekunden, bis der Betroffene antwortet, manche mit schweren Depressionen verstummen fast völlig und wirken wie in sich und ihr Leid versunken.

Neben diesen drei Kernsymptomen gibt es eine Reihe weiterer Symptome, die häufig im Rahmen einer depressiven Erkrankung auftreten.

So leiden viele Patienten auch unter *körperlichen Beschwerden.* Dies ist ein wichtiger Aspekt, da nicht selten die körperlichen Beschwerden so im Vordergrund stehen, dass die zugrunde liegende Depression nicht erkannt wird. Die Depression wirkt wie ein Vergrößerungsglas, das tatsächlich vorhandene körperliche Beschwerden drastisch vergrößert und unerträglich macht. Leichte Schmerzen bekommen die Note des Quälenden, alle Empfindungen werden zu Missempfindungen. Bisher gut tolerierte Rückenschmerzen oder Kopfschmerzen werden so zu etwas kaum mehr Erträglichem. Auch die mit diesen Beschwerden verbundenen Sorgen und Ängste werden von den Betroffenen krankheitsbedingt übersteigert erlebt. Dass dem so ist, kann sehr deutlich am Ohrgeräusch, dem Tinnitus, gezeigt werden. Es gibt viele Menschen, die ein ständig vorhandenes Ohrgeräusch haben, darunter jedoch nicht wesentlich in ihrer Lebensqualität beeinträchtigt werden. Etwa 15 Prozent dieser Patienten mit Tinnitus entwickeln jedoch einen sog. komplexen Tinnitus, d. h., sie beginnen unter dem Ohrgeräusch massiv zu leiden. Vergleicht man nun die Menschen, die das Ohrgeräusch als quälend empfinden, mit denen, die es als erträglich erleben, so unterscheiden sich diese nicht in der Lautstärke oder Tonhöhe des Tinnitus. Sie unterscheiden sich jedoch darin, dass die Patienten mit dem komplexen Tinnitus in einem hohen Prozentsatz überdies eine depressive Erkrankung aufweisen. Es ist die Depression, die dem Ohrgeräusch die Note der Missempfindung und des Unerträglichen gibt. Bei konsequenter Behandlung der Depression verschwindet zwar nicht das Ohrgeräusch, es wird aber für viele Betroffene wieder erträglich.

Zu bedenken ist auch, dass die Depression aus sich heraus eigene körperliche Beschwerden verursachen kann. So berichten viele Patienten mit schweren Depressionen über ein drückendes, brennendes Gefühl hinter dem Brustbein, das vermutlich durch eine Veränderung der Muskelspannung im Bereich der Speiseröhre hervorgerufen wird. Weiter kommt es im Rahmen der Depression durch erhöhte Muskelanspannung oder durch die Schlaflosigkeit zu Muskelverspannungen und Rückenschmerzen oder zu Spannungskopfschmerz. Ein weiteres Beispiel

Körperliche Beschwerden sind oft Teil des Teufelskreises

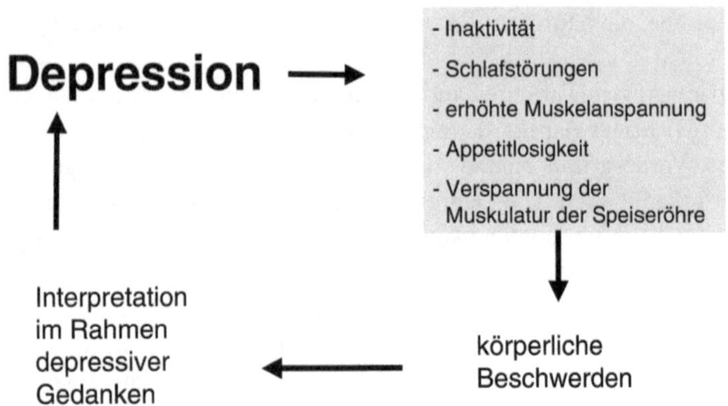

Abb. 4: Die Depression ist eine den ganzen Körper erfassende Erkrankung. Zahlreiche Körperfunktionen sind beeinträchtigt. Dies führt zu körperlichen Beschwerden, die wiederum als Ausdruck der hoffnungslosen Situation gedeutet werden und so den Teufelskreis schließen.

sind eine Verstopfung oder andere Magen-Darm-Beschwerden, die Folge der fehlenden Bewegung und schlechten Ernährung während der Depression sein können. Alle diese Beschwerden werden zudem im Rahmen des depressiven Erlebens verstärkt wahrgenommen.

In Abb. 4 ist der Teufelskreis zwischen körperlichen Missempfindungen und depressivem Erleben, wie er sich häufig im Rahmen depressiver Erkrankungen ausbildet, dargestellt.

Die meisten depressiven Patienten leiden unter *Appetitlosigkeit, meist mit Gewichtsverlust* von mehreren Kilogramm pro Monat. Auch das Leibgericht schmeckt nicht mehr. *Schlafstörungen* sind oft ein Krankheitszeichen, das sich bereits sehr frühzeitig bei Beginn der Erkrankung einstellt. Auch wenn das Einschlafen noch gelingt, so wachen die Betroffenen typischerweise in der zweiten Nachthälfte auf und liegen verzweifelt und *grübelnd* im Bett.

Die *Gedanken kreisen* endlos um Fehler, die man angeblich früher gemacht hat, um Schuld, die man durch Fehlverhalten auf sich geladen habe, oder um Zukunftsängste bis hin zu der Vorstellung, sich in einer völlig verfahrenen und hoffnungslosen Situation zu befinden.

Schuldgefühle sind typisch für depressive Erkrankungen. Die Betroffenen neigen dazu, sich selbst, ihrem Unvermögen und nicht etwa anderen oder der Umwelt die Schuld an ihrem Zustand zu geben. Sie erleben die depressive Erkrankung fälschlicherweise als persönliches Versagen.

Die Betroffenen haben Schwierigkeiten, sich zu konzentrieren, ein Buch zu lesen, einem Gespräch zu folgen. Sie können sich ihrer Umwelt nicht mit Interesse und Neugierde zuwenden und nehmen deshalb vieles, was um sie herum vorgeht, nicht auf oder können sich nicht mehr an das, was passiert ist, erinnern. Die *Konzentrations-* und *Gedächtnisstörungen* führen zu der Furcht mancher Betroffener, an einer Alzheimer'schen Erkrankung zu leiden.

Auch die *Hoffnungslosigkeit* ist ein hartnäckiger Begleiter jeder Depression. Es gibt keinen schwer depressiv Erkrankten, der hoffnungsfroh in die Zukunft blickt. Immer wird bei schwereren Depressionen die Situation als aussichtslos erlebt. Hoffnungslosigkeit begleitet die depressive Episode wie das Fieber die Grippe. Begründet wird die Hoffnungslosigkeit von den Betroffenen oft mit tatsächlichen Problemen, z. B. in der Partnerschaft, am Arbeitsplatz oder gesundheitlicher Art. Diese Probleme werden durch die Depression in einer völlig überdimensionierten Weise und als unlösbar erlebt. Mit dem Abklingen der depressiven Episode klingt jedoch auch diese Hoffnungslosigkeit wieder ab, und die noch vor kurzem scheinbar unlösbaren Probleme werden wieder Teil des oft schwierigen, jedoch bewältigbaren täglichen Lebens.

Angst vor vielen, oft auch völlig alltäglichen Dingen ist während der depressiven Episode ebenfalls ein häufiges Krankheitszeichen. Die Frage, was genau Angst macht, können die meisten Betroffenen nicht eindeutig beantworten. Alles ist angstbesetzt. Sie unterscheiden sich hier von Patienten mit bestimmten Angsterkrankungen, die beispielsweise nur vor Spinnen oder ganz bestimmten Situationen, wie zum Beispiel U-Bahn-Fahren oder beengenden Menschenansammlungen, Angst haben oder mehr unter Panikattacken als unter andauernden Angstzuständen leiden. Bei depressiv Erkrankten klingen bei erfolgreicher Behandlung der Depression auch die Ängste ab.

Der mit einer depressiven Episode einhergehende Leidensdruck ist höher als bei den allermeisten anderen Erkrankungen. Die Unerträglichkeit der Situation und das *Gefühl der völligen Ausweglosigkeit* führen dazu, dass bei schweren Depressionen die Mehrzahl der Patienten den Wunsch entwickelt, einzuschlafen und nicht mehr aufzuwachen, lieber tot zu sein, bis hin zu konkreten Gedanken, sich das Leben zu nehmen. Oft stellen die Betroffenen erschreckt fest, dass sich ihnen derartige Gedanken geradezu aufdrängen. *Suizidalität*, also die Tendenz, Selbsttötungsgedanken, -impulse, -absichten und -pläne zu entwickeln und auszuführen, sind ein Krankheitszeichen der Depression. Diese die Depression begleitende Suizidalität ist der gefährlichste Aspekt dieser Erkrankung.

Die aufgezählten Symptome sind Krankheitsmerkmale, die recht gut erfassbar und wegweisend für die Diagnosestellung sind. Sie wurden von der Medizin nach pragmatischen Aspekten ausgewählt. Was sie nicht leisten können und müssen, ist, das Erleben eines depressiv Erkrankten umfassend und tiefgehend abzubilden oder verstehbar zu machen. Genau darum haben sich einige deutschsprachige Psychiater wie Erwin Straus (1891–1975) oder Ludwig Binswanger (1881–1966) unter Bezug auf die Phänomenologie Husserls und Heideggers bemüht. Durch subtile Analysen von einzelnen Krankheitsbildern und -geschichten versuchten sie darzulegen, dass die depressive Erkrankung das «in der Welt sein» der Betroffenen auf noch vielfältig andere und fundamentalere Weise verändert. So weisen die Berichte einzelner Patienten darauf hin, dass schwerere Depressionen das Zeiterleben von Grund auf verändern. Die Erkrankten geraten in einen Zustand der Zukunftslosigkeit, ihre innere Zeit scheint stillzustehen, es gibt für den Erkrankten keine Zukunft, die offen ist, die die Wunden der Vergangenheit und Gegenwart heilen oder Hoffnung vermitteln könnte. Robert L., ein etwa 50-jähriger Patient, den ich auf der Depressionsstation der Psychiatrischen Klinik der Ludwig-Maximilians-Universität in München behandelt habe, war in seinem depressiven Erleben in der Vergangenheit und den dort begangenen Verfehlungen gefangen. Konkret ging es um berufliche Fehlentscheidungen, die, von außen betrachtet, nicht besonders gravierend erschienen, die sich der Erkrankte jedoch in endlosen Grübeleien und Selbstanklagen vorwarf. Diese Grübeleien hatten die sprachliche Form «Hätte ich doch nicht …»; «Warum habe ich nur nicht …». Als die depressive Episode nach Gabe von Antidepressiva abklang, verschwand auch dieses «Hätte ich doch …» aus den Klagen des Patienten, und Herr L. begann wieder, die Zukunft und die Lösung konkreter Probleme zu planen. Bei einer Visite wenige Tage vor der geplanten Entlassung ging es dem Patienten erneut schlechter, und Herr L. äußerte verzweifelt, dass die Depression zurück sei. Auf die Frage, woran er das merke, gab Herr L. zur Antwort: «Meine

Gedanken kreisen wieder, und das ‹Hätte ich doch …› ist wieder da.» Es handelte sich um einen kurzen, nur wenige Tage anhaltenden depressiven Rückfall, wie er im Rahmen des Genesungsprozesses auftreten kann, und Herr L. konnte zwei Wochen später beschwerdefrei und mit dem wiedergewonnenen Gefühl, die Zukunft meistern zu können, nach Hause entlassen werden. Es scheint, dass die Depression das Zeiterleben von Herrn L. verändert hat und dieses veränderte Zeiterleben der tiefer liegende gemeinsame Grund einiger depressiver Symptome wie Hoffnungslosigkeit, Schuldgefühle oder Grübelneigung sein könnte.

Versucht wurde auch, die Depression als eine Störung des existenziellen Prozesses des Werdens zu konzeptualisieren oder als Veränderung des Raumerlebens zu analysieren.

Diese differenzierten Versuche der phänomenologisch orientierten Psychiatrie, die Depression über tiefer liegende Störungen zu erklären und zu verstehen, sind aus philosophischer und psychologischer Sicht faszinierend, haben jedoch für das praktische ärztliche Handeln und damit für die Betroffenen keine Bedeutung gewonnen. Sie spielen in der heutigen Psychiatrie keine große Rolle mehr. Diese ist angelsächsisch-pragmatisch geprägt und steht komplizierten und nur schwer objektivierbaren Konstrukten wie z. B. dem Zeiterleben eher skeptisch gegenüber.

Die Erfassung und Beschreibung der Symptome ist der erste Schritt auf dem Weg zu einer Diagnose. Um von einer depressiven Erkrankung sprechen zu können, müssen verschiedene dieser Symptome vorhanden sein. Die Symptomkonstellationen können von Patient zu Patient jedoch sehr unterschiedlich und die Krankheitsbilder somit entsprechend vielgestaltig sein. Häufig anzutreffende Symptomkonstellationen werden als *Syndrome* bezeichnet und im Folgenden beschrieben.

Ausgestaltungen der Depression

Das gehemmt-depressive Syndrom Im Vordergrund steht die Hemmung des Antriebs, d. h., alles geschieht wie gegen einen bleiernen Widerstand, bis hin zur Unfähigkeit, auch kleine Verrichtungen des alltäglichen Lebens durchzuführen. Selbst das Sprechen fällt schwer. Angehörige stellen fest, wie quälend lange es dauert, bis der Betroffene im Gespräch antwortet. Auch der gesamte Ablauf des Sprechens, der Bewegungen und der Mimik wirkt wie eingefroren und verlangsamt.

Die Betroffenen berichten oft, sich nichts mehr merken zu können, nicht mehr denken zu können, und entwickeln manchmal die Befürchtung, an einer Demenz erkrankt zu sein.

Das agitiert-depressive Syndrom Hier stehen Unruhe und Rastlosigkeit im Vordergrund. Manchmal scheint eine emsige, wie getrieben wirkende Geschäftigkeit die Depression zu überdecken, oft wird diese jedoch durch verzweifelt-klagendes Verhalten, mit Angst und Hoffnungslosigkeit deutlich. Manche Betroffene laufen gar unruhig und klagend umher oder flehen ihre Angehörigen verzweifelt um Hilfe an.

Die somatisierte Depression Körperliche Beschwerden stehen für den Patienten im Vordergrund. Die anderen Symptome der Depression wie depressive Stimmung, Schwunglosigkeit, tief gehende Freudlosigkeit, Hoffnungslosigkeit werden nicht bewusst wahrgenommen, nicht berichtet oder lediglich als Folge der körperlichen Beschwerden interpretiert. So stehen für diese Patienten beispielsweise die Schlafstörungen oder die Probleme mit der Zahnprothese oder Probleme mit dem Stuhlgang unverrückbar im Zentrum, und der Versuch, dies als Symptom einer zu Grunde liegenden Depression zu interpretieren, wird zumindest anfänglich nur schwer akzeptiert. Wird vom Arzt nicht gezielt nachgefragt, kann diese Depressionsform besonders leicht übersehen werden, weshalb auch von *larvierter Depression* gesprochen wird.

Das wahnhaft-depressive Syndrom Dieses Syndrom kennzeichnet besonders schwere Depressionen. Hier sind die depressiven Gedanken so ausgeprägt und übersteigert, dass sie für die Umwelt nicht mehr nachvollziehbar sind. Ich erinnere mich an einen Familienvater, der im Rahmen der Depression die Überzeugung entwickelte, die Familie sei völlig verarmt und würde im Elend enden. Diese Überzeugung war auch durch die Beteuerungen der Angehörigen nicht zu erschüttern, dass das Bankkonto gut gefüllt sei. Der Betroffene blieb bei seiner Überzeugung, auch wenn ihm die Bankauszüge präsentiert wurden. Er schenkte ihnen keinen Glauben oder sah große Geldausgaben über sich hereinbrechen, die das vorhandene Vermögen rasch aufzehren würden. Der Fachausdruck für dieses Krankheitszeichen ist *Verarmungswahn.*

Ein weiteres Wahnthema in der Depression ist der *Schuld-* oder *Versündigungswahn.* Bei einer jungen Frau, die vor einigen Jahren einen Lippenstift in einem Kaufhaus gestohlen hatte, gewann dieses Vorkommnis im Rahmen der Depression eine neue und große Bedeutung und führte zu der Überzeugung, sie habe sich in tiefste Schuld verstrickt, die durch nichts wieder gutzumachen sei. Ein drittes häufiges Wahnthema sind Überzeugungen, schwer und unheilbar körperlich erkrankt zu sein, der so genannte *hypochondrische Wahn*. Die Betroffenen nehmen bestehende körperliche Missempfindungen zum Anlass, die feste Überzeugung zu entwickeln, unheilbar und tödlich erkrankt zu sein. So entwickelte ein älterer Patient im Rahmen einer depressiven Erkrankung die unverrückbare Überzeugung, dass seine Darmtätigkeit völlig gelähmt sei und er durch sich entwickelnde Darmgase innerlich vergiftet werde. Auf den Hinweis, dass der unregelmäßige Stuhlgang Folge dessen sei, dass er kaum mehr etwas esse und trinke und sich nur wenig bewege, antwortete der Patient, er habe umgekehrt die Nahrungs- und Flüssigkeitsaufnahme reduziert, da er wegen seiner Verstopfung nicht mehr in der Lage sei, diese Stoffe auch wieder auszuscheiden. Auf den Hinweis, dass seine ausgeprägten Sorgen wegen des Stuhlgangs Folge und Symptom einer Depression seien, antwortete der Patient, dass umgekehrt seine depressive Stimmung und Hoffnungslosigkeit Folge der lebensbedrohlichen Darmerkrankung seien. Erst als unter der medikamentösen Behandlung die Depression langsam abklang, fand der Patient Abstand zu seinen hypochondrischen Befürchtungen und räumte schließlich ein, dass er hier die Dinge wohl zu schwarz gesehen habe.

Wahnhafte Depressionen sind Ausdruck einer besonders schweren depressiven Erkrankung und bedürfen in jedem Fall intensivster medizinischer Betreuung. Meist ist eine fachärztliche Behandlung zu empfehlen. Andere Wahnthemen wie Verfolgungswahn oder Größenwahn gehören eher nicht zur Depression, sondern können z. B. Symptome einer schizophrenen Erkrankungen sein.

Die Diagnose

Jeder Patient erwartet mit Recht von seinem Arzt oder psychologischen Psychotherapeuten Zuwendung, Fürsorge und vielleicht auch Mitgefühl. Diese Haltung ist eine Voraussetzung dafür, dass sich ein vertrauensvolles, manchmal auch sehr persönliches Verhältnis zwischen Patient und Behandler aufbaut. Neben dieser Nähe wird von jedem Behandler jedoch auch erwartet, dass er in der Lage ist, die Situation zu überblicken, nüchtern einzuschätzen und aus dieser professionellen Distanz heraus die optimale Behandlungsentscheidung zu treffen. Hierfür ist es nötig, dass er den Patienten nicht nur in seinem individuellen, sehr persönlichen Schicksal wahrnimmt, sondern ihn klassifiziert, die Krankheitszeichen zu Gruppen zusammenfasst und einer Diagnose zuordnet.

Bei Menschen, die sich in einer verzweifelten, existenziell als bedrohlich erlebten Situation befinden, sträubt sich etwas, in dieser Weise nüchtern klassifiziert und zu einem Krankheitsfall mit einer bestimmten Diagnose zu werden. Die Diagnosestellung ist jedoch Voraussetzung dafür, dass z. B. der Arzt Aussagen über die Prognose, d. h. über den zu erwartenden weiteren Krankheitsverlauf, über die Krankheitsursachen und vor allem auch über die richtige Behandlung machen kann. So verbinden sich, wie weiter unten ausgeführt, mit der Diagnose «unipolare Depression» ganz andere Vorstellungen über den weiteren Krankheitsverlauf und die optimale Behandlung als mit der Diagnose «bipolare affektive Erkrankung», «Morbus Alzheimer» oder «Angsterkrankung». Würde der Arzt sich allein auf den einzelnen Patienten in seiner ganz individuellen Situation fokussieren, so könnte er sich in der Fülle der Krankheitsbilder und individuellen Schicksale nicht zurechtfinden und würde nicht das beste Behandlungsverfahren heraussuchen können (siehe auch S. 148–150).

Wie wird nun die Diagnose «depressive Erkrankung» gestellt? Welche Krankheitszeichen müssen vorliegen? Bei manchen Erkrankungen ist die Diagnose relativ eindeutig zu stellen, beispielsweise beim Diabetes mellitus, wo der erhöhte Blutzuckerspiegel den Weg weist. Bei der Depression jedoch haben wir keinen derartigen Laborwert oder sonstigen eindeutigen körperlichen Befund. Bis vor wenigen Jahrzehnten bestand bezüglich der Depressionsdiagnose wenig Einigkeit, weder von Arzt zu Arzt noch von Land zu Land. Nationale und regionale Konventionen und persönliche Einschätzungen entschieden, ob eine leichtere depressive Verstimmung noch im Rahmen des Normalpsychologischen oder bereits als Erkrankung angesehen wurde und wie depressive Erkrankungen von anderen psychiatrischen Erkrankungen wie z. B. Schizophrenie abgegrenzt wurden. Die an verschiedenen Orten gesammelten Erfahrungen und Studienergebnisse waren deshalb oft nur schwer zu vergleichen. Aus diesem Grund wurden große Anstrengungen unternommen, um im Rahmen internationaler Klassifikationssysteme Regeln und Kriterien für die Diagnosestellung zu entwickeln. In

Depressive Episode nach ICD-10

A)

- **Depressive Stimmung**
- **Verlust von Interesse und Freude**
- **Erhöhte Ermüdbarkeit**

B)

- **verminderte Konzentration und Aufmerksamkeit**
- **vermindertes Selbstwertgefühl und Selbstvertrauen**
- **Gefühl von Schuld und Wertlosigkeit**
- **negative und pessimistische Zukunftsperspektiven**
- **Suizidgedanken / Suizidale Handlungen**
- **Schlafstörungen**
- **Appetitminderung**

leicht:	**mindestens 2 Symptome aus A und 2 aus B**
mittelgradig:	**mindestens 2 Symptome aus A und 3 aus B**
schwer:	**alle 3 Symptome aus A und mindestens 4 aus B**

Bei schweren Episoden oft Wahn (z. B. Versündigungswahn, Verarmungswahn)

Abb. 5: Diagnosekriterien für eine depressive Störung (unipolare Depression) im Rahmen der ICD-10

Europa ist zur Zeit das sog. ICD-10-System (International Classification of Diseases, 10th revision) in Gebrauch, in den USA das DSM-IV-System (Diagnostic and Statistical Manual of Mental Disorders, Fourth Edition). Beide Klassifikationssysteme sind recht ähnlich. Beide werden alle paar Jahre unter Berücksichtigung neuer Erkenntnisse überarbeitet und weiterentwickelt.

In Abb. 5 sind die Diagnosekriterien nach ICD-10 für eine depressive Episode im Rahmen einer unipolaren Depression dargestellt.

Die Symptome müssen mindestens zwei Wochen vorhanden sein. Die Diagnose ergibt sich demnach aus dem Vorhandensein einer Gruppe von Symptomen, aus einem Zeitkriterium und aus dem Fehlen anderer wesentlicher Faktoren (z. B. Schilddrüsenfunktionsstörung), die das Krankheitsbild erklären könnten.

Depressive Episoden können im Rahmen verschiedener Diagnosen auftreten. Die wichtigste und häufigste Depressionsdiagnose ist die *unipolare Depression* (im ICD-10 «depressive Störung» genannt, im DSM-IV «Major Depression»). Hier kommt es zu depressiven Episoden, die Wochen, Monate, unbehandelt manchmal auch ein Jahr und länger anhalten und dann wieder abklingen. Diese depressiven Episoden können im weiteren Leben erneut auftreten. Die Mehrzahl der Betroffenen erleidet mehr als eine depressive Episode, d. h., es kommt zu Rückfällen (Rezidive). Die Diagnose lautet dann «rezidivierende unipolare Depression» oder «rezidivierende depressive Störung». Eine depressive Episode im Rahmen einer unipolaren Depression kann in jedem Alter auftreten. Der Beginn der depressiven Episode ist manchmal schleichend über Wochen hinweg, manche Betroffene können dagegen den Krankheitsbeginn auf die Stunde genau angeben. Es leiden offiziellen Zahlen zufolge etwa doppelt so viele Frauen wie Männer unter einer unipolaren Depression.

Eine andere, nicht seltene Depressionsform tritt im Rahmen der *bipolaren affektiven Erkrankung* auf. Ich möchte hierzu von einem Patienten berichten, den ich während meiner Tätigkeit in einer Berliner Klinik kennen gelernt hatte. In einem meiner ersten Nachtdienste als Assistenzarzt wurde ich vom Pförtner um zwei Uhr morgens telefonisch aus dem Tiefschlaf geweckt, er habe einen Herrn Meyer vor sich, der mich sofort sprechen wolle. Als ich noch etwas schlaftrunken durch die Eingangshalle Richtung Pforte ging und den Arztkittel zuknöpfte, wurde ich schon auf halbem Weg von einem etwa 40-jährigen Mann mit ironischem Unterton begrüßt: «Da kommt ja der Herr Doktor endlich. Hat aber lang gedauert, das Aufstehen, und zum Kämmen hat es auch nicht ganz gereicht.» Ich schüttelte dem Patienten die Hand und wollte mich vorstellen, kam jedoch nicht zu Wort: «Ich möchte bitte sofort den Klinikchef sprechen, und alles, was ich von Ihnen will, ist, dass Sie diesen sofort holen.» Ich wollte darauf hinweisen, dass dies nicht der richtige Zeitpunkt sei und dass vielleicht auch ich weiterhelfen könne, wurde jedoch mitten im Satz unterbrochen: «Ich habe nicht vor, mich mit subalternen Figuren abzugeben. Ich habe vor, diese heruntergekommene Klinik zu kaufen und auf Vordermann zu bringen. Mit einigen Banken habe ich bereits entsprechende Vorverhandlungen aufgenommen, und der Oberbürgermeister hat bereits angedeutet, dass er mir in dieser Frage freie Hand lassen wird. Schauen Sie sich hier nur die labbrigen Topfpflanzen an, das ganze Design hier ist mittelmäßig, wie soll man hier gesund werden? Wenn Sie jetzt nicht sofort Ihre Beine in die Hand nehmen, dann werden Sie einer der Ersten sein, denen ich kündige, und die Schlafhaube von Pförtner gleich mit.» In diesem Stil ging es ohne Punkt und Komma weiter, und es kostete viel Zeit, Selbstbeherrschung und Mühe, um in Erfahrung zu bringen, dass Herr Meyer ein Architekt in einem größeren Architektenbüro war, jedoch von seinen Kollegen vor einigen Tagen nach Hause geschickt worden war, nachdem er diese als «mediokre Schießbudenfiguren» bezeichnet und einen Kunden beleidigt hatte. Seine Frau mit seinen beiden Kindern hatte ihm vor einer Woche wegen unterschiedlichstem Fehlverhalten inklusive sexueller Eskapaden Hausverbot erteilt, sodass er in den letzten Tagen in einem Hotel übernachtet bzw. die Nächte in Bars verbracht hatte. Herr Meyer gab weiter an, sich so energiegeladen und inspiriert wie selten und in keiner Weise krank zu fühlen. Dass andere mit ihm zurzeit nicht zurechtkämen, wie z. B. seine Frau, liege offensichtlich mehr daran, dass diese seinem geistigen Niveau und Tempo nicht gewachsen seien. Nach langem Hin und Her erklärte sich Herr Meyer trotzdem bereit, die Nacht auf der Station zu verbringen, da er in dem Hotel Schwierigkeiten bekommen habe und so morgen auch gleich mit dem Chef des Hauses in Verhandlungen treten könne. Vielleicht war er sich im Innersten doch irgendwie bewusst, dass sein momentaner Zustand nicht sein gesunder war. Herr Meyer hatte ein manisches Syndrom, und ich war froh, als er auf der Station untergebracht war und ich meine verbleibende Nachtruhe genießen konnte.

Etwa acht Wochen später hatte ich erneut Nachtdienst und wurde gegen Mitternacht wegen eines Patienten gerufen. In der Warteecke der Eingangshalle saß in sich versunken ein Mann, der von der Polizei gebracht worden war. Passanten war aufgefallen, dass er ratlos und verstört wirkend längere Zeit auf einer Brücke gestanden hatte, sodass sie sich Sorgen gemacht und die Polizei verständigt hatten. Als ich ihm die Hand schüttelte, blickte er kurz auf, senkte dann erneut den Blick und den Kopf. Auf die Frage, was ich für ihn tun könne, kam keine Antwort. Ich setzte mich neben ihn auf einen Stuhl und versuchte einige Zeit vergeblich, mit ihm ins Gespräch zu kommen. Schließlich fragte ich leise, was er denn auf der Brücke gemacht habe, ob er sich das Leben habe nehmen wollen. Hier blickte der Mann kurz zu mir her, versank dann wieder in sich und brachte schließlich kaum hörbar die Worte heraus: «Es hat ja doch alles keinen Sinn mehr. Es ist aus. Ich habe es nicht anders verdient.» Unter großen Mühen und mit quälenden Pausen war in Erfahrung zu bringen, dass er seit Tagen allen Kontakt zu seinen Mitmenschen abgebrochen habe, auch kaum mehr etwas gegessen habe, sein Leben völlig verfahren und ohne Ausweg sei, er nur eine Belastung für seine Familie darstelle und als einzigen Ausweg den Selbstmord sehe. Er sei vor vier Wochen bereits hier im Hause behandelt worden. Sein Name sei Meyer. Erst jetzt wurde mir klar, dass ich erneut Herrn Meyer gegenübersaß, auch wenn dieser Mensch nichts mit dem energiegeladenen, ungeduldigen und überheblichen Herrn Meyer von vor acht Wochen gemeinsam zu haben schien. Herr Meyer war nach der Behandlung der manischen Episode nach Hause entlassen worden und vor etwa zwei Wochen in eine depressive Episode gekippt. Aus einer fatalistischen Haltung heraus war Herr Meyer bereit, sich stationär behandeln zu lassen.

Einige Tage später traf ich in den Gängen der Klinik einen dritten Herrn Meyer, diesmal in einem gesunden Zustand, einen erfolgreichen, differenzierten und gebildeten Mann, der bemüht war, die finanziellen, beruflichen und familiären Schäden, die die beiden Erkrankungsphasen angerichtet hatten, zu beheben, und sich auf die anstehende Entlassung freute.

Herr Meyer hatte eine manische und eine depressive Episode im Rahmen einer bipolaren affektiven Erkrankung erlitten.

Bei dieser Erkrankung kommt es demnach nicht nur zu depressiven, sondern auch zu manischen Episoden. Die Manie geht mit fehlendem Schlafbedürfnis, überschießender Energie, gesteigertem Antrieb, Größenideen, oft auch großer Unternehmungslust, Kaufrausch und Tausenden, für die Umwelt zum Teil belustigend wirkenden Einfällen und Ideen einher. Manche manischen Patienten werden auch gereizt und ungeduldig. Die Manie wirkt so fast wie ein Gegenpol der depressiven Episode. Die Bezeichnung *bipolar* weist darauf hin, dass beide Pole der Affektivität in krankhafter Ausprägung auftreten. Auch wenn sich ein Mensch, der sich in einer manischen Episode befindet, meist nicht krank fühlt, sondern sich im Gegenteil großartig und unbesiegbar vorkommt, so sind die Konsequenzen einer manischen Episode oft nicht weniger fatal als die einer depressiven Episode. Unangemessene Geldausgaben, Fehlverhalten am Arbeitsplatz mit negativen beruflichen Konsequenzen, zerrüttete Beziehungen sind nur Beispiele für die Folgen einer manischen Episode, die den Betroffenen erst nach Abklingen dieser Episode bewusst werden. Bipolare affektive Erkrankungen weisen ein hohes Rückfallrisiko auf: Mehr als 90 Prozent der Menschen, die eine manische Phase erlebt haben, erleiden weitere depressive und manische Episoden. Auch hier besteht unbehandelt ein hohes Selbsttötungsrisiko: Zehn bis 15 Prozent der Betroffenen beenden ihr Leben von eigener Hand. Bipolare affektive Erkrankungen kommen bei Frauen und Männern gleich häufig vor.

Eine andere, ebenfalls nicht seltene Depressionsform ist die *Dysthymie* (griechisch: «schlechte Laune», «Verstimmtsein»), die meist be-

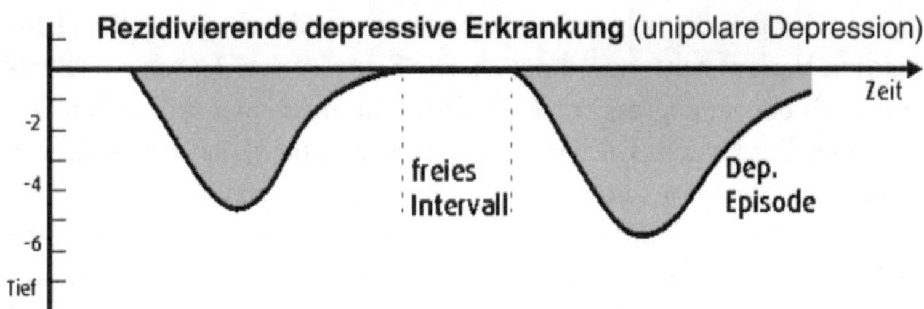

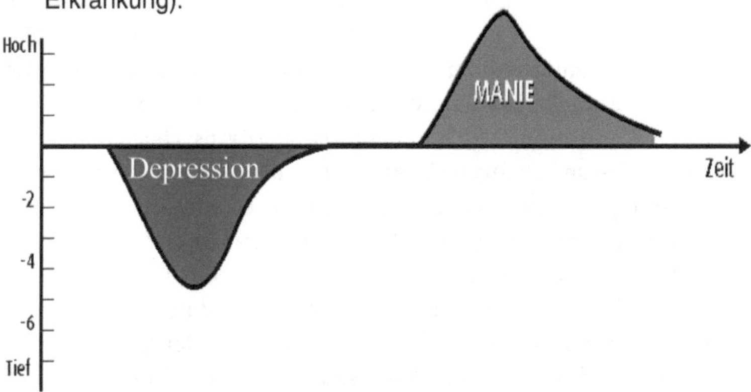

Abb. 6: Typische Verläufe von unipolaren Depressionen und bipolaren (manisch-depressiven) Erkrankungen. Bei der bipolaren affektiven Erkrankung treten neben depressiven auch manische Phasen auf, die durch überschießende Energie, gehobene Stimmung, Rededrang und allgemeine Angetriebenheit, manchmal auch Gereiztheit gekennzeichnet sind.

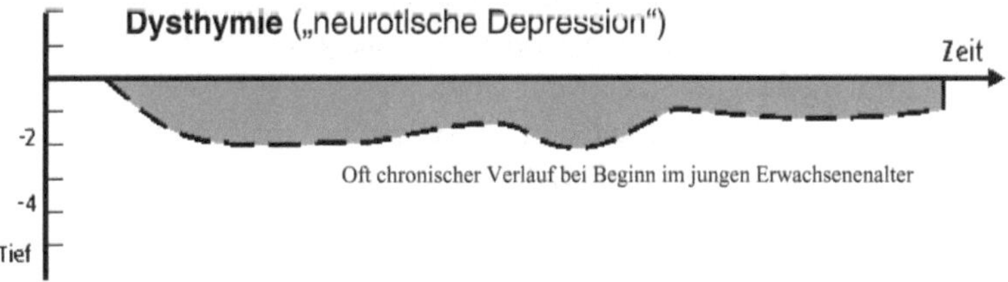

Abb. 7: Bei Dysthymien sind die depressiven Symptome weniger stark ausgeprägt; andererseits gibt es hier kaum beschwerdefreie Intervalle und die Erkrankung kann Jahrzehnte andauern.

reits im jungen Erwachsenenalter beginnt und durch einen eher chronischen Verlauf gekennzeichnet ist. Die Schwere der Depression ist geringer als bei der depressiven Episode im Rahmen einer unipolaren Depression. Der Leidensdruck ist dennoch beträchtlich, und es besteht das Risiko des Übergangs in voll ausgeprägte depressive Episoden.

In Abb. 6 und 7 sind die drei häufigsten Depressionserkrankungen in ihren Verlaufsformen abgebildet. Es gibt weitere Depressionsdiagnosen, auf die hier jedoch nicht näher eingegangen werden soll. All diese diagnostischen Einteilungen werden alle paar Jahre überarbeitet und neueren Forschungsergebnissen angepasst. Für dieses Buch ist die rezidivierende, d. h. in mehreren Episoden auftretende unipolare Depression als häufigste und wichtigste Depressionserkrankung der Orientierungspunkt, auf den sich die meisten Aussagen beziehen.

Früher wurde diagnostisch in neurotische bzw. psychogene Depression einerseits und endogene Depression andererseits unterteilt. Diese Unterteilung ist in den neuesten internationalen Klassifikationssystemen nicht mehr zu finden, da die Grenze unscharf ist und insbesondere die Vorstellung, dass die eine eher durch Psychotherapie und die andere eher durch Pharmakotherapie zu behandeln sei, durch die Datenlage nicht gestützt wurde. Diese Einteilung läuft auch der Grundvorstellung zuwider, dass bei jeder Depression sowohl psychische als auch neurobiologische Faktoren beteiligt sind und diese nicht in einem Entweder-oder-Verhältnis, sondern in einem komplementären Verhältnis zueinander stehen.

Es ist wichtig zu wissen, dass depressive Syndrome auch Folge nichtpsychiatrischer Erkrankungen sein können. So kann eine Schilddrüsenüberfunktion zu einem Krankheitsbild mit ängstlicher Unruhe und depressiver Verstimmung führen. Auch eine Schilddrüsenunterfunktion kann mit Antriebsarmut, Rückzugstendenz und gedrückter Stimmung einhergehen und damit mit einer depressiven Episode verwechselt werden. Bestimmte Medikamente, wie z. B. Cortison oder manche Antibiotika, können ebenfalls gedrückte Stimmung und andere Symptome einer Depression hervorrufen. Auch eine beginnende Alzheimer-Demenz kann als Depression fehlgedeutet werden. Es ist deshalb wichtig, dass bei der Diagnose *Depression* ärztlicherseits andere körperliche Erkrankungen als mögliche Ursachen des depressiven Syndroms z. B. durch Laboruntersuchungen ausgeschlossen werden.

Ein konkretes Beispiel aus ärztlicher Sicht Im Sprechzimmer berichtet eine 40-jährige Patientin darüber, zu nichts mehr Lust zu haben und den Haushalt kaum mehr zu schaffen, sich innerlich unruhig zu fühlen. Weiter bestünden seit drei Wochen Schlafstörungen. Sie wache am Morgen auf und liege grübelnd im Bett, erlebe sich als Versagerin und vernachlässige völlig ihre Familie. Diese Angaben lassen sich nach einigem Nachfragen als die Symptome «Antriebsstörung», «Freudlosigkeit» und «Schlafstörung», «Insuffizienz- und Schuldgefühle» deuten. Außerdem macht die Patientin einen hoffnungslosen, verzweifelten Eindruck und hat Mühe, auf die Fragen zu antworten. Oft vergehen mehrere Sekunden, bis die Patientin auch auf einfache Fragen eine Antwort findet. Diese verschiedenen Symptome lassen sich nun zu einer Symptomgruppe, einem Syndrom, zusammenfassen, in diesem Fall einem *gehemmt-depressiven Syndrom*. Der Arzt wird die Patientin gezielt danach fragen, ob ihre Verzweiflung und Hoffnungslosigkeit so groß seien, dass sie daran gedacht habe, sich das Leben zu nehmen. Unsere Patientin berichtet, schon mal gehofft zu haben, dass sie einschlafe und nicht mehr aufwache. Sie würde sich selbst aber nie etwas antun, schon wegen der Kinder nicht. Hier sind Offenheit des Patienten und Erfahrung sowie Fingerspitzengefühl seitens des Arztes besonders wichtig, da es durch ein oft längeres Gespräch abzuschätzen gilt, wie groß die Gefahr ist, dass die Patientin von ihrer Erkrankung überwältigt wird und versucht, sich selbst etwas anzutun. Unsere Patientin wurde als nicht unmittelbar suizidgefährdet eingeschätzt. Jetzt stellt sich die Frage, ob dieses depressive Syndrom im Rahmen einer depressiven Erkrankung oder im Rahmen anderer Erkrankungen, z. B. einer Schilddrüsenfunktionsstörung, aufgetreten ist. Hierzu werden körperliche Untersuchungen und Laboruntersuchungen des Blutes, manchmal auch eine Untersuchung der Hirnfunktion (EEG) oder der Struktur des Gehirns (Computertomographie oder Magnetresonanztomographie) durchgeführt. Durch Befragung der Patientin hinsichtlich früherer ähnlicher Krankheitsphasen (was verneint wird) oder früherer manischer Episoden (was ebenfalls verneint wird) ist die wahrscheinlichste Diagnose jedoch das Vorliegen der ersten Episode einer unipolaren Depression.

Mit der Festlegung auf diese vorläufige Diagnose verbinden sich bereits klare Vorstellungen über mögliche Behandlungen. Eine Psychotherapie, eine Behandlung mit Antidepressiva oder eine Kombination aus beiden Verfahren kommen in erster Linie in Frage. Der Arzt wird die Patientin bitten, ihm die Lebenssituation zu schildern, um mögliche Krankheitsauslöser oder die Krankheit unterhaltende Belastungsfaktoren zu erkennen. Im Gespräch wird deutlich, dass die Patientin neben ihren beiden Kindern die seit fünf Jahren pflegebedürftigen Eltern ihres Ehemanns betreut, was mit einem sehr großen Aufwand und emotionaler Belastung verbunden ist. Ihr Freundeskreis wurde deswegen in den letzten Jahren vernachlässigt, auch die Hobbys völlig eingestellt. Insbesondere nach Abklingen der schweren depressiven Episode wird es deshalb sehr bedeutsam sein, mit der Patientin zu besprechen, wie sie eine chronische Selbstüberforderung vermeiden kann. Der Arzt empfiehlt der Patientin die Einnahme von Antidepressiva und zusätzlich, sich um eine Psychotherapie bei einem ärztlichen oder psychologischen Psychotherapeuten zu bemühen (siehe S. 118, 134–149).

Krank oder nachvollziehbares Stimmungstief?

Eine depressive Verstimmung nach negativen Lebensereignissen oder bei schwierigen Lebensumständen gehört zu einer ganz normalen menschlichen Reaktion und stellt keinesfalls eine behandlungsbedürftige Erkrankung dar. Wie scharf kann diese Trennlinie aber tatsächlich gezogen werden? Weist nicht tiefe Trauer viele Ähnlichkeiten mit einer depressiven Erkrankung auf und ist doch Teil der gesunden Bandbreite menschlicher Reaktionsweisen und Gefühle? Wie breit ist der Übergangsbereich zwischen den normalpsychologischen Stimmungstiefs und der depressiven Erkrankung?

Die Grenzziehung zwischen nicht krankhaften Stimmungsschwankungen und leichten depressiven Erkrankungen kann nicht nur für den Laien, sondern auch für den Fachmann schwierig sein. Eine mittelschwere bis schwere depressive Erkrankung – und hierauf beziehen sich die meisten Aussagen in diesem und anderen Kapiteln dieses Buches – kann jedoch mit recht großer Sicherheit als solche erkannt werden.

Stellen wir uns eine ältere Dame vor, deren Mann nach vielen gemeinsamen Ehejahren vor einem Jahr verstorben ist, die vielleicht an Bluthochdruck und einer schweren Herzerkrankung leidet, die ihre eigene Wohnung verlassen und in ein Pflegeheim umsiedeln muss. Dass dieser Mensch, der die bitteren Seiten des Alterns spürt, eine eher gedrückte Stimmung haben wird, ist nachzuvollziehen. Keinesfalls begründet diese schwere Lebenssituation jedoch bereits das Auftreten einer depressiven Erkrankung. Hier vorschnell die Depression als nachvollziehbare

Reaktion auf die Lebensumstände zu interpretieren, ist eine der häufigsten und gefährlichsten Fehleinschätzungen mit oft fatalen Folgen.

Was würde nun bei unserer älteren Dame für das Vorliegen einer depressiven Erkrankung und gegen eine lediglich gedrückte Stimmung als nachvollziehbare Reaktion auf die traurigen und schwierigen Lebensumstände sprechen?

Im Folgenden sollen einige Symptome näher betrachtet werden, die bei dieser Grenzziehung hilfreich sein können und es zumindest dem Fachmann erlauben, eine klare Unterscheidung zu treffen.

- Zunächst ist die fehlende Fähigkeit des depressiv Erkrankten zu nennen, mit den Gefühlen mitschwingen und auf positive Nachrichten zumindest vorübergehend mit positiven Gefühlen reagieren zu können. Der Fachausdruck für dieses bereits oben angesprochene Symptom lautet Affektstarre. Kommt beispielsweise das geliebte Enkelkind zu Besuch, so wird sich die alte Dame trotz der schwierigen Lebensumstände darüber freuen können, nicht dagegen ein an einer schwereren Depression erkrankter Mensch.
- Ein weiteres Unterscheidungskriterium kann das ebenfalls bereits genannte Gefühl der Gefühllosigkeit sein, d. h. die Unfähigkeit, Gefühle wie Trauer oder Wut oder Enttäuschung wahrzunehmen. Berichtet die alte Dame darüber, sich innerlich wie abgestorben zu fühlen, nicht mehr weinen zu können, so wäre dies ein sehr deutliches Warnsignal. Beginnen Tränen und Gefühle wieder zu fließen, so ist dies oft bereits ein Zeichen der Besserung.
- Des Weiteren gehen depressive Erkrankungen häufig mit Tagesschwankungen einher, meist mit schwereren depressiven Symptomen am Morgen, dem so genannten Morgentief.
- Entwickelt die ältere Person unangemessene Schuldgefühle, so ist auch dies ein Unterscheidungsmerkmal. Ein Beispiel wäre die Äußerung, nur noch eine Belastung für die Umwelt zu sein und eigentlich gar nicht das Recht auf Fürsorge, ärztliche Hilfe oder sonstige Unterstützung zu haben oder die Familie nicht länger belasten zu wollen.
- Eindeutig belegt wird das Vorliegen einer depressiven Erkrankung, wenn sich ein depressiver Wahn mit den oben genannten Themen der Schuld, der Verarmung oder der unheilbaren Erkrankung einstellt.
- Wichtige Hinweise kann auch die Vorgeschichte liefern, z. B. wenn es bereits früher zu depressiven Episoden gekommen ist. Dies gilt umso mehr, wenn die ältere Frau außerhalb der depressiven Episode eine eher zu Optimismus und Lebensfreude neigende Persönlichkeit ist.

- Einen weiteren Hinweis kann die Tatsache liefern, dass depressive Erkrankungen in der Familie bekannt sind. Die engen Verwandten von depressiv Erkrankten haben ein dreifach erhöhtes Risiko, selbst zu erkranken.

Die Geschichte von Christa M., 53 Jahre

Begleitet von ihrer Tochter, sucht Christa M. die psychiatrische Klinik auf. Sie wirkt völlig abwesend und erstarrt. Auf Fragen der Ärztin antwortet sie sichtlich angestrengt; sie blickt ins Leere und kann sich kaum konzentrieren. Der Tochter ist die Sorge um die Mutter ins Gesicht geschrieben. Hilflos hat sie mit ansehen müssen, wie sich deren Zustand in den letzten Wochen drastisch verschlechtert hatte. Christa M. wurde zunehmend teilnahmslos, zog sich aus allen Gesprächen zurück und zeigte keinerlei Interesse mehr an irgendwelchen Bereichen des Lebens. Die Tochter hatte versucht, sie aufzumuntern und abzulenken, machte mit ihr Ausflüge, kochte für sie und versuchte, ihr das Leben zu erleichtern. All dies schien ohne jede Reaktion zu bleiben. Die Mutter wehrte sich nicht dagegen, sie nahm es hin, und es war ihr nicht anzusehen, ob es ihr lästig, angenehm oder einfach nur gleichgültig war. Wie sie jetzt dasaß, mühsam die Fragen der Ärztin beantwortete, wirkte sie nicht wirklich traurig, sondern eher versteinert und innerlich gelähmt. Es schien so, als sei es nicht mehr möglich, mit ihr wirklich in Beziehung zu treten, als habe sie sich zurückgezogen und sei in einer anderen Welt. Es war nicht das erste Mal. 15 Monate zuvor hatte Christa M. bereits eine erste Depression durchlitten. Doch diesmal schlug die Krankheit mit größerer Härte zu. Die Tochter war mit ihren Kräften am Ende und wusste nicht mehr, wie sie ihrer Mutter noch helfen sollte. Sie hatte Angst. Angst davor, dass sich ihre Mutter töten könnte. Als sich deren Zustand weiter verschlechterte, empfahl der behandelnde Psychiater eine stationäre Behandlung in einer psychiatrischen Klinik.

Christa M. war die zweite von drei Töchtern und wurde in den Nachkriegsjahren geboren. Die Familie lebte in einer Kleinstadt und besaß eine Gärtnerei, in der Christa M. bereits als kleines Mädchen mitarbeitete. Sie war eine gute Schülerin und die Erste in der Familie, die eine höhere Schule und das Abitur schaffte. Ihr Traum war es, Grundschullehrerin zu werden. Die Familie war jedoch dagegen gewesen, und die finanziellen Mittel schienen zu knapp. Also entschloss sie sich zu einer Ausbildung als Erzieherin und arbeitete danach in einer Kinderbetreuungseinrichtung. Als sie 23 war, starb ihre ältere Schwester durch Suizid. Die Familie war sprach- und orientierungslos. Über den Suizid wurde der Mantel des Schweigens gelegt. Man hoffte, dass diese Wunde irgendwie heilen würde.

Christa M. sollte jetzt diejenige sein, die später die Gärtnerei übernahm. Es war kein großes Unternehmen, aber das Lebenswerk der Eltern, und sie spürte, wie deren ganze Erwartungen nun auf ihren Schultern lasteten. Sie gab ihre Anstellung als Erzieherin in der Stadt auf und fügte sich dem Wunsch ihrer Eltern. Ihre Freunde konnten ihre Entscheidung nicht verstehen, viele enge Beziehungen, die sie geknüpft hatte, endeten dadurch, und auch die Verbindung zu ihrem damaligen Freund, den sie in ihrer Arbeitsstelle kennen gelernt hatte, zerbrach. Frau M. arbeitete jetzt wieder im elterlichen Betrieb mit. Mit 26 heiratete sie einen Kindheitsfreund, der aus einer Nachbarsfamilie kam. Es war eine vernünftige Verbindung, wenn auch nicht die große Liebe. Nach der Geburt ihrer Tochter und drei Jahre später eines Sohnes führte die Familie ein unauffälliges, beschauliches und keineswegs unglückliches Leben. Die Gärtnerei warf genug Geld ab, um die Familie gut zu ernähren. Ihre Eltern zogen sich zunehmend aus dem Geschäft zurück, und ihr Mann übernahm nun die Leitung des Betriebs. Sie war einverstanden damit und übernahm die Rolle der Hausfrau und Mutter. Gerne hätte sie noch weitere Kinder gehabt, aber der Mann war dagegen. Die Kinder wuchsen heran, und die Eltern von Frau M. zogen sich nun ganz aus der Gärtnerei zurück. Sie bewohnten ein kleines Häuschen direkt neben dem Wohnhaus der Familie. Während ihr Mann ganz in der Arbeit aufging, neu investierte und versuchte, den Betrieb zu vergrößern, kümmerte sich Christa M. zunehmend um ihre Eltern. Ihr Vater erlitt einen Schlaganfall, und gemeinsam mit der Mutter pflegte sie ihn, bis er zwei Jahre später starb. Die Tochter war inzwischen ausgezogen und studierte in einer anderen Stadt. Der Sohn stand vor dem Abitur und träumte davon, so bald wie möglich der Kleinstadt zu entkommen. Frau M. verbrachte nun viel Zeit mit ihrer eigenen, inzwischen gebrechlichen Mutter, die um den Verlust des Gatten trauerte.

Die Beziehung zu ihrem Mann schien nicht schlecht. Sie hatten einander einfach nicht viel zu sagen, aber sie stritten auch nicht. Sie hatten sich miteinander arrangiert. Vor drei Jahren verschlechterte sich der Gesundheitszustand der Mutter deutlich. Christa M. war nun voll in die Pflege eingespannt. Ihr ganzer Tagesablauf war davon bestimmt.

Sie lebte inzwischen alleine mit ihrem Mann in dem großen Haus, die Kinder kamen unregelmäßig am Wochenende zu Besuch. Vor zwei Jahren starb die Mutter, und trotz der damit verbundenen Trauer bedeutete dieser Tod auch eine große Erleichterung, denn die Pflege der Mutter war anstrengend und aufzehrend gewesen. Ein Jahr später erkrankte Frau M. erstmals an einer Depression. Sie wirkte niedergeschlagen, antriebslos, verlor das Interesse an den Dingen um sie herum und litt unter Schlafstörungen. Niemand in der Familie verstand diese Veränderung. Alle reagierten hilflos, anfangs auch ein wenig ärgerlich auf die Situation. Aber nach einiger Zeit wurde allen klar, dass eine schwerwiegende und ernsthafte Veränderung eingetreten war. Nach Abklärung beim Hausarzt und Überweisung zum Psychiater war sie damals mit antidepressiven Medikamenten behandelt worden und erholte sich innerhalb weniger Wochen. Vor zwei Monaten jedoch, knapp eineinhalb Jahre nach der Genesung, kam die Depression mit ungleich stärkerer Wucht zurück. Christa M. blieb morgens einfach im Bett liegen. Sie stand nicht mehr auf. Sie konnte es nicht mehr. Jede kleinste Handlung schien mit einem unermesslichen Kraftaufwand verbunden. Die Welt hatte keine Farbe mehr, die Speisen keinen Geschmack. Frau M. fühlte sich nicht traurig. Sie fühlte gar nichts. Auch nicht, wenn ihre Tochter sie besuchte. Es war ein Zustand großer Qual, deren Ursache sie nicht kannte. Wenn sie redete, dann darüber, dass sie für alle anderen nur eine Last sei. Am besten, sie würde so bald wie möglich sterben, um sich und die anderen zu befreien. Alle Versuche, ihr dies auszureden, blieben fruchtlos. Der Psychiater verschrieb erneut Antidepressiva, doch die Wirkung ließ auf sich warten. Er veranlasste schließlich aufgrund akuter Suizidgefahr eine stationäre Behandlung in der psychiatrischen Klinik.

Die Stationsärztin nahm sich viel Zeit, um Christa M. zu erklären, mit welcher Strategie man nun gegen die Depression vorgehen wolle. Auf der einen Seite wurden neue Medikamente verordnet, auf der anderen Seite sollte die Patientin auch durch Psychotherapie und weitere Maßnahmen auf der Depressionsstation unterstützt werden. Obwohl die Ärztin sagte, dass Frau M. keine Schuld an der Depression treffe, und ihr immer wieder versicherte, dass dieser Zustand aufhören werde, schien dies für die Patientin damals unvorstellbar. Sie konnte sich gar keine Zukunft vorstellen. Ihr schien alles unveränderbar, hoffnungslos und schmerzvoll.

Die Medikamente machten sich im Erleben von Frau M. zunächst vor allem durch Nebenwirkungen bemerkbar: Die Patientin fühlte sich benommen, hatte Probleme mit dem Magen und litt unter Mundtrockenheit. Sie selbst war in dieser Anfangsphase zu keinerlei Eigenaktivität fähig und ließ die Behandlung passiv über sich ergehen. Neben der medikamentösen Therapie bedeutete dies vor allem, dem Tag wieder eine Struktur zu geben. Mit Unterstützung des Pflegepersonals überwand sie viele kleine Hürden, die vorher unüberbrückbar schienen: morgens wieder aufzustehen, sich anzukleiden, zu frühstücken, die Gruppentherapie zu besuchen, Gespräche mit Ärzten, Psychologen und Mitpatienten zu führen, an einer Gestaltungstherapie teilzunehmen und im Garten der Klinik spazieren zu gehen. Anfangs war dies für sie alles mühsam und anstrengend, auf der anderen Seite hatte sie gar nicht genug Kraft, um sich dagegen zu wehren. Sie folgte, ohne an einen Nutzen oder Erfolg zu glauben. Und doch zeigten sich langsam Veränderungen bei ihr. Sie schlief etwas besser, was sie als deutliche Erleichterung empfand. Zudem begann sie, sich selbst zuzugestehen, dass das, was sie quälte, tatsächlich eine Depression war. Anfangs war sie voller Zweifel gewesen und sah nur ihr eigenes vermeintliches Versagen. Die Gespräche mit ihrem Arzt halfen ihr zu erkennen, dass es ihr nicht nur einfach schlecht ging, sondern dass sie unter einer Erkrankung litt. Sie fühlte sich der Depression gegenüber zwar immer noch hilflos, doch hatte sie den Eindruck, der Feind sei nun greifbarer allein dadurch, dass er einen klaren Namen hatte.

Die Behandlung dauerte viele Wochen, und mehr als nur einmal wurden Medikamente gewechselt und verschiedene Dosierungen probiert. Für Frau M. waren dies jedes Mal Rückschläge, immer wieder hatte sie den Eindruck, unheilbar zu sein. Die mangelnden Fortschritte machten sie zunehmend traurig. Paradoxerweise schien aber genau das ein wichtiges Zeichen der Besserung: Sie fing wieder an, Gefühle klar spüren zu können. Sie weinte wieder, und in den Gesprächen mit den Therapeuten entdeckte sie Augenblicke von Wut und Ärger, wenn sie über schmerzhafte Geschehnisse aus der Vergangenheit oder auch über die Langwierigkeit der Depression sprach. Für ihre Familie war dies eine anstrengende Zeit, denn Christa M. schien nun viel reizbarer. Was für die Ärzte ein Indiz der Besserung war, erlebte die Familie als Bedrohung und Verschlechterung. Zwei Familiengespräche, gemeinsam mit den behandelnden Ärzten und Psychologen, waren hilfreich, um viele Missverständnisse auszuräumen, und erleichterten es den Angehörigen, die aktuellen Geschehnisse klarer einzuordnen. «Ich will nicht, dass ihr über mich bestimmt, und ich möchte nicht mehr alles so tun, wie ihr es wollt!» Es war ein großer Schritt für die Patientin, ihre eigenen Bedürfnisse ernster zu nehmen und für sich in Anspruch zu nehmen, auch Nein sagen zu dürfen. Sie fing an, für sich Pläne zu machen, was sie in ihrem Leben nach dem Klinikaufenthalt verändern wollte.

Frau M. wurde nach neuneinhalb Wochen Behandlung entlassen. Ihre Depression war vollständig abgeklungen. Sie schlief wieder gut, begann Momente von Freude und Heiterkeit zu empfinden und fühlte, wie nach und nach ihre Lebensenergie zurückkehrte. Trotzdem ging sie mit einer Fülle neuer «Probleme» nach Hause. «Wie will ich mein weiteres Leben gestalten? Welche zukünftigen Aufgaben könnte es geben? Welche Dinge möchte ich mir künftig gönnen, die ich mir bislang versagt habe? Was kann ich tun, um wieder mehr Befriedigung aus meiner Partnerschaft zu ziehen?» Frau M. befasste sich nun intensiv mit diesen Fragen, die ihr vor der Depression gar nicht bewusst gewesen waren. Erst jetzt, nach Abklingen der Depression, war sie in der Lage, nach Lösungen zu suchen und ihr Leben wieder selbst zu gestalten.

Die zerfließenden Konturen des Ich oder: Der Wundbrand der Seele

Fragen wir einmal nicht danach, was eigentlich die Depression ausmacht, nicht also nach der Innensicht, nach Lebensgefühl, Lebenseinschätzung und Befindlichkeit desjenigen, der an Depressionen leidet, sondern beginnen wir mit einem inneren Bild davon, was glückliches und erfülltes Leben ausmacht oder auch nur das ganz normale, alltägliche Leben mit seiner Routine, seinen Pflichten und kleinen Freuden, also den wohligen Gleichtakt des Lebens, wie Thomas Mann diesen Zustand beschrieben hat. Wer gesund ist, weiß um diesen als selbstverständlich und beruhigend empfundenen Takt des Lebenspendels, weiß um alle Facetten des kleinen und des großen Glücks, das natürlich Ausschläge ins Leid, zum Schmerz und zur Enttäuschung kennt, dessen gut funktionierende Mechanik wir aber mit dem überaus komplizierten Räderwerk der Lebenskraft und der Lebenslust assoziieren. Vergangenheit und erwartungsvolle Zukunft sind die Pendelausschläge, die unseren Lebensrhythmus bestimmen und uns antreiben, unser Dasein in seiner ganzen möglichen Fülle zu leben, es zu formen und auszukosten. Wer wollte dem widersprechen?

Wer an Depressionen leidet, weiß um dieses faszinierende Grundmuster des Lebens, und wenn er auch nicht alle der im Folgenden beschriebenen Ausprägungen der Depression selbst erlebt oder bei anderen erlebt hat, soll er doch das Gefühl des Verständnisses spüren, das dieser Schilderung unterliegt, und sich nicht scheinbar unverstanden auf das gängige Vokabular in Fachpublikationen zur Depression wie Antriebsarmut, Appetitlosigkeit, Schlafstörungen, Libidoverlust und ähnliche Technizismen in der eigenen Lebens- und Krankheitswahrnehmung reduzieren lassen – Gefühlswelten und Alltagsprobleme, die temporär auch jeder Gesunde kennt.

Nur wer Schmerz, Angst oder Entsetzen am eigenen Leibe erfahren hat, wird diese Phänomene auch glaubhaft als existenzielle Erfahrung beschreiben oder darstellen können. Ebenso wird ein Augenzeuge detailreicher und emphatischer einen Vorfall schildern können als jemand, dem ein Geschehen nur berichtet wurde. Das Bildgeschehen im Kopf des Augenzeugen besteht aus unzähligen nuancenreichen Details aller durch die erlebte Situation angesprochenen Sinne, während der unbeteiligte Berichterstatter desselben Geschehens aus dem Skelett der übermittelten Fakten den Kosmos des Erlebten erst formen muss. Literaten mögen dazu fähig sein, solche Phantasiegebilde überzeugend darzustellen, aber auch diese werden sich ganz grundsätzlich von der Qualität eines differenziert beschriebenen Augenzeugenberichts unterscheiden: erlebtes Wissen versus beschriebenes Wissen.

Jeder, der die Qualen der Depression erfahren hat, weiß um dieses Phänomen, einen Ausdruck für das eigene Leid finden zu wollen und doch fast immer unverstanden zu bleiben. Empfinden und Schilderung lassen sich nicht zur Deckung bringen, und auch die gerade gefundene und ausgesprochene, letztmögliche verbale Steigerungsform unseres Befindens muss noch einmal verworfen werden, weil alles noch viel schlimmer ist. Wofür Maler, Musiker oder Schriftsteller vielleicht letztgültige Symbolformen zu finden in der Lage sind, erlebt der an der Depression Leidende in jeder Hinsicht stumm. Wie sich verständlich machen, wenn man sich selbst nicht versteht? Dem Kranken fallen zur Selbstprüfung gängige Charakterisierungen ein wie «Der tickt nicht richtig», die doch nichts anderes meinen, als dass der lebensnotwendige Gleichklang des Lebens bedrohlich und spürbar gestört ist, oder «Der ist ja verrückt», was ähnlich treffend bedeutet, dass etwas nicht mehr an seinem angestammten Platz steht. Gehören wir, die wir krank und depressiv sind, auch dazu? Werden wir als verrückt erlebt, weil wir plötzlich oder immer wieder einmal bedrohlich anders sind, nicht mehr an unserem gewohnten Lebensplatz stehen oder Töne anschlagen, die das Grauen ahnen lassen, das uns so krankmachend beschleicht? Oder nur noch anklagend schweigen, weil niemand unserer Stimme zuhört, niemand uns zu trauen scheint? Wohltuend ist allein die Nähe derer, die uns auch dann verstehen, wenn wir gar nichts mehr sagen, wenn unsere Augen nicht einmal mehr den Ausdruck des Flehens zeigen und aus unserem Körper die Muskeln herausgeschnitten zu sein scheinen, auch wenn uns die innere Spannung zu zerreißen droht.

Der verständnislose Blick eines Gegenübers dagegen, der uns quälend unter die Gesunden einreihen will, macht doppelt schmerzhaft deutlich, dass zwischen gesund und krank im Verständnis der anderen Welten liegen und wir trotz unseres Leidens offenbar kein schlüssiges Zeichen des Krankseins vermitteln. Das ist ja das eigentlich Prekäre an der Depression: Der daran Erkrankte erlebt seine Qualen im selben Spektrum an Empfindungen wie der Gesunde, denn es existiert keine zusätzliche, ihn eindeutig ins Reich der Krankheit einordnende Kategorie der Emotionen – lediglich das Ausmaß seines Erlebens von Angst, Trauer oder Mutlosigkeit übersteigt die Schwankungsbreite der Gesunden. Das Fehlen eines von außen sicher als krank erkennbaren Zustands schafft bei den anderen das Moment der Unglaubwürdigkeit mit der nicht seltenen Reaktion: Ich muss mich doch auch zusammennehmen.

Erheben wir kraftlos Widerspruch, schimpft man uns Simulant. Müssen wir uns denn wirklich wie Munchs Verzweifelter geben, den Blick stets demonstrativ auf den grauenvollen Abgrund ins Nichts gerichtet (Abb. 8), um uns verständlich zu machen, müssen wir wirklich zum wandelnden Symbol unserer Krankheit werden, damit man uns ernst nimmt? Natürlich nicht, wir wissen es, und doch suchen wir sehnsüchtig nach einer Ausdrucksform, stammeln wir fast unverständliche Sätze, die beschreiben wollen, wie zermürbend es ist, wunschlos zu sein. Wie zynisch empfinden wir die Bemerkung des anderen, der auf die Frage, wie es ihm gehe, strahlend antwortet, dass er wunschlos glücklich sei. Ja, wer in der Lage ist, sich seine Wünsche zu erfüllen, mag auch einmal wunschlos und dabei sogar glücklich sein, wer aber gar keine Wünsche hat, wer die Orientierung ins Reich der Wünsche verloren hat und auch mit dem Begriff nichts mehr anzufangen weiß, der hat den Lebensfaden verloren. Nein, er hat alles verloren, was Leben ausmacht. Wer gesund ist, kann sich nicht einmal vorstellen, was es heißt, wunschlos zu sein. Das Wort «wunschlos» kommt uns nor-

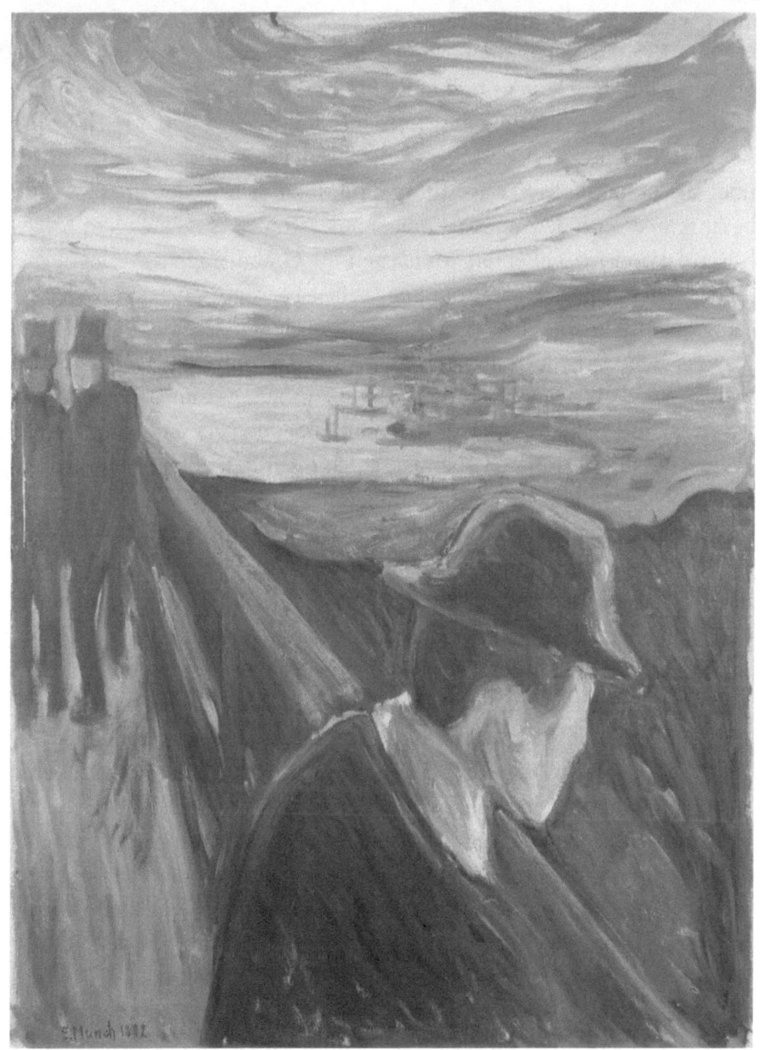

Abb. 8: Edvard Munch: «Verzweiflung», 1892

malerweise so selbstverständlich über die Lippen – warum sollen wir diesen Zustand mit Krankheit verbinden? Wunschlos, na und?

Traurig, ja? Jeder ist irgendwann einmal traurig. Natürlich ist es bitter, einmal besonders traurig zu sein, aber krank ist man deshalb doch nicht. Wir müssen zustimmen, dass Traurigsein natürlich kein Krankheitszeichen ist, eher ein vorübergehender Gemütszustand, der sich auch wieder verflüchtigt, wenn das Lebenspendel ins Glück zurückschlägt. Kranksein ist anders, zugegeben. Aber was ist nur bei uns, die wir nicht aus der Depression herausfinden, so gänzlich disparat, warum lässt das Traurig- und Niedergeschlagensein nicht einmal nach? Dass wir in der Depression wirklich immer und ausnahmslos ratlos traurig über die anhaltende Verzweiflung sind, lässt sich weder überzeugend beschreiben noch belegen. Als Zeichen der Trauer trugen engste Angehörige, die einen geliebten Menschen zu Grabe tragen mussten, vor einer Generation noch während der selbst bestimmten Trauerzeit eine schwarze Binde am Arm, Witwen zogen nach dem Tod des Mannes nie wieder helle Kleider an. Trauer wurde gezeigt, das zeichenhafte Schwarz bot ein wenig Schutz und bat um zugewandtes Verständnis. Wie aber soll sich der an Depressionen Leidende verständlich machen? Trauer um das verlorene Leben lässt sich nicht darstellen, haben wir es doch noch für alle in seiner Lebendigkeit sichtbar.

Ähnlich verhält es sich mit der Angst. Jeder kennt Angst als vielfältiges Reaktionsmuster seit den frühesten Kindertagen, nur haben wir als Erwachsene inzwischen gelernt, mit der Angst umzugehen, und sei es in kostspieligen Seminaren, die uns die Angst vor dem Fliegen nehmen sollen. Angst ist ein alltägliches und notwendiges Phänomen, mit dem wir ganz gut fertig werden, als Warnimpuls kann sie manchmal sogar lebensrettend sein und sich damit von einer überaus positiven Seite zeigen. Wer depressiv ist, erlebt Angst anders. Von Normalität kann keine Rede sein, und hilfreich ist sie schon gar nicht. Wenn wir von krankhafter Angst sprechen oder gar von panischer Angst, dann wollen wir uns damit eine Vorstellung von einem Zustand machen oder ihn beschreiben, der gar nicht vorstellbar ist. Panische Flugangst ist für den beruflichen Vielflieger oder gar Piloten unvorstellbar, ebenso für den Touristen, der erwartungsvoll einen Rundflug über eine Stadt oder den Grand Canyon bucht. Was dem einen Angst macht, bedeutet für den anderen freudiges Abenteuer und höchsten Genuss. Angst ist also relativ. Aber was bedeutet Angst in der Depression? Alle anderen Phänomene des Leidens verblassen in der Depression gegenüber der Angst. Vorübergehend ohne Wünsche zu leben, damit kann man sich vielleicht noch arrangieren, aber in ständiger, diffuser Angst zu leben ist nur mit großen chronischen Schmerzen vergleichbar, die so manchen Verzweifelten auch haben aus dem Leben gehen lassen. Der Angst in der Depression fehlt jede konstruktive Komponente, wie wir sie uns in der Furcht zunutze machen. Angst ist wie ätzender Rauch, der uns, wenn wir ihm zu lange ausgesetzt sind, vergiftet. Die Rettung kann nur in der Flucht liegen. Wie aber der schleichend giftigen Angst in der Depression entkommen, die alle Lebensbereiche durchdringt, bis wir gelähmt nur noch den Ausweg im Tod sehen. Todesangst? Nein, das ist etwas ganz anderes. Todesangst ist furchtbar, aber auf den Moment oder eine kurze Zeit beschränkt. Der Begriff wird meist im Zusammenhang mit zurückliegender, aber überwundener Angst beschworen: «In diesem Moment hatte ich Todesangst.» Der Depressive empfindet keine Todes-, sondern vielmehr Lebensangst, und erst diese so paradox erscheinende Variante der Angst, dieser als geradezu absurd empfundene Gegensatz lässt endlich auch den aufhorchen, der noch nie vom Hauch einer Depression erfasst wurde. Ist Lebensangst überhaupt vorstellbar? Nein.

Auch Krebs ist nicht vorstellbar, aber wenigstens der Pathologe kann uns heute durch ein Mikroskopbild entarteter Zellen die Existenz von den Menschen möglicherweise zerstörenden Zellhaufen beweisen, die ungebremst ihr zügelloses Wachsen erst einstellen, wenn der Befallene tot ist. Für die Lebensangst des Depressiven gibt es keinen Labortest, kein Bild unter dem Mikroskop; nur die Bedrohung ähnelt der des Krebskranken – auch der Depressive ist in diesem Falle todgeweiht.

Lebenszerstörende Wunschlosigkeit und zermürbende Angst sind Synonyme der Depression, aber nicht die einzigen. Wer aufgrund seiner Erkrankung lebenswunschlos geworden ist, dessen Seelenabbild gleicht den monochromen Schattierungen einer Röntgenaufnahme. Bedrohlich grau markiert sich die Freudlosigkeit, noch dunkler zeichnen sich abgestorbene Lust und Erotik ab; wo einst pulsierender Lebensstrom ablesbar war, ist alles zum Erliegen gekommen – es gibt keine Zukunft mehr, es gibt keine Lebensplanung mehr. Das Gedächtnis versagt seinen ursprünglich verlässlichen Dienst. Der Wundbrand Depression hat den ganzen Körper erfasst. Seele, was ist das, wo ist unser Ich? Bei diesem Befund, dem ins Schwarz changierenden Zerrbild unseres Selbst, kann es nur einen Ausweg aus der Unerträglichkeit des Seins geben: den Tod, den Tod durch eigene Hand. Wer selbst immer wieder am Abgrund der Erlösung stand, wohlwollend heranrasende Züge betrachtet und entleibend die Tonnenlast eines Sattelzugs herbeigesehnt hat, weiß, dass diese Todesphantasien zur Depression gehören, dass sie den tiefsten Punkt des Krankheitsgeschehens beschreiben.

Wer sich mit der Depression auseinander setzen will, muss um die abgrundtief dunkle Seite dieser Krankheit wissen. Es ist eine Krankheit, die in vielen Verläufen zum Tode führt. Längst nicht jeder gewaltsame Tod ist ein Unfall, nein, es gibt depressive Menschen, die noch im Tod ihre Spuren verwischen wollen, sodass die wirkliche Zahl derer, die sich in der Depression das Leben genommen haben, nie verlässlich zu ermitteln sein wird. Der an Depressionen Leidende will ja nicht sterben, er will tot sein. Wo liegt der Unterschied? Wer am Selbst verzweifelt, wen die Angst zermürbt, wer alle Hoffnung aufgegeben hat, erhofft im Tod die Erlösung von seiner Qual. Das Sterben wird ihm nicht geschenkt, er weiß es. Den natürlichen Tod gewährt uns die Krankheit Depression nicht, wir müssen das Sterben selbst in die Hand nehmen – welche Demütigung am Ende eines oft langen Leidenswegs. Ein gnädiger Tod? Nein, ein furchtbarer Tod. Und der Kranke weiß es.

Ist all das Beschriebene die typische Innensicht der Krankheit? Sicher nicht. Jede Depression verläuft anders, noch schwerer oder weniger schwer, kurz und heftig, lang andauernd oder in wiederkehrenden Phasen. Wer den Kranken liebevoll und interessiert nach den Facetten seiner Krankheit fragt, wird seine Antworten in einem müden Nicken, einem trostlosen Blick oder einem ziellosen Sinnieren finden – ja, so erlebe auch ich die Depression.

So schockierend die Erkenntnis sein mag, so bietet sie doch die Chance des Handelns. Die beschriebene Innensicht der Depression ist kein noch nicht vollstrecktes Todesurteil, sondern vielmehr allein das skizzierte Selbstverständnis der Krankheit, die der Depressive durchleidet. Jede schwere Erkrankung hat ihr eigenes Erlebensprofil. Gemeinsam ist ihnen, dass der Erschütterung durch Diagnose und Durchleben der Krankheit, das Leiden, die Phasen der Behandlung und schließlich die der Genesung folgen. Hierin unterscheidet sich die Depression nicht von anderen schweren Erkrankungen, die auch von anfänglicher Hoffnungslosigkeit und Entsetzen geprägt sind.

Nur wer wirklich weiß, wie der Kranke seine Depression erlebt, kann ihn ernst nehmen und sich ihm glaubhaft zuwenden. Jedwede Hilfe ist willkommen, jeder liebevolle Trost ersehnt – vor allem aber uneingeschränkte Akzeptanz für das, was so schwer zu vermitteln ist: das unsichtbare Leiden, dem die Zeichenhaftigkeit der Mitleid gebietenden Wunde fehlt. Diese brennt dagegen unerträglich schmerzhaft in der Seele. Und so wie das vom Krebs zerfressene Gewebe sich nicht durch die Linderung versprechende Naht des Chirurgen schließen lässt, so ist auch das Seelengewebe derart perforiert, dass schon kleinste Verletzungen – das falsche Wort, die zur Interpretation verführbare Geste, Unterlassungen, der diffus fordernde Blick, die unredliche Zuwendung, Unverständnis und Ungeduld oder das so gut gemeinte Geschenk – die Wunden der geschundenen Seele wieder unerträglich schmerzhaft aufreißen. Wer würde einem Verletzten an den von Blut durchtränkten Verband fassen? Niemand. Der Verband, der die Blutung der Seele stillen soll, ist unsichtbar. Und doch ist der an der Depression Erkrankte ein Geschundener und seine Abwehr, sein Schweigen, wo wir Antworten erwarten, seine Schroffheit und die Flucht ins Alleinsein, sind nichts anderes als der verzweifelte Versuch, den Wundschmerz der Seele zu ertragen.

Die Depression ist eine weitgehend unverstandene Krankheit. Jeden von uns kann sie treffen. Respekt ist daher das Mindeste, kenntnisreiches Mitgefühl das Hilfreichste dem Kranken gegenüber. Die Botschaft lautet: Depression ist heilbar! Gibt es einen willkommeneren Trost?

Melancholie als Stimmung

Mit Depression und Melancholie bezeichnen wir umgangssprachlich nicht nur Erkrankungen, sondern auch Gemütszustände und Stimmungen. Diese sind Teil des gesunden Lebens. Wann sprechen wir von einer melancholischen Stimmung, wann von einer depressiven Stimmung? Wo liegen die Unterschiede zwischen beiden?

Es ist leichter, eine depressive als eine melancholische Stimmung genau zu beschreiben. Wir wissen recht genau, wann wir melancholisch sind, wir können uns leicht in eine melancholische Stimmung versetzen oder uns an eine erinnern, jedoch diesen Zustand in Worte zu fassen ist nicht leicht. Warum ist das so? Werden in der Melancholie tiefere Schichten unserer Person berührt?

Lehnen wir uns für einen Moment zurück und versuchen wir uns an melancholische Momente zu erinnern. Dabei tauchen oft auch weit zurückliegende Situationen auf, vielleicht ähnlich wie die folgende: «Als kleiner Junge begleite ich meinen Vater auf die Jagd, um Rehe zu beobachten, und sitze allein auf einem Hochsitz, hinter mir der dunkle Wald, vor mir ein Kleefeld und weite Getreidefelder, Wiesen und entfernte Dörfer. Ich bin leise, möglichst regungslos, um die Rehe nicht zu verscheuchen, die mit Einbruch der Dämmerung zum Äsen aus dem Wald treten. Die Kühle des Abends ist zu spüren, ab und zu ein leichter Luftzug, die Blätter der Pappeln schaukeln kurz, dann ist wieder Stille, zwei Tauben auf dem Weg zu ihrer Schlafstelle fliegen im letzten Licht noch rasch den Waldrand entlang, in der Ferne das kaum mehr hörbare Bellen eines Hundes, ein anderer aus dem Nachbardorf antwortet ein- oder zweimal, bis Ruhe einkehrt. Ganz in der Ferne fast gleichmäßiges Straßengeräusch.»

Jeder Leser wird sich Ähnliches vergegenwärtigen können. Was hebt gerade solche Momente aus dem Strom der Eindrücke heraus? Warum haben wir sie nach all den Jahren nicht vergessen, wie so vieles andere? Wenn wir uns die Zeit nehmen, dann können diese Stimmungen wieder lebendig werden, obwohl sie Jahrzehnte zurückliegen. Es ist nicht leicht zu sagen, was sie auszeichnet, nicht einmal, ob sie uns angenehm oder unangenehm sind. Es passiert eigentlich nichts Herausragendes um uns herum, es gibt auch nichts zu tun. Eher führt uns die Situation auf uns selbst zurück. Es sind Momente der besonders intensiven Bewusstheit, der Bewusstheit unserer Selbst, unserer Situation mit der nahenden Nacht. In diesen Augenblicken fühlen wir uns gleichzeitig isoliert, verloren und ausgeliefert, aber auch, und hier liegt ihre Süße, als ein Teil eingebunden in einen viel größeren Zusammenhang. Es sind Momente, die mit dem Gefühl der Erhabenheit, der Poesie, aber auch dem der Angst und existenziellen Verunsicherung einhergehen können.

Melancholische Momente sind demnach durch eine besonders intensive Bewusstheit und Gefühlsfülle gekennzeichnet und deshalb oft fest in unserem Gedächtnis verankert. Wenn wir das immer hektischere moderne Leben beklagen, dann auch deshalb, weil wir derartige, seltener gewordene Momente vermissen. Wir suchen diese Momente aber auch nicht auf, denn nichts würde uns hindern, aus der Stadt zu fahren und am Waldrand die Dämmerung zu erleben. Schützt uns nicht auch gerade unsere Betriebsamkeit und Suche nach Ablenkung vor der Verunsicherung, die von derartigen melancholischen Momenten ausgeht?

Es gab Zeiten, insbesondere das 18. Jahrhundert, in denen Melancholie als gefühlvoller Gemütszustand hoch im Kurs stand und ein häufiges Thema der Dichtung war (siehe Ludwig Völker (Hg.): «Komm heilige Melancholie». Eine Anthologie deutscher Melancholie-Gedichte, Stuttgart, Reclam, 1983). Die Melancholie wurde sehnsuchtsvoll als Muse und Inspirationsquelle angerufen. Etwas sachlicher als manche seiner schwärmerisch wirkenden Kollegen dichtet Goethe:

Meine Dichterglut war sehr gering,
Solang ich dem Guten entgegen ging;

Dagegen brannte sie lichterloh,
Wenn ich vor drohendem Übel floh.

Zart Gedicht, wie Regenbogen,
Wird nur auf dunklem Grund gezogen;
Darum behagt dem Dichtergenie
Das Element der Melancholie.

Könnte Ähnliches auch über eine depressive Stimmung gesagt werden? Wohl kaum! Eine melancholische Stimmung ist ein gefühlvoller, oft intensiver Moment und damit fast das Gegenteil einer depressiven Stimmung, insbesondere wenn sie im Rahmen einer schweren Depression auftritt. Die depressive Erkrankung ist, wie oben beschrieben, durch das Gefühl der Gefühllosigkeit, der inneren Versteinerung, der Unfähigkeit, Freude, Trauer oder irgendein lebendiges Gefühl zu empfinden, gekennzeichnet. Die Betroffenen erleben sich als innerlich abgestorben. Auch die depressive Stimmung im umgangssprachlichen Sinne hat nicht die Fülle und Farbigkeit der melancholischen Stimmung.

Depression – Wenn Vorurteile zur Ausgrenzung führen

Es gibt akzeptierte und weniger akzeptierte Krankheiten – jeder weiß das. Über einige können wir ganz offen sprechen, das sind Kinderkrankheiten oder grippale Infekte sowie alle operativen Eingriffe, deren Ausgang wir in der Wahrnehmung als risikolos bezeichnen, wie die Entfernung des Blinddarms oder der Mandeln. Es gibt auch Krankheiten, besser vielleicht eingeschränkte Mobilitätszustände, die wir geradezu bewundernd zur Kenntnis nehmen, wie das kompliziert gebrochene Bein infolge eines schweren Sturzes auf der einen oder anderen berühmten schwarzen Piste in einem noblen Skiort oder, wenn auch abgeschwächt, der leichte Herzinfarkt des Managers, dem der Ruf des absoluten Workaholic anhaftet. Wenn er dann nach überstandenem Krankenhausaufenthalt, medienwirksam auf dem Heimtrainer sitzend, verkündet, dass er «nach diesem heilsamen Schuss vor den Bug» ab sofort sein Leben gründlich ändern werde, dass er über Jahre einem Phantom hinterhergejagt sei, das ihn fast das Leben gekostet hätte, dann nicken wir anerkennend über so viel Krankheitseinsicht – Krankheit als heilsame Chance.

Alte Menschen kommunizieren gern über ihre Gebrechen in der Hoffnung auf ein wenig Aufmerksamkeit und Zuwendung; das wird toleriert, aber nicht geschätzt. Krankheit ist zwar ein unerschöpfliches Thema, aber keines, das uns beim gesunden Gegenüber besondere Sympathie einträgt. Krankheitsschilderungen, Krankheitserleben oder Krankheitsbilder aber, die den Gesprächspartner ratlos machen und seine gewohnten emotionalen und intellektuellen Antwortmuster außer Kraft zu setzen drohen, gelten als tabu. Die Depression ist eine solche Krankheit. Das Stigma, das ihr anhaftet, besteht darin, dass sie das Gegenüber trotz allen guten Willens machtlos macht. Warum ist der Kranke so entrückt, warum lässt er sich nicht helfen, warum entzieht er sich seinen Nächsten? Woher rührt die offenkundige Wesensveränderung bei gleichzeitiger relativer körperlicher Unversehrtheit? Und vor allem: Warum reagiert er nicht in der früheren, vertrauten Intellektualität, warum hat sich sein Realitätsbezug so unerklärlich verschoben? Auf all das weiß das Gegenüber häufig keine Antwort, sieht aber auch keine Möglichkeit, den Zustand zu beeinflussen. Die bedrückende Hoffnungslosigkeit des Kranken verunsichert und schafft eine Aura, die beide Seiten kraftlos macht, als wäre die Gegenwart der Depression ansteckend. Auf all das, was gefährlich, bedrohlich oder auch nur verstörend fremd ist, reagieren wir instinktiv mit angespannter Vorsicht, mit Furcht oder gar mit Flucht. Ein ganz natürlicher Reflex. Aber weder ist die Depression gefährlich, noch ist sie ansteckend. Sie ist unverstanden, erschütternd und fremdartig. Nur zu verständlich ist es daher, sie als Selbstschutz mit dem Stigma «Vorsicht, Abstand halten!» zu belegen. Vorurteile können sehr hartnäckig und langlebig sein. Aber wer sich bemüht, das Krankheitsgeschehen zu verstehen, wer bereit ist, es auszuhalten, wird erfahren, dass seelische Erschütterungen auch zu überwinden sind, dass wir sie erklären und dass wir ihnen sehr wohl die Aura der Gefahr nehmen können – und in dem Augenblick entzieht sich die Depression zwangsläufig der Stigmatisierung, so wie der Aberglaube dem wissenschaftlichen Gegenbeweis nicht standzuhalten vermag. Wer dennoch an ihm festhält, macht sich lächerlich. Aber nicht allein deshalb, weil die Depression wegen ihrer geheimnisvollen Aura gesellschaftlich tabuisiert ist, ist sie mit einem nahezu unüberwindlichen Stigma belegt. Ein weiterer Grund ist die alles nivellierende Negativbedeutung des Begriffs «Depression», der als Metapher für die unterschiedlichsten Phänomene herhalten muss – als Beschreibung der Weltwirtschaftskrise 1929, der großen Depression, ebenso wie für den ökonomischen Abschwung der Weltwirtschaft nach den Terroranschlägen des 11. September. Die Gegenwartsmalerei steckt in der Depression wie auch die zeitgenössische Musik, das Theater, der Film oder ausgewählte Sparten des Spitzensports, Fußball, Tennis, Schwimmen und Reiten. Mit Krankheit hat all das nichts zu tun, eher mit einer als allgegenwärtig empfundenen Orientierungs- und Hoffnungslosigkeit – Depression als Sinnbild der temporären gesellschaftlichen Gegenwart des Westens, dessen politische und wirtschaftliche Systeme zum ersten Mal nach der Weltwirtschaftskrise wieder mit dem Phänomen des Niedergangs konfrontiert sind, jetzt aber nicht allein ökonomisch, sondern gesamtgesellschaftlich. Die Situation wird allerorten als verstörend und deprimierend zugleich empfunden, eine Depression im Krankheitssinne stellt sie nicht dar. Aber den Begriff umweht die Bedrohung des Unabwendbaren, der Einzelne empfindet sich als machtlos einer Entwicklung gegenüber, die er selbst nicht zu steuern oder auch nur zu beeinflussen vermag. Depression fungiert damit auch als Synonym der Angst, deren schleichende Irrationalität jeder schon einmal erlebt hat und daher instinktiv zu meiden sucht. Niemand setzt sich freiwillig einer Situation aus, deren emotionaler Ausgang völlig ungewiss ist.

Eine dritte Facette, die erheblich zur Stigmatisierung der Depression beiträgt, ist die ihr zugeschriebene Hoffnungslosigkeit, ein Charakteristikum, das in dieser Form anderen Krankheiten fremd ist. Jeder Patient rekrutiert seine Kräfte im Heilungsprozess aus der Hoffnung, selbst der offensichtlich Todgeweihte. Hoffnung hilft, Angst zu überwinden, auch die Angst vor dem Sterben. Wer den Krankheitsverlauf eines geliebten Menschen begleitet, sucht bei jeder Begegnung mit dem Patienten Anzeichen der Besserung, die Anlass geben, hoffnungsvoll der endgültigen Genesung entgegensehen zu können. Gerade schwerstkranke Menschen zeigen häufig in der letzten Lebensphase scheinbare Zeichen der gesundheitlichen Besserung, die den Patienten und seine Nächsten erneut Hoffnung schöpfen lassen, auch wenn sich der Zustand schon bald wieder verschlechtert. In den Nachrufen heißt es dann, er oder sie haben den Kampf gegen die Krankheit verloren, im Falle der überstandenen Erkrankung, man habe sie besiegt. Wer einen körperlich Kranken besucht, hofft auf Zeichen der Besserung, jeder der einem an Depressionen Leidenden beistehen will, wird dagegen mit der personifizierten Hoffnungslosigkeit konfrontiert. Der Kranke ist oft über eine lange Zeit weder in der Lage, Hoffnung zu schöpfen, noch ist der Vertraute, der Partner oder Freund, im Stande, Zeichen der Hoffnung im erkrankten Gegenüber zu erkennen oder aufgrund ermutigender Indizien Hoffnung zu geben. Das Gegenüber spürt instinktiv, dass es an die eigenen Grenzen der Handlungsfähigkeit gerät – eine existenzielle Bedrohung, der sich niemand gern aussetzt.

Die vierte Komponente, die zu einer weitgehenden Stigmatisierung der Depression geführt hat, ist das diffuse Erscheinungsbild dieser Krankheit. Wer einmal deprimiert ist, muss keine Depression haben – aber wie eng liegen die beiden Worte im Sprachklang beieinander! Vorübergehend eingetrübter Gemütszustand versus lebensbedrohende Krankheit. Wir alle erleben im Laufe unseres Lebens irgendwann einmal ein deprimierendes Ereignis, aber deshalb werden wir nicht krank. Einer deprimierenden Erfahrung können wir, anders als der Depression, mit dem Intellekt sehr wirkungsvoll begegnen, auch können Angehörige und Freunde ein solches Ereignis für den Betroffenen in einen realen Bezug zu anderen Lebensfeldern setzen und somit seine Relativität verdeutlichen. Auch sind wir mit den Waffen des Intellekts in der Lage, einer deprimierenden Situation – Konkurs einer Firma, unverschuldete Kündigung, der soziale Niedergang des eigenen Stadtviertels oder auch das vermeintliche Desinteresse der Jugend – etwas Positives entgegenzusetzen, aus dem wir dann wieder Hoffnung schöpfen können: Freunde können bei der Stellensuche helfen, die engagierte Mitarbeit im Stadtteilbüro kann dazu beitragen, in kleinen Schritten vielleicht doch den Verfall des Viertels aufzuhalten, und wenn wir von dem Stipendium eines Schülers für eine englische Eliteuniversität lesen, kann es mit der Jugend so schlecht doch nicht stehen. Kurz: Dem Gefühl des Deprimiertseins können wir selbst oder bei anderen konstruktiv und meist schon nach kurzer Zeit erfolgreich begegnen.

Menschen mit schwersten körperlichen Beeinträchtigungen, die doch so offensichtlich über ihren Zustand deprimiert sein, wenn nicht sogar in schwerste Depressionen verfallen müssten, nehmen ihr menetekelhaftes Schicksal an und schwingen sich häufig zu ungeahnten Höhen auf, wie es der zwergwüchsige, nur 98 Zentimeter große Künstler Emil Jensen, dessen Längenwachstum mit vier Jahren krankheitsbedingt beendet war, mit ungeheurer Energie und einem unbeugsamen Willen zum künstlerischen Schaffen eindrucksvoll belegt – in der Lebensführung ebenso wie in der bildhauerischen Qualität (Abb. 9). Wen dagegen das Schicksal mit den Insignien des allgegenwärtigen Glanzes ausgestattet zu haben scheint, kann an schwersten Depressionen leiden,

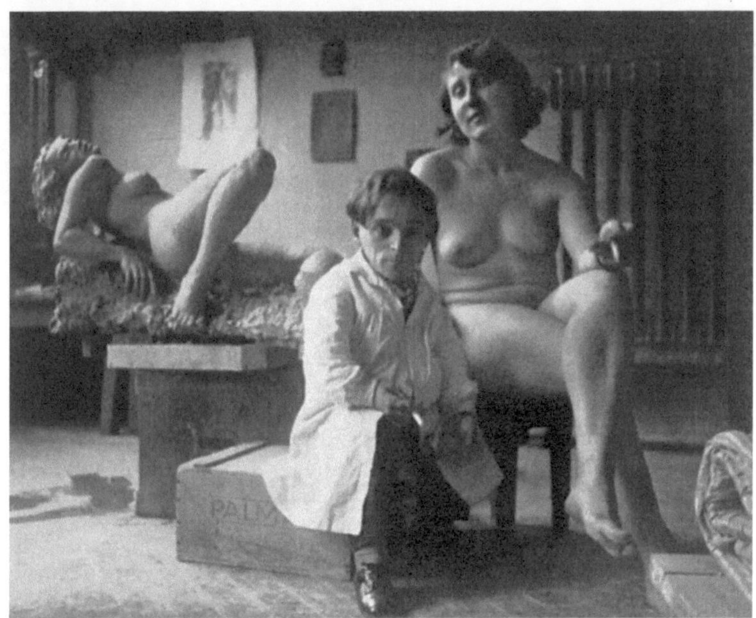

Abb. 9: Kleinwüchsigkeit als Stigma ist eindeutig – die Depression ist dagegen vieldeutig und immer zum Nachteil des leidenden Kranken. Emil Jensen in seinem Hamburger Atelier 1931/32, im Hintergrund das Tonmodell für «Erfüllung».

und niemand würde es für möglich halten: der verstorbene holländische Prinzgemahl Claus von Amsberg, J. P. Morgan, der reichste Mann Amerikas in den 1920er Jahren, der Schriftsteller Ernest M. Hemingway, die amerikanischen Präsidentenfrauen R. Carter und B. Bush oder erfolgsverwöhnte Spitzensportler, deren Karriere von einem zum anderen Tag abreißt. Umso erfreulicher ist es, dass sich viele dieser heute im Rampenlicht der Öffentlichkeit stehenden Menschen später zu ihrer Depression bekannt haben. Ein Zeichen der Hoffnung, dass es doch gelingen kann, dem Nimbus des Stigmas entgegenzutreten und durch das eigene Bekenntnis zur Versachlichung des Krankheitsgeschehens beizutragen.

Das Januskköpfige der Krankheit Depression macht es so schwer, sich ihr wohlwollend, trostgebend und einfühlsam zu nähern. Wo wir auch gedanklich oder emotional ansetzen, um diese Krankheit zu verstehen, verschließt sie sich der Annäherung durch die Pole der Nichtakzeptanz auf der einen und der konturlosen Bedrohung auf der anderen Seite.

Depression ist fremd und nur allzu bekannt, aber nicht vertraut. Sie ist mit einigen Millionen Kranken nahezu allgegenwärtig und doch weitgehend unverstanden – jeden kann sie treffen. Sie ist das anonymisierende kulturelle Abbild der Gegenwart ebenso wie die individuell als zermürbend empfundene Krankheit.

Nur wenn gesellschaftlicher Konsens besteht, die Depression als Krankheit, oft sogar als schwere Krankheit glaubhaft zu akzeptieren und nicht länger als Befindlichkeitsstörung zu negieren, können wir sie auch von ihrem Stigma der Fremdartigkeit, des Rätselhaften und der Verharmlosung befreien. Der Krebs der Seele unterscheidet sich in seiner Bedrohlichkeit nicht vom Krebs, der unsere Organe zerstört, aber ein sehr viel größeres Maß an Aufmerksamkeit in der medizinischen Forschung ebenso wie im öffentlichen Interesse erfährt.

Hätte das Krankheitsbild, das wir medizinisch eindeutig mit der Depression verbinden, einen anderen Namen, der in seiner Eindeutigkeit wie das Wort Karzinom keine verharmlosende Interpretation zulässt, so wäre das auf dem Kranken lastende Stigma sicher zu lindern – wie auch jedes Vorurteil nur durch den Gegenbeweis der Wissenschaft zu überwinden ist. So wie die Erde eine Kugel und keine Scheibe ist, so ist die Depression keine Laune, sondern eine Krankheit, die oft genug zum Tode führt – ihre Stigmatisierung hat daran einen wesentlichen Anteil.

Kränkung des Ich

Viele Menschen mit einer depressiven Erkrankung leiden nicht nur an dieser Erkrankung selbst, sondern zusätzlich daran, dass sie sich ihrer schämen, die Depression als persönliches Versagen erleben und negative Reaktionen ihrer Mitmenschen befürchten. Dieses Stigma einer psychiatrischen Diagnose veranlasst manche Hausärzte, die Depression gegenüber dem Patienten nicht beim Namen zu nennen oder auf Diagnosen wie chronisches Erschöpfungssyndrom, Burn-out-Syndrom oder Fibromyalgie auszuweichen, um den Patienten nicht «vor den Kopf zu stoßen». Warum können wir die Diagnose Zuckerkrankheit leichter akzeptieren als die Diagnose Depression?

Ein wichtiger Grund sind fehlendes Wissen und falsche Vorstellungen darüber, was eine Depression ist. Viele Menschen sehen sie nicht als «richtige Erkrankung» an. Die Depression wird mit gedrückter, depressiver Stimmung verwechselt, mit Stimmungsschwankungen, die

Teil der Höhen und Tiefen des gesunden, wenn auch nicht immer leichten Lebens sind und die mit Selbstdisziplin zu bekämpfen oder tapfer zu ertragen sind. Dies wird dann auch von dem depressiv erkrankten Menschen erwartet. Das Recht auf die Krankenrolle, verbunden mit dem Anspruch auf Mitgefühl und Hilfe, wird depressiv Erkrankten nicht so selbstverständlich zugesprochen. Hier liegt meist eine drastische Fehleinschätzung der Schwere einer depressiven Erkrankung vor.

Ein zweiter und tiefer gehender Grund ist jedoch nicht so leicht allein durch bessere Information zu erreichen. Die Störung bei der Depression liegt nicht in der Insulinproduktion in der Bauchspeicheldrüse wie bei der Zuckerkrankheit, sondern in der Störung von bestimmten Aktivitätsabläufen im Gehirn. Unser Gehirn hat in unserem Selbstverständnis eine besondere Bedeutung gewonnen. Während wir das Herz oder andere Körperteile problemlos transplantieren können, ist dies für das Gehirn nicht möglich. Dies liegt nicht nur an technischen Problemen, sondern auch daran, dass wir unser Ich, unsere Identität im Gehirn verorten. Wir können alle Körperteile austauschen, ohne unsere Identität zu verlieren, nur nicht das Gehirn. Im Gehirn laufen neuronale Prozesse ab, die nicht nur bedeutsam sind für ich-fernere Aspekte wie Bewegungsabläufe, sondern auch für die Stimmung, den Antrieb, das Denken und die Fähigkeit, Freude oder Hoffnung zu empfinden, für Bewusstsein und Selbstbewusstsein, also für Aspekte, die wir sehr eng mit einer Person oder unserer Identität verbinden. In der Depression sind nun gerade diese Hirnfunktionen beeinträchtigt. Dem Betroffenen wird mit der Diagnose Depression zugemutet zu akzeptieren, dass er zumindest in der Krankheitsphase seinen eigenen Gefühlen und Gedanken nicht mehr trauen kann. Bin ich es, der keinen Ausweg mehr sieht, der meint, große Schuld auf sich geladen zu haben, oder ist diese Sicht auf mich und meine Umwelt Folge der schwarzen Brille der Depression? Ist die depressive Episode abgeklungen, so stellt der Betroffene fest, dass er in der depressiven Episode vieles verzerrt wahrgenommen hat, sich mit Sorgen über scheinbar unlösbare Probleme gequält hat, die jetzt wieder Teil des täglichen Lebens geworden sind. Eine existenzielle Verunsicherung kann die Folge sein. Dies gilt auch für die Angehörigen und andere Außenstehende, die sich das völlig veränderte Verhalten des Erkrankten nicht erklären können. Unheimlich ist auch die Unvorhersehbarkeit. Im Alkoholrausch kommt es zwar auch zu Veränderungen verschiedener Hirnfunktionen, und wir erkennen uns selbst oder unseren betrunkenen Freund kaum mehr wieder. Hier wissen wir jedoch, dass der Alkohol die Ursache ist, und über die Trinkmenge können wir den Ablauf steuern. Das Stigma, das der Depression anhaftet, resultiert demnach aus dem Eindruck, dass hier die Kontrolle über das eigene Denken, Fühlen und Handeln, über das Ich verloren geht, und zwar in einer nicht vorhersehbaren und steuerbaren Weise. Urängste, sich selbst zu verlieren, werden berührt. Verstärkt wird dies noch dadurch, dass diese Urängste durch zahllose reißerische Romane und Filme gerne benutzt und bedient werden. Dieser Tendenz zur Dämonisierung psychiatrischer Erkrankungen ist eine geduldige und sachliche Aufklärung der Öffentlichkeit entgegenzusetzen. Stellt man die Depression auf ein naturwissenschaftliches Fundament, so verliert sie weitgehend das Dämonische, Geheimnisvolle und Verunsichernde und wird zu einer Erkrankung wie andere auch.

2.
Entstehungsmodelle

Wie entstehen Depressionen? Was sind die Ursachen? Umfragen haben ergeben, dass die meisten Menschen die Depression im Unterschied zu anderen Erkrankungen als «seelische» Erkrankung auffassen und in erster Linie an psychische Ursachen denken. «Was ist Schlimmes, Kränkendes, Trauriges vorgefallen? Womit kommt der Betroffene nicht zurecht, welche Situation belastet oder überlastet ihn? Welche vielleicht verdeckten Konflikte und Emotionen liegen der Depression zugrunde?» Dies sind die Fragen, die sich den Angehörigen, Freunden und oft auch dem Betroffenen selbst oft aufdrängen. Bei diesen Nachforschungen wird man denn auch so gut wie immer fündig. Welches Leben bietet bei einigem Nachdenken nicht ausreichend Material, was Misserfolge, Partnerschaftskonflikte, Verlusterlebnisse oder Stressfaktoren angeht. Würde ein Mensch behaupten, er habe überhaupt keine Probleme, so wäre wohl gerade dies besonders auffällig und verdächtig. An möglichen psychosozialen Erklärungen für das Auftreten einer Depression fehlt es nie. Da wir in unserem alltäglichen Leben die depressive Stimmung als natürliche Reaktion auf betrübliche Lebensereignisse kennen, ist diese Suche nach entsprechenden Erklärungen bei depressiven Erkrankungen völlig verständlich, und oft spielen die Lebensumstände auch tatsächlich als Krankheitsauslöser eine wichtige Rolle. Dies ist aber nicht immer der Fall. Manche Depressionen kommen tatsächlich aus einem heiteren, wolkenarmen Himmel, und oft lehrt der Krankheitsverlauf, dass das Kommen und Gehen der Depression eher einer inneren Gesetzmäßigkeit als äußeren Faktoren folgt. Bei einem meiner Patienten lassen sich die Grenzen eines ausschließlich psychosozialen Erklärungsansatzes der Depression besonders eindrücklich zeigen.

Herr Schmidt, ein gebildeter, körperlich gesunder, knapp 70-jähriger Patient, der lange Jahre bis zu seiner Rente im öffentlichen Dienst in leitender Position tätig gewesen war, wurde in unserer Klinik zur stationären Behandlung angemeldet. Telefonisch wurde vom einweisenden Arzt angekündigt, Herr Schmidt kippe seit zwei Jahren täglich zwischen Manie und Depression hin und her. An einem Tag sei er depressiv, am anderen manisch. Dies stieß bei mir und meinen Kollegen zunächst auf Skepsis, doch dann wurde der Patient auf der Depressionsstation aufgenommen: Am Aufnahmetag befand sich der Patient ganz offensichtlich in einem manischen Zustand. Er war voller Ideen und ungezügeltem Rededrang, bester Stimmung, wollte vor den Studenten eine eigene Vorlesung halten, entwickelte eigene Skalen zur Messung der Stimmungslage, verschenkte ein Playboyheft an das Pflegepersonal. Am nächsten Morgen war der Patient nicht wiederzuerkennen. Er kam kaum mehr aus dem Bett, er entschuldigte sich bei mir für sein Verhalten vom Vortag, war hoffnungslos, niedergedrückt und verzweifelt. Am nächsten Tag wiederum war er bestens gelaunt, fühlte sich «zum Bäume Ausreißen», war ungeduldig mit uns Ärzten. Der Patient berichtete, dass er vor zwei Jahren mit seiner Frau in den Urlaub gefahren sei und sich dort erstmals dieses Hin- und Herkippen zwischen Manie und Depression eingestellt habe. Seit dieser Zeit führe er ein Leben zwischen diesen Extremen. Mit eiserner Regelmäßigkeit komme es jede Nacht, in den frühen Morgenstunden, zum Umkippen von dem einen in den anderen Zustand. Wenn er einen Behördengang machen müsse, so prüfe er in seinem Kalender, ob das Datum auf einen depressiven oder manischen Tag falle. Sei es ein depressiver Tag, so verschiebe er den Termin um einen Tag, da er sich im depressiven Zustand zu nichts aufraffen könne. Dieses Schwanken zwischen den beiden Stimmungspolen sei eine große Qual für ihn und auch für seine Frau kaum mehr zu ertragen. In den dürren Worten der medizinischen Diagnose: Der Patient hatte eine bipolare affektive Erkrankung mit Ultra-Rapid-Cycling entwickelt, eine seltene, in der Psychiatrie jedoch durchaus bekannte Unterform der bipolaren affektiven Erkrankung. Häufiger sind Patienten mit Rapid-Cycling-Verlauf einer bipolaren affektiven Erkrankung. Bei diesen kommt es nicht alle 24 Stunden, jedoch viele Male im Jahr zu depressiven und manischen Krankheitsphasen. Auch hier kann das Umkippen innerhalb einer Nacht erfolgen.

Wir machten bei unserem Patienten einen medikamentösen Behandlungsversuch mit Valproinsäure, mit durchschlagendem Erfolg. Die Stimmungsumschwünge hörten erstmals seit zwei Jahren auf, und bereits nach zwei Wochen konnte Herr Schmidt nicht mehr sicher sagen, ob heute sein «manischer» oder sein «depressiver Tag» sei. Herr Schmidt konnte bald entlassen werden und kommt seit drei Jahren in größeren Abständen zur ambulanten Kontrolluntersuchung in unsere Klinik. Er hat zusammen mit seiner Frau sein aktives Leben ohne Depression und Manie, das er vor der Erkrankung geführt hatte, wieder aufgenommen. Bei Herrn Schmidt wäre die Suche nach möglichen psychosozialen Ursachen für die jeweiligen Stimmungsschwankungen wenig erfolgversprechend. Denkbar ist, dass vielleicht durch einen veränderten Schlaf-Wach-Rhythmus im Urlaub das Räderwerk des Lebens aus dem Takt gekommen und der Beginn der Erkrankung ausgelöst worden war. Nachvollziehbare psychische Reaktionen auf äußere Faktoren sind die jeweiligen Stimmungsausschläge jedenfalls nicht.

Einen weiteren Hinweis auf die neurobiologische Seite der Depression liefert der immer wieder überraschende Effekt des Schlafentzugs. Allein das Wachbleiben in der zweiten Nachthälfte führt dazu, dass derselbe Patient, den ich am Vorabend noch verzweifelt und hoffnungslos auf der Depressionsstation getroffen habe, mich am nächsten Morgen mit einem zuversichtlichen Blick und kräftiger Stimme begrüßt. Dies ist Folge der durch den Schlafentzug veränderten Botenstoffe im Gehirn. Schließlich sollte uns der wohlbekannte Effekt von Alkohol daran erinnern, wie stark wir in unserem Erleben und Verhalten von der Hirnfunktion abhängig sind, unabhängig von depressiogenen psychosozialen Belastungen.

Es geht darum, neurobiologische Erklärungsmodelle ebenso ernst zu nehmen wie psychologische oder psychosoziale.

Diese beiden Sichtweisen stehen nicht miteinander in Konkurrenz oder in einem Entweder-oder-Verhältnis, wie dies z. B. durch die früher übliche Einteilung in psychogene (neurotische) versus endogene Depressionen nahe gelegt wurde. Sie stehen vielmehr in einem komplementären Verhältnis zueinander, ähnlich den zwei Seiten einer Medaille (Abb. 10). Psychologie und Neurobiologie bieten sich ergänzende Sichtweisen auf den depressiv erkrankten Menschen.

Auf dieses Bild der Medaille mit zwei Seiten wird weiter unten in einem eigenen Abschnitt genauer eingegangen (siehe S. 95 f.). Wichtig ist hier zu wissen, dass immer auf beiden Seiten der Medaille nach Erklärungs- und Therapieansätzen gesucht werden kann. Entsprechend soll zunächst auf psychologische, dann auf neurobiologische Erklärungsansätze eingegangen werden.

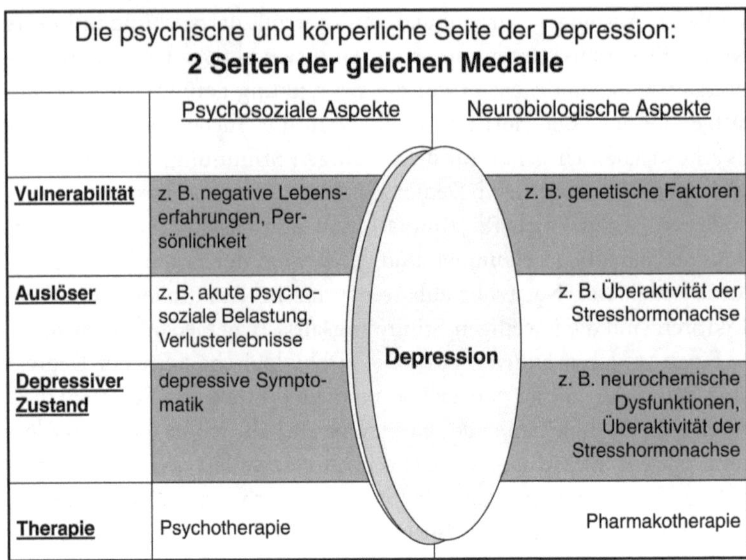

Abb. 10: Verhalten und psychosoziale Aspekte auf der einen und körperliche (neurobiologische) Aspekte auf der anderen Seite stehen in einem komplementären Verhältnis zueinander. Auf beiden Seiten kann nach Erklärungen für die Depression gesucht und auch therapeutisch eingegriffen werden.

Psychologische Ursachen von Depression

Die Psychologie beschäftigt sich mit dem menschlichen Erleben und Verhalten. Warum fühlen und denken wir in bestimmter Weise? Was sind Ursachen und Folgen unseres Verhaltens? Wie kommunizieren Individuen mit ihrer Umwelt und ihren Mitmenschen? Wie werden sie durch äußere Umstände beeinflusst? Welcher Art sind die Verknüpfungen und Wechselwirkungen mit körperlichen Prozessen? Dies sind Fragen, mit denen sich Psychologen befassen. Aber auch Laien ziehen häufig unwillkürlich «psychologische» Schlussfolgerungen. Wenn wir hören, jemand habe eine Depression, dann beginnen wir fast schon automatisch, nach Erklärungen Ausschau zu halten, die in der Biographie, dem Verhalten oder der Lebensweise des Einzelnen begründet sind. Bei ein und demselben «Fall» können die Erklärungen dabei ganz unterschiedlich aussehen.

«… die kommt aus ganz schwierigen Verhältnissen …»
«… sie hat einfach zu viel Stress …»
«… sie müsste eben mehr unter Leute gehen …»
«… der fehlt eine echte Aufgabe im Leben …»
«… ihr Mann geht sicher fremd …»
«… sie hat ja auch so große Sorgen wegen ihres Sohnes …»
«… ich glaube, sie hat Komplexe …»
«… ihre Mutter ist kürzlich gestorben …»

Fast jeder Mensch bildet sich rasch eine mehr oder weniger begründete «Meinung» über das «Warum». «Falsche Freunde» oder «falsches Leben» oder auch Schlagworte wie «Mobbing», «Arbeitslosigkeit» und «Drogen» werden oft genannt. Auch wenn diese Antworten manchmal ungenau, laienhaft und willkürlich erscheinen, so sind es doch Versuche für «psychologische» Erklärungsansätze über das Wesen der Depression.

Wer systematisch beginnt, nach wissenschaftlichen psychologischen Erklärungsmodellen von Depression zu suchen, wird überrascht sein von der großen Fülle an Theorien, die unterschiedliche psychologische «Schulen» entworfen haben. Im Gegensatz zu den laienhaften Erklärungen bemühen sie sich um eine detaillierte, schlüssige und möglichst überprüfbare Beschreibung der Ursachen. Allerdings finden sich in diesen Theorien sehr unterschiedliche Schwerpunktsetzungen. Manchmal scheinen sie gar im Widerspruch zueinander zu stehen.

- Während die einen vor allem Geschehnisse in der frühen Kindheit als entscheidend ansehen, betonen andere die gegenwärtigen Belastungen und Stress.
- Manche postulieren als Ursache einen Mangel an Liebe und Wertschätzung, während andere übermäßige Verwöhnung als möglichen Grund ansehen.
- Manche sehen die Wurzeln für Depression vor allem in der langfristigen Familiengeschichte und richten die Aufmerksamkeit auf die Vorfahren. Andere konzentrieren sich stärker auf gegenwärtige Beziehungen und sehen den Einzelnen nur als Symptomträger innerhalb eines insgesamt gestörten Familiensystems.
- Viele glauben, die Leistungsgesellschaft überfordere die Menschen und erzeuge die Depression, und sehen damit auch eine kulturelle Abhängigkeit. Andere heben vor allem die zunehmende Vereinzelung der Menschen hervor, die – anders als früher – nicht mehr in der Familie oder Dorfgemeinschaft zusammenleben, sondern stark auf sich allein gestellt sind.
- Während manche bei der Entstehung der Depression vor allem Ursachen im Individuum selbst sehen, betonen andere stärker die äußeren Umstände und die Rolle der Mitmenschen.

Bevor nun einzelne psychologische «Schulen» genauer vorgestellt werden, sei zunächst der historische Kontext skizziert, in dem die verschiedenen Modelle entstanden sind.

Die Entstehung psychologischer Erklärungsmodelle

Die Psychologie hat ihre Wurzeln in der Philosophie. Die Gespräche des Sokrates mit seinen Schülern zeigen viele Elemente psychotherapeutischen Arbeitens, und nicht zufällig gilt auch heute noch die Technik des «sokratischen Dialogs» innerhalb mancher Therapierichtungen als wegweisend. Sokrates stellte seinen Gesprächspartnern scheinbar einfache Fragen. Was ist gut, was schlecht? Was ist Tapferkeit, was Tugend? Durch seine Fragen zwang er den Dialogpartner, selbst nachzudenken und sich intensiv damit zu befassen, anstatt ihnen die richtigen Antworten zu präsentieren. Oft trieb er durch sein systematisches Weiterfragen das Gegenüber in logische Widersprüche und Ratlosigkeit (Aporie). Diese Ratlosigkeit sah er jedoch als Voraussetzung für Neuorientierung und Erkenntnis. Heutige Psychologen würden sagen, Sokrates erzeugte beim Gesprächspartner «kognitive Dissonanz», und da es ein Grundbedürfnis des Menschen ist, ein für ihn selbst stimmiges Bild der Welt zu haben, zwingt Sokrates so die anderen zum Nachdenken, Umdenken und zu Veränderung. Ähnliches tun heute auch Psychotherapeuten. Allerdings ging es Sokrates bei seinen Bemühungen weniger um die «psychische Gesundheit» seiner Gesprächspartner als vielmehr um Erkenntnis, Tugend und Weisheit.

So selbstverständlich es heutzutage erscheint, Umgebungsfaktoren und innere psychische Faktoren bei der Entstehung von psychischen Krankheiten mit in Betracht zu ziehen, so vergleichsweise jung ist diese Sicht. Zwar gab es bereits in der Antike vereinzelt Gelehrte, die darauf hinwiesen, dass Störungen des Verhaltens und Erlebens psychische Ursachen haben könnten. Lange war jedoch die vorherrschende Meinung, dass seelische Symptome von körperlichen Ursachen herrühren (siehe auch S. 101 ff.). Eine eigenständige psychogene Krankheitslehre wurde erst viel später entwickelt. Wegweisend dafür war im 19. Jahrhundert die Beobachtung des französischen Psychiaters und Neurologen Jean Martin Charcot (1825–1893), dass Patienten mit «hysterischen» Krampfanfällen, die äußerlich epileptischen Anfällen sehr ähnlich waren, mittels Hypnose behandelt werden konnten. Unter «hysterischen Erkrankungen» verstand man zumeist körperliche Beschwerden ohne ausreichende körperliche Erklärungsgrundlage. Die hysterischen Anfälle waren z. B. im Gegensatz zu epileptischen Anfällen nicht durch eigenständig ablaufende Stromentladungen im Gehirn verursacht. Charcot stellte darüber hinaus fest, dass es möglich war, hysterische Anfälle auch bei «Gesunden» durch Hypnose hervorzurufen. Damit war deutlich geworden und bewiesen, dass es Symptome gibt, die durch psychische Ursachen herbeigeführt werden und mit psychischen Mitteln behandelt werden können. Als Ursache für hysterische Symptome wurden vor allem traumatisierende Erfahrungen angesehen. Der Wiener Arzt Josef Breuer (1842–1925) entwickelte bei der Behandlung einer seiner Patientinnen (Anna O.), die auf Hypnose allein nicht ansprach, die «Redekur». Dabei spricht der Patient sich «seine Sorgen von der Seele», ohne vom Gegenüber unterbrochen zu werden. Breuer formulierte damit die «kathartische Methode» zur Behandlung hysterischer Störungen. Die Grundidee hierbei besteht darin, dass die Freisetzung von Emotionen, die mit früheren traumatischen Erfahrungen verbunden sind, heilende Wirkung auf die Symptome hat. Breuers Schüler, der Neurologe Sigmund Freud (1856–1939), entwickelte diesen Ansatz weiter. Er war der Begründer der Psychoanalyse, und seine Veröffentlichungen waren Meilensteine bei der Entstehung der Psychotherapie. Er vertrat die Ansicht, dass weniger traumatische Erfahrungen als vielmehr auf die Kindheit zurückzuführende unbewusste innere Konflikte entscheidend für die Entstehung psychischer Störungen sind. Nach seinen Theorien wird das menschliche Verhalten entscheidend durch sexuelle Kräfte bestimmt. Mit seinen Ansichten löste Freud zunächst helle Entrüstungsstürme innerhalb der Fachwelt aus und hatte anfangs kaum Mitstreiter. Dennoch gewann die Psychoanalyse nach und nach in Europa und den USA zunehmend an Einfluss und dominierte jahrezehntelang die psychotherapeutische Sichtweise psychischer Störungen. Durch Kollegen und Schüler Freuds erfuhr die Psychoanalyse bis in die heutige Zeit viele Weiterentwicklungen und teilte sich teilweise in neue eigenständige Richtungen auf (z. B. Ich-Psychologie, Objektbeziehungstheorie, Selbstpsychologie). All diesen Ansätzen ist gemeinsam, dass der Dynamik unbewusster psychischer Kräfte eine entscheidende Rolle für das Fühlen, Denken und Verhalten von Menschen zugesprochen wird. Daher spricht man auch vom psychodynamischen Modell.

Seit Anfang des 20. Jahrhunderts richtete eine Reihe von Wissenschaftlern den Fokus anstatt auf innere unbewusste Prozesse verstärkt auf beobachtbare Verhaltensweisen (behavior = Verhalten; daher spricht man von Behaviorismus). In Anlehnung an Tierexperimente ging man davon aus, dass Verhalten (auch «gestörtes» Verhalten) im Wesentlichen erlernt ist, und man untersuchte die Gesetzmäßigkeiten der Lernprozesse. Komplexe lerntheoretische Modelle wurden formuliert und bildeten die Grundlage für die spätere Verhaltenstherapie. Dabei war der Grundgedanke, dass durch entsprechende Übungen funktionaleres (und damit gesünderes) Verhalten trainiert werden kann und ungünstige Gewohnheiten abgebaut werden können. Damit erzielte man beispielsweise bei der Behandlung von Angsterkrankungen große Erfolge. Am lerntheoretischen Modell wurde jedoch auch vielfach Kritik geübt. Den Behavioristen wurde eine mechanistische Reduktion von Menschen auf «Lernautomaten» vorgeworfen. Die Beobachtung, dass vor allem innere Einstellungen und Überzeugungen entscheidenden Einfluss darauf haben, wie Menschen die Welt wahrnehmen und auf welche Lösungen sie bei Problemen zurückgreifen, brachte in der zweiten Hälfte des 20. Jahrhunderts die «kognitive Wende». Es kam zu einer Weiterentwicklung lerntheoretischer Modelle unter stärkerer Berücksichtigung der intelligenten Natur des Menschen und seiner kognitiven Fähigkeiten (Denken, Erinnern, Planen etc.). Nach und nach entwickelte sich das kognitive Modell zu einem eigenständigen Erklärungsansatz, der vor allem die Verhaltenstherapie um wesentliche Aspekte bereicherte. Während die Psychotherapie in ihren Anfängen relativ allgemein und störungsunspezifisch bei der Behandlung «neurotischer» Menschen zum Einsatz kam, wurden in den vergangenen Jahrzehnten präzise Therapietechniken für einzelne Erkrankungsbilder entwickelt. Vor allem innerhalb der kognitiven Verhaltenstherapie liegen inzwischen genau beschriebene und wissenschaftlich untersuchte Verfahren z. B. für die Behandlung von Angststörungen, Depressionen, Zwangserkrankungen, Borderline-Persönlichkeitsstörungen, Suchterkrankungen oder Essstörungen vor.

Neben psychodynamischen Therapien und kognitiver Verhaltenstherapie wurde im Laufe des 20. Jahrhunderts eine fast unüberschaubare Vielzahl weiterer Therapierichtungen entwickelt. Besonders sind hier die humanistischen Verfahren (z. B. Gesprächspsychotherapie, Gestalttherapie) sowie die verschiedenen Formen systemischer Therapien zu nennen. Die Beschreibung all der Verästelungen psychotherapeutischer Ansätze würde bei weitem den Rahmen dieses Buches sprengen. Viele interessante Ideen und Interventionen wurden ausgearbeitet und im klinischen Alltag eingesetzt. Was allerdings bei all diesen Verfahren bis heute aussteht, ist eine wissenschaftliche Überprüfung, inwieweit sie tatsächlich einen wichtigen Beitrag zur Behandlung bestimmter psychischer Erkrankungen leisten können. Bei Depression konnten bisher nur die kognitive Verhaltenstherapie, die Interpersonelle Therapie und zum Teil die tiefenpsychologisch fundierte Psychotherapie ihre Wirksamkeit belegen. Dies besagt allerdings nicht unbedingt, dass die anderen Verfahren nicht hilfreich wären. Derzeit gibt es aber noch nicht ausreichend Untersuchungen, die Aufschluss darüber geben könnten, ob sie wirklich erfolgversprechend sind. Bei der heutigen psychotherapeutischen Versorgung in Deutschland spielen psychodynamische und verhaltenstherapeutisch-kognitive Ansätze eine herausragende Rolle, denn nur diese Verfahren werden von den Krankenkassen bezahlt. Sofern es anderen Verfahren gelingt, sich in qualitativ hochwertigen Studien zu bewähren, bestehen gute Chancen, dass auch sie zukünftig von den Krankenkassen erstattet werden.

Um nun zentrale Inhalte des psychodynamischen, verhaltenstheoretischen und kognitiven Modells näher zu erläutern, sei zunächst die Fallgeschichte des Hans P. erzählt. Anschließend soll die Entstehung seiner Depression jeweils durch die «Brille» der verschiedenen Denkschulen betrachtet werden.

Die Geschichte von Hans P.

Auf Vermittlung seines Hausarztes stellt sich Hans P., ein 33-jähriger Informatiker, bei mir vor. Er sitzt mir angespannt und unsicher gegenüber und weiß nicht, wo er beginnen soll. Er vermeidet es, mich direkt anzusehen; es ist eher, als spreche er zu sich selbst. Mit leiser, belegter Stimme erzählt er schließlich seine Geschichte.

Die letzten sechs Wochen waren für Hans P. eine Tortur. Nichts schien für ihn wie vorher. Anfangs litt er vor allem unter Schlafstörungen. Ab vier Uhr morgens lag er wach und versuchte vergeblich, wieder in den Schlaf zu finden. Das Aufstehen war dann eine einzige Qual. Er fühlte sich unter extremer Anspannung und hatte Angst, den Tag nicht überstehen zu können. Seine Schuldgefühle und die Scham über seinen miserablen Zustand machten ihn zunehmend menschenscheu. Er empfand sich als Zumutung. Gegenüber Kollegen versuchte er, seinen Zustand so gut wie möglich zu verbergen, was ihm aber kaum gelang. Er fühlte sich ausgeschlossen und unfähig, am Gespräch teilzunehmen.

Mehr und mehr zog er sich zurück und litt doch unter seiner wachsenden Einsamkeit. Seine Selbstzweifel und Anspannung waren manchmal so groß, dass er Angst hatte, verrückt zu werden. Jede Kleinigkeit wurde für ihn zu einer schier übermächtigen Bedrohung. Alltägliche Dinge wie Einkaufen, Bankangelegenheiten oder Hausarbeit erschienen ihm fast unlösbar. Seine Hobbys (Lesen, Fahrradfahren, Computerspiele und Schach) lagen brach. In seiner freien Zeit fühlte er sich dafür zu angespannt und wusste nichts mit sich anzufangen. Noch schleppte er sich in die Arbeit aus Angst vor seinem Chef und den Kollegen, denn er fürchtete um seinen Job. Er fühlte sich ständig unter Druck, und alles strengte ihn an. In der Arbeit versuchte er «weiter zu funktionieren», konnte sich aber kaum auf seine Aufgaben konzentrieren. Vor kurzem hatte er ein neues Projekt übernommen, mit dem er nicht zurechtkam. Sein Chef hatte ihn bereits zweimal in einer Teamsitzung aufgefordert, nun «mal ein bisschen Tempo zu machen, damit das Projekt vorankommt». Früher hätte ihm eine derartige Aufgabe keine Probleme bereitet. Im gegenwärtigen Zustand wuchs ihm aber alles über den Kopf. Oft versank er in unproduktiven Grüblereien und machte sich heftigste Selbstvorwürfe. Alles erschien ihm sinnlos und hoffnungslos. Er war völlig ratlos und hatte große Zukunftsängste. Mitunter war er so verzweifelt, dass er an Suizid dachte. Schließlich wandte er sich an den Hausarzt, der eine körperliche Ursache für seine Beschwerden ausschloss.

Hans P. ist der ältere von zwei Söhnen und stammt aus einer sehr leistungsorientierten Familie. Der Vater ist selbstständiger Versicherungsmakler und hat immer viel gearbeitet. Herr P. berichtet, er sei streng, dominant und cholerisch gewesen und habe ihn bei Fehlverhalten angebrüllt und ausgelacht. Soweit er zurückdenken kann, hat er sich von ihm unter Druck gesetzt gefühlt, damit «etwas aus ihm wird». Der Kontakt zu seiner Mutter sei dagegen immer «sehr gut und eng» gewesen. Sie wird als «gefühlsbetont und zärtlich, aber auch ängstlich» beschrieben. Er schildert sie als eine kränkliche Person, die auf ihn bereits als Kind oft traurig und unglücklich gewirkt habe. Damals habe er das Gefühl gehabt, seine Mutter beschützen zu müssen. Das Verhältnis zum Bruder sei früher von starker Konkurrenz geprägt gewesen. Heute besteht zu ihm kaum Kontakt. Das Verhältnis zu seinen Eltern bezeichnet er heute als «normal»; er besuche sie alle 14 Tage. Seine Mutter mache sich aber in den vergangenen Wochen zunehmend Sorgen um ihn, rufe täglich an und komme häufig vorbei, um Ordnung zu machen und für ihn einzukaufen. Er spüre, wie sehr sein Zustand seine Mutter belaste, und habe ihr gegenüber Schuldgefühle. Er könne ihren «betrübten Blick» nicht ertragen und schäme sich, vor ihr so hilflos zu sein.

Herr P. berichtet keine Besonderheiten in der frühkindlichen Entwicklung. Er wurde mit sechs Jahren eingeschult, später besuchte er das Gymnasium. Nach dem Abitur folgte zunächst der Wehrdienst, anschließend ein Informatikstudium, das Herr P. mit 26 Jahren abschloss. Danach erhielt er eine Stelle bei seinem heutigen Arbeitgeber, einem Elektronikkonzern. In den vergangenen Jahren stieg er dort bis zum Projektleiter auf. Er gilt als disziplinierter, leistungsstarker Mitarbeiter und wird für diese Eigenschaften geschätzt. Privat ist er ein zurückgezogener und eher ernster Mensch. Er hat immer nur wenige enge Freunde gehabt. Gleichzeitig betonen andere seine große Hilfsbereitschaft, wenn sie etwas von ihm brauchen.

Sein Leben habe er immer gut im Griff gehabt. Er sei insgesamt «ganz zufrieden» gewesen und verstehe nicht, was nun mit ihm los ist. Es sei das erste Mal, dass er unter Depressionen leide. Eher beiläufig erwähnt er, dass ihn seine Freundin (29 Jahre) nach vierjähriger Beziehung vor drei Monaten verlassen habe. Er räumt ein, dass die Trennung ihn schmerze. Die Depression habe jedoch erst einige Wochen nach der Trennung begonnen, sodass er nicht wisse, ob wirklich ein Zusammenhang bestehe. Die Freundin habe ihn verlassen, ohne dass aus seiner Sicht etwas Besonderes vorgefallen sei. Sie sei der Meinung gewesen, sie hätten sich auseinander gelebt und es gäbe keine Zukunftsperspektive mehr. Er habe die Trennung nicht verstanden. In den ersten Jahren ihrer Beziehung sei es ihr beruflich und körperlich (Migräneanfälle) oft schlecht gegangen. Er sei damals immer für sie da gewesen. Dass sie nun einfach gegangen sei, empfinde er als «Riesenenttäuschung»; er fühle sich von ihr «verraten». Trotzdem hoffe er weiterhin, dass sie zu ihm zurückkehre, denn sie sei die «Frau seines Lebens».

Psychodynamisches Modell

Was der beschriebene Patient heute als Depression erlebt, ist nach dem psychodynamischen Modell weitestgehend das Resultat unbewusster psychischer Prozesse, die bis in die ersten Lebensjahre zurückreichen. Im Menschen gibt es einen Widerstreit zwischen dem Wunsch nach Trieb- und Lustbefriedigung auf der einen und Geboten und Verboten auf der anderen Seite. Während (vor allem sexuelle) Triebe und die damit verbundene Lebensenergie (Freud spricht vom «Es») angeboren sind, macht sich der Mensch Gebote und Regeln erst in der Beziehung zu den Eltern zu Eigen. In den ersten Lebensjahren ist der Mensch voll und ganz abhängig von der Zuwendung seiner Eltern. Er entwickelt in Abhängigkeit von ihren Erwartungen und den konkreten Erfahrungen mit ihnen ein inneres Regelwerk, das Freud «Über-Ich» nannte. Dazu gehören das «Gewissen» und ein «Ich-Ideal». Je strenger und distanzierter die Eltern, desto ausgeprägter ist diese innere Kontrollinstanz. Das «Ich» (der bewusste Teil des Menschen) hat nun die schwierige Aufgabe, zwischen den triebhaften Impulsen und Wünschen des «Es» auf der einen Seite und der Realität bzw. den Regeln des «Über-Ich» auf der anderen Seite zu vermitteln und Kompromisse zu ermöglichen. Wenn diese Diskrepanz zwischen beiden sehr stark ist, besteht eine Lösung zur Entschärfung dieses Konflikts darin, manche Bedürfnisse und Impulse gar nicht erst zu spüren. Schon früh in der Entwicklung klammern Kinder bestimmte Wahrnehmungen (v. a. lustbetonte oder aggressive Wünsche und Bedürfnisse) aus dem bewussten Erleben aus, wenn diese die Zuwendung der wichtigsten Bezugspersonen (primäre Objekte) gefährden könnten. Sie tun dies mit Hilfe von «Abwehrmechanismen», um die Konflikte zwischen den Bedürfnissen des Es und den Anforderungen der Realität bzw. des Über-Ich leichter ertragen zu können. Dadurch können Schmerz und übermäßige Spannung vermieden werden. Der bekannteste Abwehrmechanismus ist die «Verdrängung». Dass viele Prozesse unbewusst ablaufen, hat also letztlich eine Schutzfunktion für das Individuum.

Der oben geschilderte Patient Hans P. kann sich nicht an Auffälligkeiten in der frühkindlichen Entwicklung erinnern. Dies ist normal und ein typischer Verdrängungsmechanismus. Die Ursache dafür, dass er in der gegenwärtigen Verlustsituation depressiv reagiert, liegt dennoch in frühen Entwicklungsphasen begründet. Es gab Defizite in der Beziehung zu den damals wichtigsten Personen. Wahrscheinlich hat er in seinen ersten Lebensjahren die Zuwendung und Wertschätzung seiner Eltern nicht als bedingungslos, sondern immer als gefährdet erlebt. Die nachträglich idealisierte Mutter, die mit dem kleinen Bruder geteilt werden musste, wurde wahrscheinlich sehr ambivalent wahrgenommen. Zwar war sie die wichtigste Person und konnte liebevoll sein. Auf der anderen Seite war diese Zuwendung auch bedroht durch häufige Krankheit und Traurigkeit. Die Angst, ihre Liebe zu verlieren, war groß. Um sie zu schonen, war es wichtig, wenig kindlich anarchische Bedürfnisse zu äußern bzw. sie gar nicht zu spüren. P. wurde ein sehr braver Junge, der keinen Ärger machte, was auf der anderen Seite heißt, dass triebhafte oder auch aggressive Wünsche schon sehr früh abgewehrt wurden. Der Vater zeigte kaum emotionale Nähe oder Interesse, und es kann vermutet werden, dass er als weitgehend «abwesend» erlebt wurde. Seine Zuwendung hing ausschließlich von Wohlverhalten ab. Der Patient verstand es bereits als Kind, Leistung zu zeigen. In dem Maße, wie er sich als tüchtig erwies, erhielt er die Anerkennung des Vaters.

Diese Beziehungserfahrungen des Säuglings und Kleinkinds zu Mutter und Vater sind sehr wichtig dafür, wie sich die psychodynamischen Kräfte innerhalb der Person integrieren. Sie bestimmen, welche Ansprüche die Person zukünftig an sich selbst stellt, wie gut sie eigene Bedürfnisse spüren und ausdrücken kann und wie sich ihr Selbstwertgefühl entwickelt. Diese Dynamik verhinderte bei Herrn P. die Entwicklung einer flexiblen Selbstregulation. Er spürt viele seiner Wünsche und Bedürfnisse gar nicht oder nur mit schlechtem Gewissen. Er fühlt sich unfrei und unzufrieden. Sein Selbstwertgefühl war und ist labil und schnell zu erschüttern. Er hat extrem hohe Ansprüche an sich selbst und versucht über Leistung Anerkennung und Wertschätzung zu erhalten, ohne je für längere Zeit echte Zufriedenheit zu spüren. Er erreicht damit immer nur kurzfristige Kompensationen und muss eigene Wünsche und Phantasien abwehren. Sein stets gefährdetes Selbstwertgefühl ist stark abhängig von der Zuneigung anderer Menschen, und er erreicht zumindest vorübergehende Stabilität durch aufopfernde Beziehungen zu anderen. Allerdings sind Schwankungen in der Wertschätzung und Loyalität der anderen für ihn sehr bedrohlich. Früher hatte ihm die Anpassung an die Erwartungen der Eltern Zuwendung gesichert. Heute, als erwachsener Mensch, ist er weiterhin in diesem Muster gefangen, das in der Kindheit seinen Ursprung hat. Für seine Freundin hat er «jahrelang alles getan» und ihr die Schonung zukommen lassen, die er als Kind seiner Mutter zuteil werden ließ. Für unseren Patienten besteht zwar heute bei Verlust der Zuwendung eines nahen Menschen keine reale «Gefahr» mehr, denn er ist autonom, verdient Geld, bewohnt seine eigene Wohnung. Dennoch laufen viele unbewusste psychische Prozesse in ihm weiterhin so ab, als befände er sich nach wie vor in der Situation des Kleinkinds, das von den primären Bezugspersonen abhängig ist. Daher erlebt er den Verlust der

Freundin oder auch das gegenwärtige Scheitern in der Arbeit als über die Maßen bedrohlich und entwertend.

In dieser Verlustsituation brechen viele Stützen weg, die ihn sonst stabilisieren konnten, und es kommt zu einem Rückzug, einer «Regression» mit Trauergefühlen, Antriebsverlust und Ich-Hemmung. Das ist zunächst eine «normale» Reaktion. Wir trauern um den Teil des anderen Menschen in uns. Wenn uns jemand gleichgültig war, ist Trauer nicht möglich. Identifikation ist Voraussetzung für Trauer, und diese hilft, den Verlust ein Stück weit rückgängig zu machen. Solange es bei einer einfachen Trauer bleibt, ist dieser Prozess «adaptiv» und gesund. Es ist ein vorübergehender Zustand, der letztlich hilft, sich vom anderen lösen zu können. Bei Herrn P. kommt es jedoch zu einer längerfristigen «Introjektion des verlorenen Objekts» (der Freundin). Introjektion meint die Aufnahme von bestimmten Teilen des Verhaltens, spezifischen Merkmalen oder Anschauungen einer anderen Person in die eigene Persönlichkeit. Das heißt, die Identität von Herrn P. verschmilzt so stark mit der «verlorenen» Freundin, dass er beginnt, alle Gefühle, die er eigentlich ihr gegenüber hat, nun auch in Bezug auf die eigene Person zu spüren. Sind die Gefühle dem verlorenen Menschen gegenüber ambivalent und gibt es auch Aspekte von Wut und Aggression (wie dies hier der Fall sein dürfte), so ist die Folge, dass die betroffene Person autoaggressive Züge entwickelt. In diesem Sinne hat Depression oft etwas mit der Wendung der Aggression gegen die eigene Person zu tun. Dabei ist es allerdings möglich, dass sich Herr P. der aggressiven Gefühle seiner Freundin oder seinem Chef gegenüber gar nicht bewusst ist. Die Folge sind die typischen Symptome der Depression: Schuldgefühle, innere Lähmung, reduziertes Selbstwertgefühl, Suizidgedanken.

Anliegen einer psychodynamischen Therapie wäre es, den Patienten aus seinem neurotischen Muster zu befreien, indem seine augenblicklichen Probleme in den Kontext früherer Lebenserfahrungen gestellt werden. Die Therapie sollte ihm neue Beziehungserfahrungen ermöglichen und einen Trauerprozess einleiten, der die Ablösung von der Freundin erleichtert.

Lerntheoretischer Erklärungsansatz

Diese Theorie postuliert, dass positives wie auch gestörtes Verhalten erlernt sind. Auch Gedanken und Gefühle sind weitestgehend Produkte von Lernprozessen. Durch viele Experimente an Tieren und Menschen konnte man verschiedene Gesetzmäßigkeiten des Lernens untersuchen. Besondere Relevanz haben dabei vorausgehende Bedingungen (Stimuli oder Reize) sowie die Konsequenzen (Lob oder Verstärkungen) des Verhaltens. Am bekanntesten wurden die Experimente des russischen Arztes Iwan Petrowitsch Pawlow (1849–1936) und des amerikanischen Psychologen Burrhus Frederic Skinner (1904–1990).

Berühmt wurde Pawlow durch seine Experimente mit Hunden. Gibt man einem Hund Futter, so produziert der Hund unwillkürlich Speichel. Verbindet man die Gabe mit einem akustischen oder optischen Signal, so reicht nach einigen Versuchen allein das Signal aus, um die Produktion des Speichels auszulösen («Pawlow-Reflex»). Ein ursprünglich neutraler Reiz wurde so zu einem Auslöser für eine unwillkürliche Reaktion. Damit zeigte sich, dass es möglich ist, bestimmte neue Reiz-Reaktions-Verbindungen zu «konditionieren». Einige Reiz-Reaktions-Verknüpfungen sind angeboren (wie z. B. Speichelfluss bei Nahrungsaufnahme). Die meisten werden im Laufe des Lebens neu gebildet, sprich: gelernt. Ein einfaches Beispiel für eine erlernte Verknüpfung zwischen Bedingungen und Reizen beschreibt das Sprichwort «gebranntes Kind scheut das Feuer». Schmerz löst eine angeborene Reaktion bei Lebewesen aus: ein Flucht- oder Vermeidungsverhalten in Verbindung mit Angst. Wenn ein Kind sich am Feuer heftig die Finger verbrennt, dann kann es passieren, dass dem Feuer zukünftig die gleiche Reaktion entgegengebracht wie dem Schmerzreiz selbst. «Das Kind scheut das Feuer.» Es wird mit Furcht erlebt und als Gefahr wahrgenommen (Erhöhung der Herzfrequenz und Atemfrequenz; Vorbereitung von Fluchtverhalten). Dies kann so weit gehen, dass selbst ein Bilderbuch, in dem Feuer abgebildet ist, Angst auslöst bzw. die bloße Vorstellung von Feuer dazu führt. Zukünftig wird Feuer vermieden werden, es sei denn, es kommt zu «korrigierenden» Erfahrungen.

Neben der Abhängigkeit von auslösenden Bedingungen ist Verhalten auf der anderen Seite aber auch stark belohnungsgesteuert. Folgt kurz nach einem Verhalten eine belohnende Reaktion (Verstärkung), dann wird das gezeigte Verhalten in Zukunft öfter auftreten. Skinner zeigte dies vor allem durch seine Experimente mit Tauben und Ratten, die mit Futter belohnt wurden. Folgt dagegen keine oder eine negative Reaktion, wird das Verhalten also nicht «verstärkt», sinkt in der Folge die Auftretenswahrscheinlichkeit dieses Verhaltens. Durch schrittweise Verstärkung schaffte Skinner es, seinen Tauben auch sehr komplexe

Verhaltensreaktionen anzutrainieren. So lernten Tauben mittels eines entsprechenden Trainings rasch, dass sie genau ins Zentrum einer Zielscheibe picken mussten, um Futter zu erhalten. Viele Behavoristen waren damals der Ansicht, dass auch beim Menschen die meisten Verhaltensweisen durch eine Vielzahl von Reiz-Reaktions-Verknüpfungen und Verstärkungen gelernt werden. Der Mensch kommt als eine «Tabula rasa» zur Welt. Erst die Umwelteinflüsse und die Erziehung machen ihn zu dem, was er ist. Seine Persönlichkeit, seine Fähigkeiten und seine gestörten Verhaltensweisen sind Produkte von Lernprozessen. Auch wenn diese Position heute von den meisten Verhaltenstherapeuten nicht mehr so radikal vertreten wird, sondern biologisch-genetischen, sozialen und kognitiven Aspekten ebenso ein wichtiger Stellenwert bei der Genese psychischer Störungen eingeräumt wird, stehen Lernprozesse weiterhin im Zentrum ihres Interesses. Verstärker kann dabei alles sein, was für das Individuum Attraktivität besitzt: Zuwendung, Zärtlichkeit, Nähe, Sexualität, Nahrungs- und Genussmittel, Besitz, Geld usw. Belohnungen für neues erwünschtes Verhalten müssen nur anfangs kontinuierlich und unmittelbar im zeitlichen Zusammenhang mit dem Verhalten auftreten. Später reichen gelegentliche Verstärkungen. Ist ein Verhalten vollständig erlernt, so hat es oft auch selbstverstärkenden Charakter. Anfangs muss man ein Kind beim Lesenlernen belohnen. Nachdem es lesen gelernt hat, ist der Vorgang des Lesens selbst belohnend.

Menschen brauchen während ihres ganzen Lebens immer wieder Verstärkungen und Resonanz, um sich an verändernde Lebenssituationen anpassen zu können.

Verhaltenstherapeuten sehen die Entstehung von Depressionen in einem engen Zusammenhang mit einem Mangel an positiver Verstärkung und mit dem zunehmenden Erleben von negativen Konsequenzen durch spezielle Umweltbedingungen (z. B. Stress durch Arbeitsüberlastung oder Leere und Langeweile nach dem Eintritt von Arbeitslosigkeit). Im «gesunden» Zustand findet fortlaufend Verstärkung durch unterschiedlichste Aktivitäten, Umstände und Menschen statt, und der Einzelne ist in der Regel in der Lage, Verhalten zu zeigen, das von seiner Umwelt positiv verstärkt wird. Herr P. unternahm viel mit seiner Freundin. Gemeinsame Aktivitäten und Sexualität spielten eine wichtige Rolle Die beiden ergänzten sich sehr gut; er kümmerte sich um sie und übernahm lange Zeit die Helferrolle und erfuhr dafür Dankbarkeit. Herr P. fühlte sich gut, und das lag zu einem Großteil an der «verstärkenden» Beziehung zu seiner Freundin. Der Verlust an positiven sozialen Erfahrungen ist besonders relevant für die Entstehung von Depression. Herr P. erfuhr nach der Trennung kaum mehr Zuwendung und Lob von anderen. Stattdessen hat er sich zunehmend zurückgezogen, hat seine Hobbys aufgegeben und wurde passiv. Darüber hinaus sind die beruflichen Verstärker, die für ihn sehr wichtig waren, weggefallen. Während sonst die Arbeit eine der Hauptquellen für Bestätigung war, gibt es hier nun Probleme, mit denen er schlecht zurechtkommt. Statt Anerkennung und Wertschätzung begegnen ihm hier jetzt Kritik und «Strafe». In allen relevanten Lebensbereichen – Beziehungen, Freizeit, Arbeit – ist es somit zu einem massiven Verstärkerverlust gekommen.

Warum zieht sich Herr P. zurück und versucht nicht, aktiver den Verlust der Freundin auszugleichen? Das depressive Verhalten wird von Verhaltenspsychologen funktional gesehen. Sein Verhalten ist ein (letztlich unzureichender) Versuch, vermehrte Zuwendung anderer zu erreichen. Seine Niedergeschlagenheit und Verzweiflung sind für andere ein Signal, sich stärker um ihn zu kümmern. Depressives Verhalten führt also kurzfristig zu einer Aufmerksamkeitszuwendung durch die anderen. Seine Mutter macht sich große Sorgen und besucht ihn nun oft. Auch der Exfreundin signalisiert er in langen Telefonaten, wie schlecht es ihm gehe. Sein depressives Verhalten wird also zumindest partiell belohnt, und diese soziale Zuwendung trägt somit letztlich zur Aufrechterhaltung der Störung bei (denn ein belohntes Verhalten wird – wie gesehen – zukünftig öfter gezeigt!). Langfristig kommt es jedoch dazu, dass sich die Mitmenschen stärker zurückziehen. Die Freundin bittet ihn, nicht mehr anzurufen, weil sie sich hilflos fühlt und sein Klagen nicht erträgt. Die Kollegen finden ihn seltsam und beginnen, ihn zu meiden. Das Verhalten von depressiven Menschen, die meist niedergeschlagen, zurückgezogen und leidend wirken, hat seinerseits auf die Dauer keine verstärkende Funktion für die Mitmenschen, sondern ist unangenehm und lästig. Die anderen beginnen daher auf Distanz zu gehen. Dies führt jedoch zu einem weiteren chronischen Verstärkerentzug und damit zu einer Stabilisierung des depressiven Zustands. In dem Ausmaß, wie er sich weiter zurückzieht, wird er noch weniger aktiv, erfährt noch weniger Belohnungen und Verstärkungen in seinem Leben und versinkt tiefer in Depression. Wenn er sich – als nächste Stufe – krankschreiben lassen würde, hätte das vermutlich eine zusätzlich symptomverstärkende Folge, weil die stabilisierenden und strukturierenden Elemente der Arbeit auch noch wegfallen würden. Eine Folge könnte dann sein, dass der Patient die Wohnung kaum noch verlässt, noch stärker in Passivität verfällt und der Depression zunehmend hilfloser ausgeliefert ist.

Ein Verhaltenstherapeut würde für eine Behandlung nun vorschlagen, die Abwärtsspirale aus Verstärkerverlust, Selbstentwertung und sozialem Rückzug zu durchbrechen, indem belastende Außenfaktoren abgebaut und stattdessen positive und aktivierende Elemente in den Tagesablauf integriert werden (siehe S. 140).

Das kognitive Modell

Dieses Modell entstand ab den 1950er Jahren in Abgrenzung zur und als Erweiterung der Lerntheorie. Ist der Mensch wirklich ein allein von Belohnungen und Konsequenzen gesteuertes Lebewesen? Die Kognitivisten postulieren, dass der Mensch ganz wesentlich durch sein Denken, seine spezifische «Informationsverarbeitung», seine Wertvorstellungen und Erwartungen zu dem wird, was er ist. Ob ein Mensch in einer bestimmten Situation mit Ärger oder Nachsicht reagiert, hängt stark davon ab, welche Informationen er dazu erhält. Die überlaute Musik eines Nachbarn nehmen wir in Abhängigkeit der spezifischen Situation wahr. Wenn wir erfahren, dass gerade das Abitur des Sohnes gefeiert wird, ändert sich unsere Bewertung fundamental. Reaktionen sind also immer nur im Hinblick auf die subjektive Wahrnehmung verständlich. Die Fähigkeit, Wahrnehmungen aktiv zu verarbeiten und in kausale Bezüge zu setzen, macht den Menschen zum Gestalter seiner Wirklichkeit.

Wie eine bestimmte Situation interpretiert wird, hängt zu einem Großteil von früheren Erfahrungen ab. Menschen entwickeln schon sehr früh bestimmte Schablonen, auf deren Basis sie Wahrnehmungen verarbeiten. Sie fangen an, die Welt durch eine spezifische Brille zu sehen, zu bewerten und einzuteilen. Auf diese Weise kann die sehr große Fülle an Information, die auf den Menschen ständig einströmt, selektiert, klassifiziert, eingeteilt und somit reduziert werden. Die neuen Inhalte werden mit früheren Gedächtnisinhalten verglichen, und so kommt es zu einer Interpretation des Wahrgenommenen: «Grün, kegelförmig, Harzduft, viele Lichter, bunte Kugeln = Weihnachtsbaum». Diese Art der Informationsverarbeitung auf der Basis von Gedächtnis und früheren Erfahrungen ist ein überlebenswichtiger Prozess, der uns ermöglicht, Orientierung in einer sich verändernden Umwelt zu finden. Die Verarbeitung der Informationen vollzieht sich dabei zu einem großen Teil automatisiert und unbewusst. Dies macht den Menschen überhaupt erst handlungsfähig. Wir nehmen immer nur einen Teil der vorhandenen Sinnesreize bewusst wahr und sehen die Welt nie objektiv, sondern durch eine spezielle Brille – nämlich die unserer «kognitiven Schablonen». Eine zwei Meter hohe Tanne mit bunten Kugeln und Lichtern erkennen wir als Weihnachtsbaum, und dies wiederum mobilisiert eine Vielzahl an Erinnerungen, Gefühlen und Erwartungen, denen wir uns kaum entziehen können. Natürlich werden auch alle sozialen Situationen voreingestellt wahrgenommen. Eine Unterhaltung mit einem Fremden in einem Zugabteil ist für den einen vielleicht ein netter Zeitvertreib, für den anderen aber schon eine «Bedrohung». Menschen sind also gar nicht in der Lage, Situationen oder Menschen «vorurteilsfrei» zu erleben.

Die kognitive Theorie geht davon aus, dass Menschen mit Depressionen ganz spezifische Eigenarten in ihrer Art der Wahrnehmung und des Denkens haben. Sie tragen gewissermaßen eine besondere Brille bei ihrer Sicht der Welt: Sie haben in der Regel ein negatives Bild über sich selbst, glauben, dass die anderen sie in Wirklichkeit nicht ausstehen können, und befürchten, dass sich daran auch in Zukunft nie etwas ändern wird. Das Fundament dieser kognitiven Struktur entwickelt sich meist bereits in der frühen Kindheit und resultiert auf der einen Seite aus angeborenen Anlagen, zum anderen aus negativen Beziehungserfahrungen. Wer früh die Erfahrung macht, dass andere ihn nie gut genug finden, dass Fehler zu unberechenbaren Konsequenzen führen und dass man in den Augen anderer nichts wert ist, der wird beginnen, die Welt in spezieller Weise zu interpretieren. Er entwickelt Wahrnehmungsschablonen, die geprägt sind von seinen negativen Erfahrungen. Er hat gelernt, dass es sicherer ist, der Welt, der Zukunft und der eigenen Person mit negativen Erwartungen zu begegnen. Wenn ein Mensch von vornherein davon ausgeht, dass andere nichts mit ihm zu tun haben wollen, und er sich daher zurückzieht, dann ist das möglicherweise kurzfristig leichter zu ertragen, als erneut konkret die Erfahrung von Ablehnung machen zu müssen. Auf diese Weise schützt er sich vor Enttäuschungen. Häufig kommen diese kognitiven Schemata erst viel später als Erwachsener im Rahmen von negativ erlebten Situationen voll zum Tragen und bilden die Basis dessen, was wir als Depression bezeichnen.

Herr P. ist ein Beispiel dafür. Sein gegenwärtiges Denken ist in typischer Weise verzerrt, fehlerhaft und depressionsfördernd. Positive Ereignisse werden kaum wahrgenommen, negative Ereignisse dagegen überinterpretiert. Dass er einen Bericht ordentlich und zügig verfasst hat, gilt für ihn nichts; dass er in einer Teamsitzung ein Dokument nicht parat hatte, ist in seinen Augen dagegen eine Katastrophe. Das Mittagessen im Kollegenkreis ist ein weiteres Beispiel. Wenn andere sich über einen Film unterhalten, den er nicht gesehen hat, so glaubt er, es sei sein persönlicher Fehler, wenn er sich hier nicht auskennt. Wenn die Person vor ihm das letzte Menü mit Schnitzel bestellt und ihm nur der Gemüseauflauf bleibt, so sieht er das ebenfalls als Beleg für seine persönliche Unfähigkeit (so etwas kann nur mir passieren!). Alles ist negativ. Diese pessimistischen Gedanken zeigen sich fortwährend im unterschwellig ablaufenden Gedankenfluss von Herrn P. Ihm selbst ist das oft gar nicht bewusst. Man spricht hier von automatischen Gedanken, die man am ehesten mit einem permanenten inneren Selbstgespräch vergleichen könnte. Ständige negative Gedanken, Erwartungen und Bewertungen erzeugen wiederum negative Gefühle. Motivation und Selbstvertrauen sinken, das eigene Handeln wird im Sinne einer selbsterfüllenden Prophezeiung als erfolglos erlebt. «Ich wusste ja ohnehin, dass ich es nicht kann.» Der Mensch ist in einem Teufelskreis der Depression gefangen.

Eine kognitive Therapie würde mit dem Patienten sehr genau den rationalen Gehalt seiner depressiven Gedanken untersuchen. Der Patient sollte in die Lage versetzt werden, depressionsfördernde Grundannahmen und Gedanken zu entlarven und durch realistischere zu ersetzen.

Das Modell der «erlernten Hilflosigkeit»

Oft werden lerntheoretische und kognitive Ansätze miteinander verbunden. Ein typisches Beispiel für einen kognitiv-behavioralen Erklärungsansatz der Depression ist das Konzept der «erlernten Hilflosigkeit» des Psychologen Martin Seligmann. Er geht davon aus, dass depressives Verhalten häufig die Folge von bestimmten, als unkontrollierbar erfahrenen Überforderungssituationen ist. In Tierexperimenten in den 1960er Jahren hatte man Hunde unangenehmen (wenn auch ungefährlichen) elektrischen Reizen ausgesetzt. Es gab einen Teil des Käfigs, in dem die Hunde vor diesen Reizen sicher waren. Dazu musste der Hund jedoch eine kleine Barriere überspringen. Macht man dieses Experiment mit «naiven» Hunden, so lernen sie sehr schnell, in welchem Bereich des Käfigs sie den Reizen entgehen können. Macht man das gleiche Experiment jedoch mit Hunden, die früher in einer Versuchssituation waren, wo sie keinerlei Möglichkeit hatten, unberechenbaren unangenehmen Reizen zu entgehen, so waren diese «vorbelasteten» Hunde nicht in der Lage, ein adäquates und schützendes Verhalten auszuführen und sich in den Teil des Käfigs zu begeben, wo sie sicher waren. Stattdessen verhielten sie sich nach anfänglicher Aufregung passiv, legten sich winselnd auf den Boden des Käfigs und zeigten «depressives» Verhalten. Auch wenn Schlussfolgerungen aus Tierexperimenten auf menschliches Verhalten fast immer problematisch sind, war damit ein weiteres Modell für die Depressionsentstehung geboren. Es wurde vermutet, dass Erfahrungen, in denen der Einzelne dauerhaft sehr unangenehmen Situationen ausgesetzt ist, ohne dabei die geringste Kontrollmöglichkeit zu haben, zu einer generalisierten Haltung von Hilflosigkeit führen. Das Individuum entwickelt als Folge gegenüber zukünftigen Ereignissen eine pauschale Misserfolgshaltung. Selbst wenn objektiv Veränderungsmöglichkeiten bestehen (wie das ja auch bei den Hunden der Fall war), werden diese nicht wahrgenommen oder genutzt, sondern es kommt zu weitgehender Passivität, Selbstbeschuldigungen und Rückzug. Entscheidend bei diesem Modell ist der Einfluss der Wahrnehmung und Einstellung des jeweiligen Individuums. Es spielt keine Rolle, ob ein Kontrollverlust real ist oder subjektiv. Kontrollverlust ist zuallererst eine Frage der Bewertung. Wenn sich ein körperlich überlegener, kräftiger Junge von einem kleineren Mitschüler bedroht fühlt und glaubt, keinerlei Kontrolle über die Situation zu haben, dann ist das in diesem Moment für ihn real. Genauso real scheint der Kontrollverlust für unseren Patienten zu sein. Er berichtet, wie sehr er sich von seiner Arbeitssituation überfordert fühlt und dass er mit den Aufgaben nicht zurechtkommt. Trotz intensiver Bemühungen kommt er in seiner Arbeit nicht weiter. Sein Chef reagiert unzufrieden. Herr P. fühlt sich hilflos, sehr ähnlich wie früher als Kind, wenn sein Vater mit ihm Schularbeiten machte. In diesen Situationen fühlte er sich so unter Druck gesetzt, dass er kaum zu einer richtigen Antwort imstande war, obwohl er eigentlich alles wusste. Er ließ die Beschimpfungen des Vaters über sich ergehen und war verzweifelt. Er war überzeugt, in dieser Situation ohnehin nur versagen zu können. Ähnliches erlebt Herr P. heute wieder. Er ist sicher, dass das

Projekt ihn überfordert und er die nötigen Anforderungen einfach nicht erfüllt. Er schafft es dann gar nicht, problembezogen zu arbeiten, sondern sitzt nur da, grübelt vor sich hin in ängstlicher Erwartung vor einer vermeintlich unentrinnbaren Strafe.

Ziel einer Therapie wäre hier in erster Linie, das Ausmaß an erlebter Kontrolle beim Patienten wieder zu stärken und durch konkrete korrigierende Erfahrungen den Teufelskreis aus Passivität und Rückzug zu durchbrechen.

Bewertung der Modelle

Jeder der vier Erklärungsversuche erscheint in sich stimmig. Gleichzeitig ist jedoch auch verwirrend, dass sie an so unterschiedlichen Punkten bei der Erklärung der Entstehung der Depression ansetzen. Wie passen all diese Modelle zusammen? Welches davon ist «wahr»? Hier liegt eines der Grundprobleme psychologischer Erklärungsmodelle: So plausibel jedes einzelne auch klingen mag, so schwierig ist es, empirische Beweise für deren Richtigkeit vorzulegen. Für einen Teil der Theorien muss daher gesagt werden, dass sie – obwohl oft inhaltlich interessant – mangels wissenschaftlicher Überprüfung spekulativ sind. Verhaltenstheoretische und kognitive Modelle können für sich beanspruchen, recht gut untersucht und validiert zu sein. Doch auch bei ihnen gibt es noch einige Fragezeichen und Wissenslücken, und als alleiniges Erklärungsmodell sind sie unzureichend. Für psychodynamische Modelle steht die wissenschaftliche Überprüfung in weiten Teilen noch aus. Es ist sehr schwer zu beweisen, dass tatsächlich bestimmte frühe Beziehungserfahrungen in einzelnen Kindheitsphasen entscheidend für die Entstehung depressiver Erkrankungen sind. Manchmal ist daher der Tiefenpsychologie der Vorwurf gemacht worden, ihre Gültigkeit sei fragwürdig; sie sei letztlich unwissenschaftlich, weil sie in weiten Teilen gar nicht überprüfbar sei. Doch auch wenn eine Theorie keine solide wissenschaftliche Untermauerung hat, kann sie wichtig sein. Wenn es gelingt, daraus Vorgehensweisen für die Behandlung von Depression abzuleiten, und diese sich als wirksam erweisen, dann hat man, wenn schon kein «wahres», so doch zumindest ein nützliches Erklärungsmodell.

Die aus den verschiedenen Modellen hervorgegangenen Psychotherapien sind in der Regel besser wissenschaftlich untersucht worden als die zugrunde liegenden theoretischen Modelle. So wissen wir beispielsweise von der kognitiven Verhaltenstherapie aus einer Vielzahl von Studien, dass sie eine effektive Methode zur Behandlung depressiver Erkrankungen ist. Dies gilt insbesondere für leichte und mittelgradige depressive Erkrankungen und betrifft damit also den weitaus größten Teil der Betroffenen. Lediglich bei schweren depressiven Erkrankungen scheint eine medikamentöse Therapie einer kognitiv-behavioralen Therapie überlegen zu sein. In einer schweren Depression sind die Patienten oftmals so schwer von der Erkrankung beeinträchtigt, dass sie über Gespräche oder Übungen gar nicht mehr zu erreichen sind und zunächst mit Hilfe von Medikamenten versucht wird, die Voraussetzungen für psychotherapeutisches Arbeiten überhaupt erst zu schaffen.

Ein rein psychogenes Ursachenmodell wird heutzutage von kaum jemandem mehr vertreten. Dennoch ist die psychologische Perspektive weiterhin von großer Wichtigkeit, weil sie im Rahmen von Psychotherapie konkrete Hilfestellungen bei der Bewältigung von Depression geben kann. Die allermeisten Fachleute, egal ob Ärzte oder Psychologen, gehen heute jedoch davon aus, dass Depressionen durch eine Vielzahl unterschiedlicher Bedingungen begünstigt, verursacht oder ausgelöst werden. Neben diesen psychologischen und psychosozialen Erklärungen spielen aber auch körperliche Ursachen – die «zweite Seite der Medaille» – eine wichtige Rolle bei der Entstehung von Depressionen.

Neurobiologische Entstehungsmodelle

Welche im menschlichen Organismus liegenden Faktoren führen dazu, dass der eine Mensch Depressionen entwickelt, der andere nicht? Welche körperlichen Prozesse lösen eine Depression aus, und welche erklären das in der Depression veränderte Erleben und Verhalten, welche führen zum Abklingen der Depression? Wir wissen heute, dass wir vor allem ein Organ in seiner Funktion untersuchen müssen, wenn wir diese Fragen beantworten wollen: das Gehirn. Damit ist schon einiges erreicht. Lange Zeit wäre wohl bei derartigen Fragen eher an das Herz als an das Gehirn gedacht worden. Umgangssprachlich sagen wir noch heute: «Das hat ihm das Herz gebrochen», und Herz reimt sich gut auf Schmerz. Im übertragenen Sinne ist das Herz für uns auch weiterhin der Sitz unserer Gefühle und Emotionen geblieben. Wir wissen jedoch heute, dass sich unser Erleben und Verhalten nach Einnahme von Alkohol oder winziger Mengen von Drogen deshalb völlig verändern kann, weil diese Substanzen die Funktion der Nervenzellen im Gehirn verändern und weniger die des Herzens.

In unserem Gehirn befinden sich etwa 100 Milliarden Nervenzellen (Neuronen). Umgeben sind diese Neuronen von einem Vielfachen an so genannten Gliazellen, deren Bedeutung für die Hirnfunktion bisher weniger gut erforscht ist. Die Neuronen zeichnen sich zunächst dadurch aus, dass sie ununterbrochen miteinander in Kommunikation stehen und sich in ihrer Funktion und Struktur ständig gegenseitig und selbst beeinflussen. Es ist ein delikates und ungeheuer komplexes Gebilde. Wie sich dieses, ausgehend von der menschlichen Eizelle, durch Zellteilung und ohne einen Baumeister, der von außen helfend eingreift, aus sich heraus entfaltet, versetzt uns in Erstaunen. Dass es dann auch noch funktioniert, gleicht einem Wunder. Es gibt in unserem Alltag nichts, was als Modell für die Funktionsweise dieses Gebildes geeignet wäre. Der Vergleich mit dem Computer oder einer Telefonzentrale erfasst nicht annähernd seine Komplexität und ist eher irreführend.

Über allgemeine Funktionsprinzipien wissen wir viel, über das Funktionieren im Einzelnen jedoch wenig. Stellen Sie sich allein vier vernetzte Nervenzellen vor, die spontan aktiv sind und sich gegenseitig in aktivierender oder hemmender Weise beeinflussen. Wenn Sie dieses Modellnervensystem starten, wie würde sich dieses Nervennetz verhalten? Bereits hier können wir dies kaum vorhersagen, da jede Nervenzelle durch ihre Aktivität direkt oder indirekt wieder auf sich selbst zurückwirkt und so eine Komplexität entsteht, die sich dem intuitiven Verständnis entzieht.

Warum ist das beliebte Computermodell des Gehirns irreführend? Zu groß sind die Unterschiede:

- Die Nervenzellen im Gehirn warten nicht ruhig auf einen Tastendruck, sondern sind ununterbrochen aktiv und in Regelkreise eingebunden, die wieder auf die Aktivität des einzelnen Neurons zurückwirken.
- Es gibt auch keine veränderliche Software und feste Hardware, sondern alles ist im Fluss. Durch die Aktivität wird auch die Struktur des Nervensystems verändert. So schrumpfen Nervenzellen, wenn sie weniger benutzt werden, andere bilden neue Verbindungen aus.
- Beim Computer haben wir klar umschriebene Bausteine, wie die Speicherplatte, die für bestimmte Funktionen zuständig sind. Dies ist so, weil wir den Computer mit diesem Ziel zusammengebaut haben. In

unserem Gehirn lassen sich zwar anatomisch Bestandteile wie die Hirnrinde, die rechte und linke Hemisphäre, das Kleinhirn, der Hirnstamm und anderes abgrenzen, diese lassen sich jedoch nur in sehr unscharfer Weise bestimmten Funktionen wie dem Gedächtnis, der Sprache, bestimmten Emotionen usw. zuordnen. Was man oft nur sagen kann, ist, dass bei einer Zerstörung bestimmter Teile diese oder jene Funktion beeinträchtigt ist. So können sich Menschen, bei denen durch eine Erkrankung eine an der Unterseite des Gehirns liegende Struktur, der Hippocampus, zerstört worden ist, nichts mehr merken. Dies heißt jedoch nur, dass diese Struktur für die Fähigkeit, sich etwas zu merken, wichtig ist, nicht jedoch, dass das Gedächtnis dort «sitzt». Auch die Sprache «sitzt» nicht in der linken Hirnhälfte. Korrekter wäre es zu sagen, dass die linke Hirnhälfte besonders wichtig ist, damit wir sprechen können. Wenn wir bei einem Auto den Bremsschlauch durchschneiden und dann die Funktion des Bremsens gestört ist, so heißt dies auch nicht, dass die Funktion «Bremsen» im Bremsschlauch lokalisiert ist.

Die Vorstellung, dass unser Gehirn ähnlich wie ein Fotoapparat die Umwelt abbildet oder repräsentiert, ist ebenfalls grob irreführend. Die 100 Milliarden Nervenzellen sind fast ausschließlich und ununterbrochen mit sich selbst beschäftigt. Sie sind in sich selbst organisierende Aktivitätsschleifen eingebunden. Unser Gehirn ist in allererster Linie ein mit sich selbst operierendes System. Dies muss man zur Kenntnis nehmen und sich in Ruhe alle daraus folgenden Konsequenzen durch den Kopf gehen lassen. Neuronale Aktivität führt zu neuronaler Aktivität und dies in einem endlosen Rekurs, solange das Leben anhält. Im Vergleich zu den in derartige geschlossene Aktivitätskreise eingebundenen 100 Milliarden Nervenzellen sind die ca. drei Millionen Sinneszellen in den Sinnesorganen, die unmittelbar mit der Umwelt in Verbindung stehen, eine verschwindende Minderheit. Sie können die ununterbrochen ablaufende Aktivität des Gehirns nicht bestimmen, sondern lediglich modulieren. Diese modulierende Wirkung ist je nach Sinnesreiz in unterschiedlichen Nervenzellverbänden unterschiedlich ausgeprägt. So gibt es Bereiche in der Hörrinde, die ihre Aktivität besonders bei hohen Tönen verändern, während dies bei anderen bei tieferen Tönen der Fall ist. Für den Tastsinn lassen sich jeder Körperregion Hirnrindenbereiche zuordnen, die bei Stimulation besonders reagibel sind, woraus die bekannten Abbildungen mit einem auf die Hirnoberfläche projizierten Homunkulus entstehen. All dies kann jedoch nicht darüber hinwegtäuschen, dass es vor allem die nicht unmittelbar mit der Außenwelt in Verbindung stehenden Neuronen sind, und das sind ca. 99,999 Prozent, die unsere Wahrnehmung bestimmen. Akustische Halluzinationen wie Stimmenhören oder optische Halluzinationen wie zum Beispiel weiße Mäuse im Alkoholentzugsdelir zeigen, dass für die Entstehung von Sinneswahrnehmungen nicht einmal Sinneseindrücke aus den Hörzellen oder den Sehzellen beteiligt sein müssen. Weniger als eine Messerspitze einer halluzinogenen Droge generieren veränderte Hirnfunktionszustände, und die Farb- und Formwahrnehmung ändert sich völlig. Im Schlaf trifft die von den Sinneszellen ausgehende Aktivität auf einen anderen Hirnfunktionszustand, und die modulierende Wirkung dieser Sinnesreize ist verändert, manchmal werden dadurch Träume ausgelöst, meist aber werden sie nicht bewusst wahrgenommen.

Versuchen wir nachzuverfolgen, was im Gehirn passiert, wenn wir eine Botschaft hören. Nehmen wir als profanes Beispiel die Durchsage exakt der sechs Lottozahlen, die von uns getippt worden sind. Dies führt augenblicklich zu weitgreifenden neurobiologischen Veränderungen, die das zunächst ungläubige Staunen und dann die wilde Freude begleiten. Nicht nur das Gehirn, sondern der ganze Körper wird davon erfasst. Wie können wir uns diese im Körper ablaufende Reaktionskaskade vorstellen?

Am Anfang steht die akustische Nachricht als Schallwellen, die über das Trommelfell und die Gehörknöchelchen die Hörzellen im Innenohr, hinter dem Trommelfell, in ihrem Aktivitätsmuster beeinflussen. Diese Aktivität bzw. Aktivitätsänderungen werden dann, so ist oft zu lesen, über nachgeschaltete Nervenzellen über mehrere Umschaltstationen im Hirnstamm zur Hörrinde und von dort in andere Hirnbereiche telefonartig weitergeleitet. Dies klingt klarer, als die Sachlage tatsächlich ist. Von Weiterleitung zu sprechen ist bereits eine irreführende Vereinfachung. Genau genommen wird keine Aktivität oder gar Information einfach weitergeleitet, sondern bereits spontan ablaufende Nervenzellaktivitäten im Hirnstamm oder im Hörkortex werden durch die von den Hörzellen kommenden Aktivitätsmuster moduliert. Unser Gehirn schwimmt nämlich nicht still im Nervenwasser und wartet wie ein Computer auf den nächsten Tastendruck (Input), sondern ist ununterbrochen mit sich selbst aktiv. Selbst die Hörzelle im Innenohr, die durch die Schallwellen erregt wird, ist aktiv, auch wenn es ganz still und leise ist. Zudem wird jede Nervenzelle, die an der «Weiterleitung» oder «Verarbeitung» der «Information» beteiligt ist, gleichzeitig und ununterbrochen auch durch eine ungleich größere Zahl von Verbindungen von anderen Hirnbereichen beeinflusst. Die Vorstellung, dass hier Information telefonleitungsartig weitergeleitet wird, ist grob entstellend. Der Gesamtfunktionszustand des Gehirns ist wichtig. Sind wir zum Beispiel nicht aufmerksam oder schlafen wir gar oder haben wir unsere Lottozahlen vergessen, so befindet sich unser Gehirn in einem anderen Funktionszustand. Dann trifft die gleiche Aktivitätsänderung der Hörzellen beim Hören der Lottozahl auf anders funktionierende Nervenzellverbände mit jeweils völlig anderen Konsequenzen.

Wir sind weit davon entfernt, beschreiben zu können, warum das akustische Signal beim Hören z. B. einer Fünf so völlig verschiedene Konsequenzen haben kann, je nachdem, ob wir diese vor einer Woche beim Ausfüllen des Lottoscheins richtig getippt oder nicht getippt haben, oder auch nur, wie unser Gehirn das akustische Signal «Fünf» von «Vier» unterscheidet.

Wir sind noch weiter davon entfernt, im Detail erklären zu können, welche Prozesse im Gehirn ablaufen, wenn es zu Freude oder nach dem Tod eines nahen Angehörigen zu langer Trauer kommt oder wenn diese gar in eine eigenständige depressive Erkrankung übergeht.

Gleichwohl bedeutet dies nicht, dass wir nichts wissen. Wir können durch elektrische Stimulation in ganz genau umschriebenen Hirnbereichen wie dem Mandelkern Emotionen wie zum Beispiel Todesangst auslösen.

Für die Depression allerdings können wir keinen Ort angeben, bei dessen Läsion oder Stimulation regelhaft eine Depression auftritt. Ein Fallbericht sei jedoch erwähnt.

Bei Patienten mit schwerem Parkinsonsyndrom werden zur Behandlung dünne Elektroden im Gehirn implantiert und über diese ganz bestimmte Bereiche im Gehirn stimuliert. Dadurch ist es möglich, z. B. schweres, die Lebensqualität stark beeinträchtigendes Zittern zu unterbrechen. Bei einem 65-jährigen Patienten ist nun beobachtet worden, dass bei Stimulation zwei Millimeter unterhalb der Stelle, die das Zittern zuverlässig unterbindet, jeweils die gesamten Symptome einer Depression mit Verzweiflung, Hoffnungslosigkeit, Schuldgefühlen und Ängsten ausgelöst wurden. Diese Krankheitszeichen stellten sich jeweils wenige Sekunden nach Stimulationsbeginn ein und verschwanden etwa eineinhalb Minuten nach Stimulationsende wieder. Dies war beliebig reproduzierbar. Der Stimulationsort lag innerhalb der so genannten Substantia nigra, einer Nervenzellansammlung tief im Gehirn, die wegen ihrer schwarzen Färbung so genannt wird und in der es bei der Parkinson'schen Erkrankung zu Nervenzelluntergängen kommt. Bei Stimulation wenige Millimeter oberhalb war nichts dergleichen zu beobachten. Welche Nervenzellen oder Nervenzellbahnen genau durch die Stimulation beeinflusst wurden, ist nicht klar. Es bleibt deshalb trotz dieser Einzelbeobachtung bei der Aussage, dass wir keine Hirnregion kennen, über die wir zuverlässig eine Depression verursachen oder behandeln können.

Auch wenn sich unser Gehirn in fundamentaler Weise von den heute üblichen Computern unterscheidet und wir vieles nicht verstehen, so heißt dies andererseits nicht, dass unserem Gehirn etwas Metaphysisches anhaften würde. Prinzipiell ist das Gehirn einer naturwissenschaftlichen Erklärung ebenso gut oder schlecht zugänglich wie ein Grashalm. Das Geheimnis des Lebens und unserer Existenz sitzt nicht im Gehirn und wäre auch mit einem genaueren Verständnis der Hirnfunktion nicht enträtselt. Schließlich ist die Vorstellung, dass alle unsere Sinneseindrücke, Gedanken und Gefühle auf Hirnaktivität zurückzuführen sind, selbst nur eine Vorstellung.

Diese Vorbemerkungen werden bei manchen Lesern mehr Fragen aufwerfen als Antworten geben. Vielleicht wecken sie auch die Lust, sich tiefer mit den erkenntnistheoretischen Konsequenzen zu beschäftigen, die sich aus der Organisation des Gehirns ergeben (siehe z. B. H. Maturana 1982). Keinesfalls sind die vielen offenen Fragen und die Komplexität unseres Gehirns Gründe für Resignation hinsichtlich rascher Fortschritte bei der Enträtselung und Behandlung der Depression. Hier besteht eher guter Grund zur Hoffnung. Eine Reihe von Besonderheiten depressiver Erkrankungen deutet darauf hin, dass möglicherweise recht gut umschreibbare neurobiologische Faktoren und Mechanismen identifizierbar sind, die die Entstehung depressiver Störungen erklären und zukünftig einen Ansatzpunkt für gezielte Behandlungsstrategien bilden könnten. Hierfür spricht z. B., dass allein durch das Wachbleiben in der zweiten Nachthälfte (Wachtherapie) etwa die Hälfte der depressiven Patienten einen prompten, leider jedoch nur vorübergehenden Rückgang ihrer Depression zeigt. Offensichtlich kommt es durch den Schlaf oder durch die Tagesrhythmik zu Veränderungen in der Aktivität von Botenstoffen im Gehirn oder anderen Hirnfunktionen, die für die Depressionsentstehung bedeutsam sind. Warum sollte es nicht möglich sein, diese Effekte durch entsprechende Medikamente nachzuahmen? Dies wären dann Medikamente, die ähnlich rasch wie der Schlafentzug und ohne Wirklatenz von zwei Wochen, wie bei den bisher verfügbaren Antidepressiva, wirken würden.

Zu nennen sind weiter die bei manchen Patienten bestehende strikte Bindung an die Herbst- und Wintermonate oder der bei einigen Patienten abrupte, bis auf die Stunde bestimmbare Erkrankungsbeginn. Eine 35-jährige Patientin berichtete: «Die letzte Depression lag mehr als drei Jahre zurück. Ich stand abends gegen fünf in der Küche und bereitete das Abendessen für meine Kinder vor, als ich plötzlich merkte, wie sich mein Zustand, meine Umwelt veränderten und grau wurden. Es war, als ob ein Schalter umgelegt worden wäre. Ich wusste sofort, die Depression war zurückgekehrt.» Diese und andere Beobachtungen wecken die Hoffnung, dass die diesen Phänomenen zugrunde liegenden Krankheitsmechanismen eingegrenzt und noch gezieltere Behandlungsstrategien entwickelt werden können.

Diskutiert werden gegenwärtig zahlreiche neurobiologische Erklärungsansätze depressiver Störungen, die zum Teil relativ unverbunden nebeneinander stehen und auf ausreichende Belege warten. Manche der diskutierten neurobiologischen Faktoren sollen erklären,

- warum manche Menschen empfindlicher als andere hinsichtlich des Auftretens einer Depression sind, d. h. eine erhöhte Vulnerabilität aufweisen (z. B. Genetik, Hirnentwicklungsstörung),
- welche neurobiologischen Veränderungen als Auslöser einer depressiven Episode fungieren können (z. B. Stresshormone),
- welche neurobiologischen Veränderungen der depressiven Symptomatik selbst zugrunde liegen.

Die gegenwärtig am meisten diskutierten Erklärungsansätze werden im Folgenden kurz charakterisiert.

Genetik

Unsere Gene beeinflussen unsere Körpergröße, Augenfarbe, Persönlichkeit; auch ob wir eine Neigung zu Gefäßerkrankungen oder zu Diabetes mellitus besitzen, wird durch die Genetik mit bestimmt. Es ist deshalb nahezu trivial, dass auch bei Depressionen genetische Faktoren eine Rolle spielen und u. a. die Empfindlichkeit, unter bestimmten Bedingungen an einer Depression zu erkranken, beeinflussen. In Familienuntersuchungen konnte gezeigt werden, dass die Wahrscheinlichkeit, im Laufe des Lebens an einer Depression zu erkranken, für eine

Person um das Dreifache erhöht ist, wenn die Eltern oder Geschwister an einer Depression erkrankt sind.

Hier könnte man einwenden, dass dieser Effekt nicht durch die Gene, sondern durch Umweltfaktoren, z. B. die Familienatmosphäre, bedingt ist. Hier sind Zwillingsuntersuchungen hilfreich. Diese ergaben, dass bei Erkrankung des einen Zwillings der andere dann deutlich häufiger ebenfalls erkrankt ist, wenn es sich um eineiige und nicht um zweieiige Zwillinge handelt. Hat einer der Zwillinge eine unipolare Depression, so ist bei zweieiigen Zwillingen in 18–20 Prozent der Fälle, bei eineiigen Zwillingen dagegen in 35–42 Prozent der Fälle der andere ebenfalls betroffen. Noch deutlicher ist der Unterschied zwischen eineiigen und zweieiigen Zwillingen bei der bipolaren affektiven Erkrankung. Hier sind bei zweieiigen Zwillingen in 5–8 Prozent der Fälle beide erkrankt, bei eineiigen Zwillingen dagegen in 50–61 Prozent der Fälle. Eineiige Zwillinge weisen die gleichen Gene auf, während bei zweieiigen Zwillingen die genetische Ähnlichkeit wie bei normalen Geschwistern ist. Sowohl bei den ein- als auch bei den zweieiigen Zwillingen kann man davon ausgehen, dass die Umweltfaktoren ziemlich ähnlich sind und dass diese Ähnlichkeit bei ein- und zweieiigen Zwillingen ähnlich groß ist, sodass das höhere Erkrankungsrisiko der eineiigen Zwillinge mit einiger Wahrscheinlichkeit auf genetische Faktoren zurückzuführen ist.

Bei Adoptionsstudien wird untersucht, ob Kinder erkrankter Eltern auch dann ein erhöhtes Erkrankungsrisiko tragen, wenn sie bereits in jungen Jahren durch Adoption in eine andere Familie kommen, und ob es von Bedeutung ist, wenn die Adoptiveltern an einer Depression erkrankt sind. Es liegen hier nur wenige Studien vor. Diese sprechen jedoch eher dafür, dass das Erkrankungsrisiko der adoptierten Kinder in erster Linie von der Depressionsbelastung der biologischen und weniger von der der Adoptiveltern abhängt.

Insgesamt besteht kaum Zweifel daran, dass die Depression auch von genetischen Faktoren abhängt. Die Tatsache, dass bei eineiigen Zwillingen trotz identischer genetischer Ausstattung in 58–65 Prozent der Fälle nur einer der beiden erkrankt ist, zeigt allerdings ebenso eindeutig, dass die Genetik nicht alles ist.

Nun gibt es Erkrankungen, die durch die Veränderung eines einzelnen Gens bedingt sind. Die ursprüngliche Hoffnung, dass auch die Depression eine derartige Erkrankung ist oder sich zumindest ein für depressive Störungen verantwortliches Hauptgen identifizieren lassen würde, hat sich nicht erfüllt. Es ist davon auszugehen, dass für die große Mehrheit der depressiven Patienten mehrere, möglicherweise untereinander und mit Umweltfaktoren interagierende Gene für eine erhöhte Vulnerabilität hinsichtlich depressiver Störungen verantwortlich sind. Hier können sich recht unübersichtliche Wechselwirkungen zwischen Genen und Umwelt ergeben. So kann ein belastendes Lebensereignis eine Depression auslösen, jedoch nur bei den Menschen, die durch ihre Gene eine erhöhte Verletzlichkeit aufweisen. Die Gene können aber auch die Wahrscheinlichkeit beeinflussen, ob ein bestimmter Mensch in belastende Lebensumstände gerät. Wir suchen uns unsere Umwelt auch selbst aus, und hier gibt es genetisch bedingte Unterschiede zwischen den Menschen, z. B. hinsichtlich der Risikobereitschaft oder der Sorgfalt in der Lebensplanung. Weiter sollte man sich klar machen, dass ein starker genetischer Einfluss nicht bedeuten muss, dass Umwelteinflüsse eine entsprechend geringere Rolle spielen. Genetische und umweltbedingte Einflüsse stehen nicht in einem reziproken Verhältnis. Stellen Sie sich eine Erkrankung vor, die durch einen weit verbreiteten, allgegenwärtigen Keim verursacht wird. Dieser Keim kann aber nur bei den Menschen seine krankheitserzeugende Wirkung entfalten, bei denen genetisch bedingt die Immunabwehr lückenhaft ist. Wir hätten dann eine Erkrankung mit eindeutiger Vererbung, die dennoch voll und ganz durch Umweltfaktoren, nämlich den Keim, verursacht ist.

Die Gene spielen somit eine Rolle, und Personen, die erkrankte Angehörige haben, tragen ein erhöhtes Risiko, selbst zu erkranken. Über welche Gene, Genmuster und Gen-Umwelt-Interaktionen diese erhöhte Erkrankungswahrscheinlichkeit vermittelt wird, ist bisher allerdings völlig unklar.

Fehlfunktion von Botenstoffen im Gehirn

Im Gehirn sind bisher mehr als 100 Botenstoffe identifiziert worden. Diese beeinflussen die Aktivität der Nervenzellen und leiten die Aktivität von einer Nervenzelle zur anderen weiter. Wie dies geschieht, soll an dem auch für die Depression bedeutsamen Botenstoff Serotonin gezeigt werden.

Die Nervenzellen, die diesen Botenstoff produzieren, liegen alle als Zellhaufen im Hirnstamm, in den so genannten Raphe-Kernen (Abb. 11).

Es handelt sich um ein paar hunderttausend Neuronen (Nervenzel-

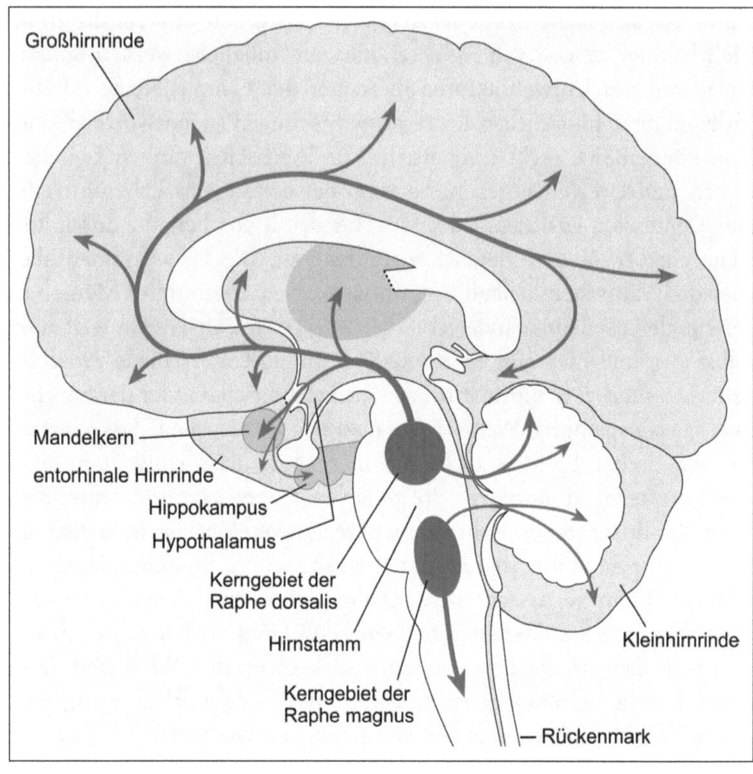

Abb. 11: Die Ursprungsorte des weit verzweigten serotonergen Systems liegen in Zellhaufen (Kerngebieten) im Hirnstamm. Die Ausläufer (Axone) ziehen mit Tausenden von Verzweigungen durch das gesamte Gehirn.

len), eine im Vergleich zu den insgesamt circa 100 Milliarden Neuronen im Gehirn verschwindend kleine Zahl. Diese Nervenzellen im Hirnstamm haben jedoch einen Ausläufer, das Axon, das sich durch das gesamte Gehirn zieht, sich tausendfach verzweigt und Kontakt mit zigtausend anderen Nervenzellen aufnimmt. So können diese serotoninproduzierenden Zellen, die man als serotonerges System bezeichnen kann, trotz ihrer kleinen Zahl die Funktion des gesamten Gehirns modulieren.

Als Kontaktstelle zu anderen Neuronen fungieren die Synapsen (Abb. 12), knopfartige Ausstülpungen an den Verzweigungen und Endigungen der Axone, die in Kontakt mit einer nachgeschalteten Nervenzelle stehen. Es handelt sich jedoch nicht um einen direkten Kon-

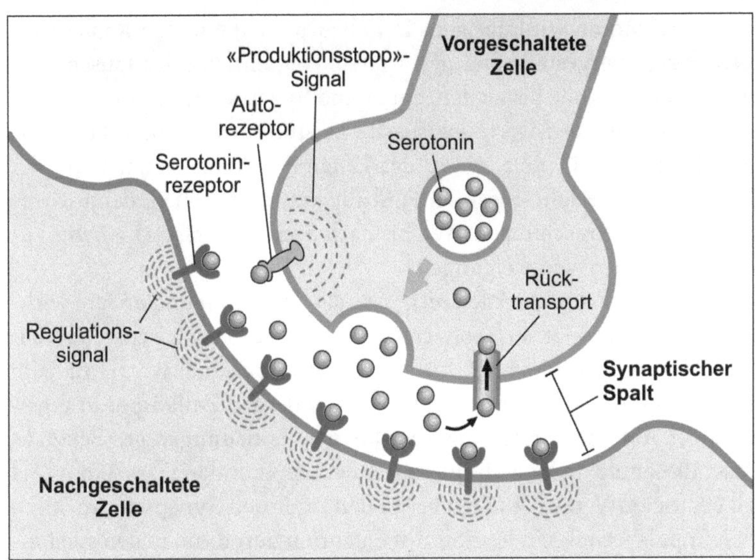

Abb. 12: Schematische Darstellung einer der Tausenden von Synapsen einer serotonergen Nervenzelle. Diese knopfartige Struktur stellt die Verbindung zu einer anderen Nervenzelle her. Abhängig von der Aktivität der serotonergen Nervenzelle wird der Botenstoff Serotonin in kleinen Portionen in den synaptischen Spalt freigesetzt, durchquert diesen dann und dockt an den Rezeptoren der Nachfolgezelle an, um seine Wirkung zu entfalten. Dargestellt ist auch der Rücktransporter, durch den das Serotonin wieder aus dem synaptischen Spalt und zurück in die serotonerge Nervenzelle transportiert wird. Die Wirkung des Serotonins wird über diesen Mechanismus begrenzt. Viele Antidepressiva hemmen diesen Rücktransporter und erhöhen so die Konzentration von Serotonin im synaptischen Spalt und damit auch die serotonerge Wirkung.

takt, sondern die Synapse ist durch den synaptischen Spalt von der nachgeschalteten Zelle getrennt. Dieser synaptische Spalt wird nun durch den Botenstoff Serotonin überwunden, indem Serotonin an der Synapse freigesetzt wird, zur gegenüberliegenden Kontaktstelle diffundiert und dort an Empfangsstellen, den Rezeptoren, andockt. Sobald dies geschieht, werden über diese *Rezeptoren* eine Fülle von Nachfolgeprozessen ausgelöst. Hier wird es nun kompliziert. Es gibt eine recht große Zahl von Rezeptoren für Serotonin, die recht unterschiedliche Wirkungen entfalten können, z. B. die Produktion bestimmter Eiweiße in der nachgeschalteten Nervenzelle anregen oder die elektrische Aktivitätsbereitschaft dieser Nervenzelle beeinflussen.

Das Serotonin wird übrigens in Zellkörpern, die in den Raphe-Kernen liegen, hergestellt und den weiten Weg entlang der tausendfach verzweigten Axone bis zu den zigtausend Synapsen transportiert. Dies ist eine bewundernswerte logistische Leistung, wenn man die Größe des Zellkörpers in Relation zu der Länge des Axons setzt. Wäre der Zellkörper im Raphe-Kern ein Fußballplatz in München, dann würde das Axon einem schmalen Weg bis nach Sizilien entsprechen, mit zudem Tausenden Verzweigungen.

Über diese Axone werden nicht nur das Serotonin und andere wichtige Stoffe transportiert, sondern auch die neuroelektrische Aktivität des serotonergen Neurons. Im aktiven Wachzustand, wenn wir zum Beispiel spazieren gehen, zeigen die serotonergen Zellkörper in regelmäßiger Abfolge mehrere neuroelektrische Entladungen pro Sekunde. Jeder dieser elektrischen Impulse wandert dann entlang des Axons und all der vielen Verzweigungen bis zu den zahllosen Synapsen, wo durch den Impuls jeweils ein bestimmtes Quantum Serotonin in den synaptischen Spalt freigesetzt wird. Dieses diffundiert dann zu den Rezeptoren der nachgeschalteten Nervenzelle und entfaltet seine Wirkung. Beim Schlafen nimmt die Feuerrate der serotonergen Neuronen interessanterweise ab, und insbesondere im REM-Schlaf (Traumschlaf, REM = Rapid-Eye-Movement) stellen die serotonergen Neuronen ihre Aktivität völlig ein.

Bemerkenswerterweise sind Serotoninrezeptoren nicht nur an denen Nachfolgeneuronen zu finden, sondern auch an serotonergen Neuronen selbst. Letztere werden auch Autorezeptoren genannt. Über diese Autorezeptoren wirkt das freigesetzte Serotonin auf die Nervenzelle zurück, die das Serotonin freigesetzt hat. Diese Autorezeptoren haben eine autoregulatorische Funktion, ein in unserem Nervensystem weit verbreitetes Organisationsprinzip. Ist das serotonerge Neuron zu aktiv, werden über die große Menge an freigesetztem Serotonin verstärkt auch die Autorezeptoren aktiviert, die die Aktivität des serotonergen Neurons wieder dämpfen und so eine Überaktivierung verhindern.

Wichtig für das Verständnis der Wirkung der Antidepressiva ist, dass es an jeder Synapse auch Mechanismen gibt, die das freigesetzte Serotonin wieder aus dem synaptischen Spalt entfernen. Dies sind Rückaufnahmevorrichtungen, die wie ein Staubsauger das Serotonin aus dem synaptischen Spalt entfernen, indem sie es in das serotonerge Neuron zurückpumpen (siehe Abb. 12). Ein Wirkprinzip der Antidepressiva ist die Blockade dieser Rückaufnahme. Dadurch verbleibt mehr Serotonin im synaptischen Spalt und kann seine Wirkung verstärkt entfalten. Antidepressiva verstärken über diesen Weg die Serotoninwirkung und werden deshalb auch Serotoninagonisten genannt.

Dies ist im Übrigen das nach wie vor stärkste Argument dafür, dass eine Störung in der Funktion des serotonergen Systems bei Depressionen eine wichtige krankheitsverursachende Rolle spielt. Fast alle Antidepressiva hemmen diesen Rückaufnahmemechanismus. Die große Antidepressiva-Gruppe der SSRI («Selective Serotonin Reuptake Inhibitor», auf Deutsch selektive Serotonin-Rückaufnahme-Hemmer) wirkt fast ausschließlich über diesen Weg.

Beweise für einen möglichen Serotoninmangel als Ursache der Depression sind jedoch schwer zu liefern, weil es beim Menschen nicht möglich ist, die Funktion des serotonergen Systems in verschiedenen Hirnregionen direkt zu messen.

Neben dem serotonergen System wird einem weiteren System mit dem Botenstoff *Noradrenalin* eine wichtige Rolle bei der Entstehung und Behandlung der Depression zugesprochen. Dies wird gestützt durch die Tatsache, dass zahlreiche Antidepressiva dieses System beeinflussen und eine Substanz (Reboxetin), die lediglich die Rückaufnahme von Noradrenalin aus dem synaptischen Spalt hemmt, ebenfalls antidepressiv wirksam ist.

Die Rolle von Stresshormonen

Stress im Sinne von psychosozialen Belastungen geht oft als Auslöser depressiven Episoden voraus, und die depressive Episode ist ohne Zweifel selbst ein äußerst stresshafter Zustand. Es ist deshalb sehr nahe liegend zu untersuchen, was im Körper unter Stress passiert und ob diese Veränderungen für die Entstehung oder Behandlung von Depressionen bedeutsam sind. Geraten wir unter Stress, wird eine ganze Kettenreaktion von Veränderungen im Körper ausgelöst, wobei bestimmte Hormone als Botenstoffe dienen. Dieses System von sich gegenseitig beeinflussenden Hormonen wird Stresshormonachse genannt. Diese versetzt uns unter anderem in die Lage, in Gefahrensituationen rasch mit Flucht oder Angriff reagieren zu können. Die Stresshormonachse mit den beteiligten Botenstoffen ist vereinfacht in Abb. 13 dargestellt. Der Hypothalamus ist eine Ansammlung von Nervenzellen, die vielfältige Körperfunktionen (z. B. Appetit, Durst, Regulation der Körpertemperatur), die Sexualität, die Affektregulation und andere basale

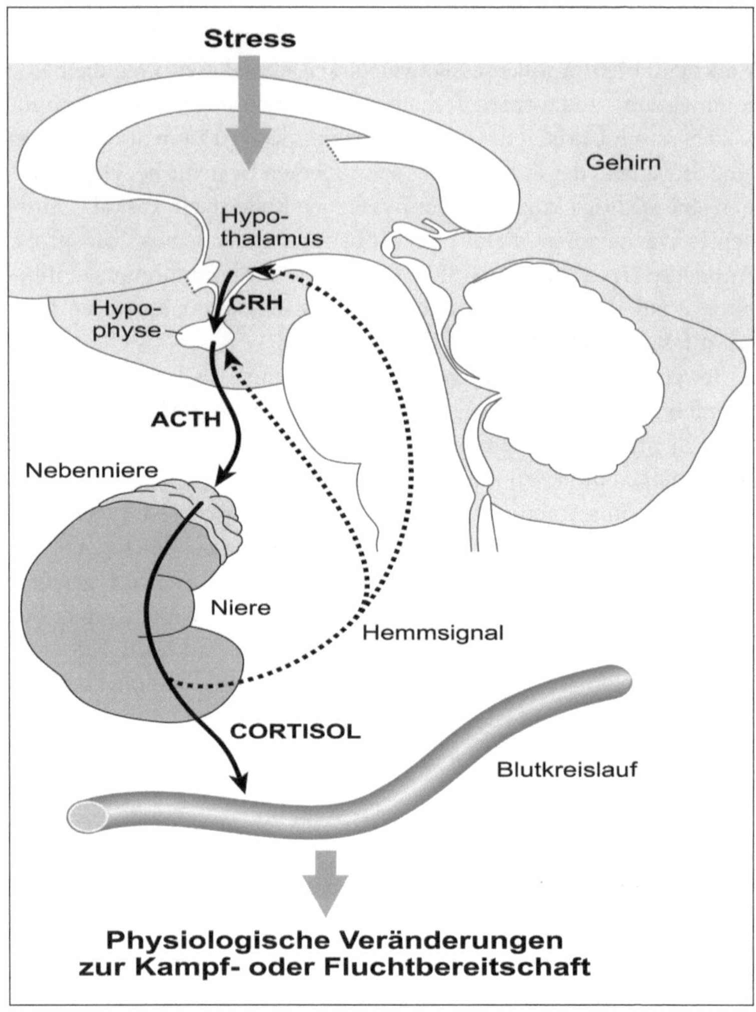

Abb. 13: Dargestellt ist die Stresshormonachse: Bei Stress wird im Hypothalamus das Eiweiß CRH (Corticotropin-Releasing-Hormon) freigesetzt, das die Freisetzung eines weiteren Eiweißes, des ACTH (Adrenocorticotropin), in der Hypophyse (Hirnanhangsdrüse) fördert, das seinerseits zur Nebennierenrinde transportiert wird und dort die Freisetzung des Stresshormons Cortisol veranlasst. Cortisol wiederum veranlasst verschiedene Stressreaktionen und wirkt auch im Sinne einer Gegenregulation wieder hemmend und begrenzend zurück auf die Freisetzung von CRH und ACTH.

Funktionen beeinflusst oder steuert. Dort wird eines der Hormone gebildet, die für die Stressreaktion wichtig sind, das Corticotropin-Releasing-Hormon (CRH). Dieses wird über Blutgefäße zur Hypophyse (Hirnanhangsdrüse) transportiert und stimuliert dort die Freisetzung (release) des Adrenocorticotropin (ACTH). ACTH ist ein weiteres Hormon, das seinerseits beim Menschen die Ausschüttung des Stresshormons Cortisol bewirkt. Dieses Cortisol wird in der Nebenniere, einem der Niere aufgelagerten Organ, produziert. Cortisol hemmt im Sinne einer Autoregulation und negativen Rückkoppelung wiederum die Produktion und Freisetzung von ACTH und CRH.

Überaktivität und veränderte Reaktionsbereitschaft dieser Stresshormonachse sind bei Patienten mit depressiven Störungen vielfach beschrieben worden. Bei einem Teil der depressiven Patienten finden sich erhöhte Cortisolspiegel im Blut und Nervenwasser sowie zahlreiche andere Zeichen einer Überaktivität der Stresshormonachse. Diese Veränderungen verschwinden jedoch nach Abklingen der depressiven Symptomatik meist wieder.

Eine besondere pathogenetische (krankheitsverursachende) Bedeutung könnte dem CRH zukommen. CRH entfaltet seine Wirkungen nicht nur innerhalb der Stresshormonachse, sondern beeinflusst über CRH-Rezeptoren auch andere Hirnstrukturen. Bei Tieren kann durch künstlich zugeführtes CRH depressionsähnliches Verhalten mit Appetit- und Libidoabnahme, Rückzugstendenzen und ängstlichem Verhalten ausgelöst werden. Erhöhte CRH-Spiegel, wie sie im Nervenwasser depressiver Patienten gefunden wurden, könnten deshalb möglicherweise das Auftreten depressiver Symptome erklären. Wenn eine CRH-Überaktivität die Ursache der Depression wäre, dann hätte man einen Ansatzpunkt für die medikamentöse Behandlung. Medikamente, die CRH-Rezeptoren blockieren, müssten dann gute Antidepressiva sein. Genau dies ist versucht worden. Doch die Hoffnung, hier einen entscheidenden Durchbruch bei der Depressionsbehandlung erzielt zu haben, hat sich leider bisher nicht bestätigt.

Kritiker dieses auf der Stresshormonachse basierenden Erklärungsansatzes weisen darauf hin, dass ein Teil der Auffälligkeiten im Bereich der Stresshormone auch lediglich Folge der Depression und nicht deren Ursache sein könnte. Interessant sind jedoch Untersuchungen bei Tieren, die die Vermutung nahe legen, dass die Reagibilität dieses Systems dauerhaft durch sehr frühe stresshafte Ereignisse (z. B. Trennung neugeborener Ratten vom Muttertier) verändert und damit die Stressresistenz im späteren Leben vermindert werden kann. Ähnliche Befunde wurden bei Affen erhoben. Dabei wurden die Aufzuchtsbedingungen manipuliert. Eine Gruppe von Affenmüttern hatte immer ausreichend Futter für ihr Junges zur Verfügung. Eine zweite Gruppe hatte ebenfalls immer ausreichend und zuverlässig Futter zur Verfügung, musste sich dieses jedoch hart erarbeiten. In der dritten Gruppe war ebenfalls letztendlich immer ausreichend Futter vorhanden, das Muttertier wurde bei der Aufzucht ihres Jungen jedoch in ständiger Anspannung gehalten, da die Futterzufuhr in einer für das Muttertier unkontrollierbaren und unvorhersehbaren Weise erfolgte. Die Jungtiere wurden großgezogen und dann im Erwachsenenalter untersucht. Dabei wiesen die Affen aus dieser letzten Gruppe Auffälligkeiten in ihrer Stresshormonachse auf. Dies zeigt, dass Ereignisse und Lebensbedingungen in frühen Lebensjahren dauerhafte Konsequenzen bezüglich der Stressreaktion im Erwachsenenalter haben können. Derartige Faktoren könnten ebenso wie genetische Aspekte zu einer erhöhten Stressempfindlichkeit und Vulnerabilität hinsichtlich depressiver Störungen führen.

Neuroplastizität, Neurogenese

Unser Gehirn ist kein fest verdrahteter Computer, sondern ein sehr plastisches Gebilde. Es befindet sich in einem ununterbrochenen Prozess des Um-, An- und Abbaus, je nach den jeweiligen Anforderungen und auch in Abhängigkeit von Prozessen der Reifung und Alterung. Neuroplastizität ist ein fundamentaler Prozess, der als flexible Reaktion auf jeweils neue Lebenssituationen erfolgt. Da in der Depression die Erkrankten zu einer flexiblen Anpassung an neue Lebenssituationen und Sichtweisen nicht mehr in der Lage sind, werden Störungen dieser Prozesse zurzeit als mögliche pathogenetische Faktoren bei Depressionen diskutiert. Im Zentrum des Interesses steht der Hippocampus, eine komplizierte Struktur an der Unterseite des Gehirns (siehe Abb. 11, S. 88). Diese Struktur steht in einer engen Wechselbeziehung zur Stresshormonachse und zu anderen Hirnstrukturen, die für Emotionen bedeutsam sind. Besonders spannend ist, dass in einer Teilstruktur des Hippocampus, dem Gyrus dentatus, eine Neubildung von Nervenzellen durch Zellteilung bis ins höhere Alter belegt werden konnte. Das alte Dogma, dass sich beim erwachsenen Menschen zwar Synapsen und Nervenfasern, aber keine Nervenzellen neu bilden können, ist demnach seit kurzem widerlegt, wenn auch nur für diesen kleinen Bereich des Gehirns (und den Riechkolben, bulbus olfactorius). Bei depressiven Patienten wurde nun in einigen Studien ein im Vergleich zu Gesunden kleinerer Hippocampus gefunden. Grund hierfür könnte die Tatsache sein, dass durch Stress die Neuronen im Hippocampus schrumpfen oder sogar absterben können und die Neubildung von Neuronen gehemmt wird. Für Antidepressiva konnte in Tierexperimenten gezeigt werden, dass sie den negativen Auswirkungen von Stress auf das Wachstum und die Neubildung von Nervenzellen im Hippocampus entgegensteuern können. Das Konzept der Neuroplastizität und Neurogenese ist demnach eng verzahnt mit dem Stressmodell der Depression. Wie die anderen hier vorgestellten Modelle auch hat es jedoch eher den Charakter einer spannenden Arbeitshypothese als eines gesicherten Erklärungsansatzes.

Körper und Geist: Was ist erkrankt?

Wir haben psychologische und neurobiologische Erklärungsansätze vorgestellt und dabei das Bild einer Medaille mit zwei komplementären Seiten verwendet. Dieses Bild ist als erste Annäherung an die Frage nach dem Zusammenhang zwischen Körper und Geist bzw. Seele durchaus brauchbar. Eine Beschäftigung mit dieser uralten Frage der Philosophie kann auch für den philosophischen Laien hilfreich sein, denn unsere diesbezüglichen Konzepte entscheiden darüber, was uns als richtige Behandlung der Depression erscheint. Ist zum Beispiel die Melancholie, wie von der Schule von Aristoteles vermutet, Ausdruck des Überwiegens oder der Abkühlung der schwarzen Galle, so erscheinen Mittel, die die Ausscheidung von Körpersäften fördern, sinnvoll, ist sie eine Prüfung Gottes, dann ist Beten nahe liegend, ist sie Satans Werk, dann Exorzismus oder Hexenverfolgung. Raymond Klibansky weist darauf hin, dass «für Marxisten die Melancholie ihren Grund im Unvermögen der Bourgeoisie hat, den Widerspruch zwischen dem Bereich der Möglichkeiten und der harten historischen Wirklichkeit in positiver Weise zu beheben. So beschloss etwa der erste Gesamtkongress der Sowjetschriftsteller, dass es Ziel der Literatur sei, auf die Beseitigung der die Melancholie verursachenden sozialen Verhältnisse hinzuwirken.»

Wie gesehen, betrachtet die heutige naturwissenschaftliche Medizin sowohl psychosoziale als auch neurobiologische Faktoren als Ursachen der Depression. Die Frage, ob die Depression nun «letztendlich» eine psychische oder eine körperliche Erkrankung ist, wird nicht mehr mit dem gleichen ideologischen Impetus wie vor einigen Jahrzehnten diskutiert, steht jedoch immer noch unbeantwortet im Raume. Auch die folgenden Ausführungen werden hier keine abschließenden Antworten liefern können. Vielleicht wirken die folgenden Überlegungen dennoch für manche Leser ordnungsstiftend und helfen dabei, Positionen zu vermeiden, die in einseitiger oder dogmatischer Weise entweder die körperliche oder die psychosoziale Seite in den Vordergrund stellen.

Sieht jemand die Depression in erster Linie als *Folge psychosozialer Belastungen oder innerpsychischer Konflikte* an, so wird ihm die Gabe von Antidepressiva lediglich als «Herumdoktern» an Symptomen erscheinen, da die «eigentlichen Ursachen», z. B. der Partnerkonflikt, die Berufsprobleme, die sozialen Verhältnisse, die körperlichen Beschwerden, für ihn anderswo liegen. Der Hinweis, dass all diese Probleme durch die Depression vergrößert wahrgenommen und erlebt werden und dass eine Antidepressiva-Behandlung diese Probleme zwar nicht beseitigen, jedoch wieder auf ein normales Maß reduzieren kann, sodass sie wieder Teil unseres oft auch schwierigen, jedoch letztendlich bewältigbaren Lebens werden – dieser Hinweis wird von Patienten und deren Angehörigen, die dieses Krankheitskonzept vertreten, oft nicht akzeptiert oder verstanden. Eine einseitig psychosoziale Position hat als weitere Konsequenz, dass in vielen Fällen dem Erkrankten zumindest teilweise die Verantwortung für seinen Zustand aufgebürdet wird, was wir bei einer als rein körperlich aufgefassten Erkrankung, wie z. B. einer Blinddarmentzündung, nicht tun würden. Implizit oder explizit stehen Forderungen an den Patienten im Raum, wie «Reiß dich zusammen, sieh nicht immer alles negativ, du musst etwas an deinem Leben ändern, deine Probleme aufarbeiten, Sport machen, dich nicht zurückziehen» usw. Gerade bei schweren Depressionen können derartige Ansprüche den Patienten völlig überfordern und noch mehr in die Verzweiflung treiben, da er genau dies ja versucht, aber durch die Erkrankung nicht schaffen kann.

Das psychosoziale Krankheitskonzept ist in der Bevölkerung am weitesten verbreitet, wie auch eine eigene repräsentative Umfrage zeigt. Als erste Behandlungsoption wird die Psychotherapie genannt, während Antidepressiva weit unten rangieren (Abb. 14).

Die andere Extremposition, nach der die Depression *«nichts als eine Störung der Hirnfunktion»* ist, engt in gleicher Weise das Blickfeld

Telefonische Befragung

Wenn man etwas gegen eine Depression tun möchte, gibt es mehrere Möglichkeiten. Welche der folgenden Möglichkeiten halten Sie für geeignet:

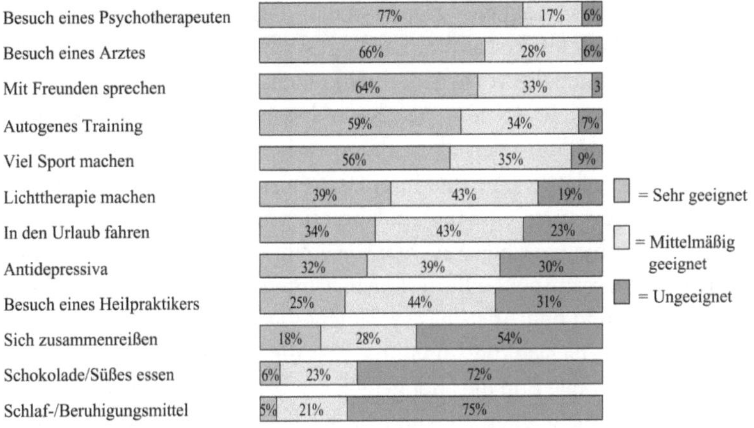

Abb. 14: Bei einer repräsentativen Bevölkerungsbefragung wurden die Ängste, Wissensdefizite und Vorurteile bezüglich einer Behandlung mit Antidepressiva deutlich: Fast gleich viele Menschen halten Antidepressiva für eine ungeeignete wie für eine geeignete Behandlung.

zum Nachteil des Patienten ein. Belastungen, die sich aus der Biographie, aus dem momentanen Lebensgefüge ergeben und als Auslöser depressiver Episoden oder als krankheitserhaltende Faktoren wirken können, werden leicht ausgeblendet. Manche Patienten mit einem derartigen Krankheitskonzept lehnen psychotherapeutische Angebote vehement ab, erleben diese als stillschweigenden Vorwurf. Nicht selten ziehen sie sich auf eine passive Patientenrolle zurück, erleben und berichten in erster Linie über ihre körperlichen Beschwerden, die die Depression meist ja auch begleiten. Gerade bei leichteren Depressionen ist jedoch eine aktive Mitarbeit der Patienten im Rahmen der Psychotherapie und psychosozialer Maßnahmen (z. B. Arbeitssuche, Wohnungssuche, Regelung von Partnerschaftsproblemen) möglich und entscheidend für das Abklingen der depressiven Episode sowie insbesondere für die Rückfallverhinderung.

Zwischen diesen beiden Positionen gibt es einen alten Richtungsstreit, der insbesondere seit der Einführung der Psychoanalyse durch

Sigmund Freud und seine Schule Anfang des 20. Jahrhunderts vehement ausgetragen wurde. In den internationalen Klassifikationssystemen für psychiatrische Erkrankungen drückte sich dies darin aus, dass lange Zeit zwischen endogenen und neurotischen (psychogenen) Depressionen unterschieden wurde. Im Hintergrund stand dabei oft die Vorstellung, dass manche Depressionen durch psychische, andere durch neurobiologische Faktoren bedingt sind, d. h., dass konkurrierende Erklärungsmodelle vorliegen, die in einem Entweder-oder-Verhältnis zueinander stehen. Diese manchmal dogmatisch geführten Kämpfe sind etwas abgeflaut. Verhaltenstherapeutisch oder psychoanalytisch orientierte Psychotherapeuten interessieren sich für die Neurobiologie der Depression und lehnen Antidepressiva nicht mehr ab, während Vertreter der biologischen Psychiatrie verstärkt Psycho- und Soziotherapie in ihr Gesamtbehandlungskonzept integrieren. Die Unterteilung in endogene und neurotische (psychogene) Depressionen ist fallen gelassen worden, da sich die Annahme, dass die psychogene Form besser auf Psychotherapie und die endogene Form besser auf Pharmakotherapie anspricht, nicht überzeugend belegen ließ und keine klare Trennlinie zwischen den beiden Depressionsformen gefunden werden konnte. Schließlich wurde auch der Einsicht Rechnung getragen, dass bei jeder Depression sowohl körperliche als auch psychische Faktoren im Spiel sind.

Wie ist es vorstellbar, dass Depressionen sowohl auf der psychischen als auch auf der neurobiologischen Ebene erklärt und behandelt werden können?

Die Unterscheidung zwischen Körperlichem und Psychischem wurzelt tief in der Art und Weise, wie wir wahrnehmen. Wahr-nehmen ist ein aktiver Vorgang. Wir treffen eine Unterscheidung, ziehen eine Grenze. Durch diese Grenzziehung trennen wir einen Gegenstand von seiner Umgebung ab. Diese allen unseren Beobachtungen und Wahrnehmungen zugrunde liegende Tat hat eine bemerkenswerte Konsequenz: Durch jede Unterscheidung eines Objekts ergeben sich zwei getrennte Beschreibungsbereiche, die auf unterschiedlichen Ebenen liegen:

1. Wir können das Objekt als Ganzes in seiner Interaktion mit der Umgebung beobachten.
2. Wir können aber auch die Interaktion der Bestandteile, die dieses Objekt bilden, untersuchen.

Fassen wir einen Stein ins Auge, so können wir 1. die Geschwindigkeit oder die komplexe Flugbahn beschreiben, wenn der Stein munter springend oder schwer und träge den Berg hinunterrollt, und 2. auch die kristalline Struktur, den Zusammenhalt der Bestandteile und die chemischen Prozesse zwischen ihnen analysieren. Genau die gleiche Entfaltung von zwei getrennten Bereichen ergibt sich, wenn wir einen Menschen oder irgendeinen Organismus beobachten:

1. Wir können die Interaktionen des Organismus als Ganzem mit seiner Umgebung beschreiben; das wäre der *Bereich des Verhaltens* im weitesten Sinne (inklusive verbalem und averbalem Verhalten).
2. Wir können aber auch die Beziehungen zwischen den Bestandteilen des Organismus beschreiben; das wäre der *Bereich der Physiologie* inklusive der Neurobiologie.

Diese beiden Beschreibungsbereiche befinden sich auf unterschiedlichen logischen Ebenen. Sie berühren sich zwar, gehören auch zusammen, aber sie überlappen sich nicht. Wenn wir semantische Verwirrungen vermeiden wollen, müssen wir uns dieser Grundstruktur bewusst bleiben und die beiden Bereiche sprachlich getrennt halten.

Wenn wir einen Menschen beobachten und ihm z. B. ein gutes Gedächtnis attestieren, in welchem der beiden Bereiche befinden wir uns dann genau genommen? Im Verhaltensbereich, denn wir beobachten z. B. das korrekte Aufsagen eines Gedichts oder das «Finden des Nachhauseweges» und nicht irgendwelche plastischen Veränderungen im Nervensystem. Letztere mögen zwar nötig sein, um entsprechende Verhaltensmuster zu ermöglichen, doch zunächst einmal ist das Gedächtnis etwas, das wir der Interaktion eines Organismus mit seiner Umgebung, seinem Verhalten im weitesten Sinne, entnehmen. Das Gleiche gilt für Aufmerksamkeit, Traurigkeit, Verzweiflung, depressive Stimmung und alle anderen psychischen Symptome, soweit wir sie nicht introspektiv, sondern bei einem anderen Menschen beobachten. Psychische Symptome, die wir bei einem anderen Menschen beobachten, sind demnach komplexe Verhaltensmuster.

Wenn wir nun einen Menschen beobachten, dann können wir gedanklich zwischen den beiden Bereichen hin- und herspringen und uns bei jedem Verhaltensmuster fragen, welche physiologischen oder neurobiologischen Funktionen involviert sind und dieses Verhaltensmuster ermöglichen. Es handelt sich um komplementäre Sichtweisen, ähnlich den zwei Seiten einer Medaille.

So wird, wenn wir einen Menschen beobachten, durch die Grundstruktur dieser Unterscheidung die Bühne für das Leib-Seele-Problem bereitet.

Es kommt hier allerdings noch komplizierend neben Physiologie und Verhalten ein dritter Beschreibungsbereich ins Spiel, nämlich derjenige der *introspektiven Phänomene,* der Gefühle. Gefühle sind nichts, was wir an Organismen als physikalischen Objekten beobachten können, weder im Beschreibungsbereich des Verhaltens noch im physiologischen Bereich. Wir können bei unseren Mitmenschen nicht direkt wahrnehmen, was sie fühlen, sondern können dies nur aus ihrem Verhalten inklusive ihren Äußerungen schließen, wobei es allerdings guten Schauspielern nicht schwer fällt, uns zu täuschen. Direkt beobachten können wir Gefühle im introspektiven Beobachtungsbereich. Sie beziehen sich nicht auf einen Organismus als physikalischen Gegenstand, sondern auf eine nichtphysikalische Einheit, die man als Selbst bezeichnen könnte. Das Gefühl «Ärger» nehmen wir nicht wahr, wenn wir uns von außen betrachten. Auch wenn wir noch so genau in den Spiegel schauen, ist es nirgends zu sehen. Wir sehen vielleicht unsere Zornesfalten, das Gefühl «Zorn» selbst sehen wir nicht; wenn wir dagegen die Augen schließen und Introspektion betreiben, ist es wahrnehmbar. Das Gefühl «Ärger» und «Freude» ist bekanntlich intersubjektiv nicht zugänglich und deshalb für die Wissenschaft nur indirekt über verbales und nonverbales Verhalten greifbar.

Was wir jedoch tagtäglich ganz selbstverständlich machen, ist, anderen Menschen die gleichen Gefühle zu unterlegen, wie wir sie aus der Introspektion kennen. Selbstverständlich gehen wir davon aus, dass unser Gegenüber ebenfalls das Gefühl des Zorns erlebt, wenn es mit Zornesfalten im Gesicht mit der Faust auf den Tisch schlägt. Diesbezügliche Aussagen sind allerdings weder verifizierbar noch falsifizierbar.

Vor dem Hintergrund dieser Überlegungen wird einsichtig, dass wir, wenn wir einen depressiven Menschen beobachten, immer auf beiden Seiten der Grenzziehung, auf der körperlichen und der psychischen Seite, nach Erklärungen und Behandlungsansätzen suchen können. Dies gilt nicht nur für die Depression und andere psychiatrische Erkrankungen, sondern im Prinzip für jede Erkrankung. Die Erkrankungen unterscheiden sich jedoch graduell darin, inwieweit die beiden Bereiche überzeugende Erklärungs- und Behandlungsansätze liefern. Dass die neurobiologischen Erklärungsansätze bei Depressionen oder anderen psychiatrischen Erkrankungen noch nicht überzeugen, hat mit der Komplexität der Materie zu tun und ist eine Aufforderung an die Forschung.

Von der antiken Vier-Säfte-Lehre zum heutigen Verständnis der depressiven Erkrankung

Der Melancholie-Begriff hat eine 2500 Jahre lange abwechslungsreiche und verzweigte Entwicklung hinter sich. Blicken wir auf einige ausgewählte Etappen und Momente in dieser Entwicklung zurück, in dem Bewusstsein, dass unsere heutige Sicht nur eine weitere Etappe und nicht der glorreiche Abschluss dieser Entwicklung ist.

Die Vier-Säfte-Lehre Im griechischsprachigen Raum rund um die Ägäis und im Übergang von Hesiod und Homer zu den so genannten Vorsokratikern kam es zu einer für die Menschheit folgenschweren Entwicklung. Die Fragen über den Menschen, das Leben, die Welt wurden zunehmend respektloser, bohrender, auch kälter gestellt. Götter wurden als Erklärungsprinzip beiseite geschoben und verschwanden vollständig aus den Erklärungsmodellen. Entscheidend dafür, ob eine Erklärung akzeptiert wurde, waren nun die Stimmigkeit entsprechend den Kriterien des eigenen Verstandes und die Nachvollziehbarkeit durch andere. Erdbeben entstanden z. B. nach Meinung des Thales (ca. 625–550 v. Chr.) durch das Wackeln der auf dem Wasser schwimmenden Erdscheibe und nicht dadurch, dass Poseidon seinen Dreizack in die Erde stieß. Der eigene individuelle Verstand und nicht die Autorität der Götter wurde zum Maß für die Welterklärung. Anaximenes (ca. 610–545 v. Chr.), wahrscheinlich ein Schüler des Thales und wie dieser in der Handelsstadt Milet lebend, legte, soweit uns bekannt, als Erster seine Überlegungen über die Welt in nüchterner griechischer Prosa nieder, nicht in Versform wie bei Hesiod und Homer. Erstmals interessierten sich Menschen für mathematische Beweise und Fragen der Logik. Die Philosophie begann sich als erste wissenschaftliche Disziplin von der Mythologie zu trennen.

Unsere durch Wissenschaft und Ratio geprägte westliche Kultur wurzelt tief in dieser neuen Haltung gegenüber der Welt, und es ist uns deshalb kaum möglich, darin etwas anderes als einen geistigen Fortschritt zu sehen. Lehrreich kann jedoch der Hinweis sein, dass auch viele uns bewusste Nachteile unserer Kultur bereits als Keim in der Haltung dieser griechischen Männer im 6./5. Jahrhundert v. Chr. angelegt waren: die «Entzauberung» der Welt, die Ehrfurchtslosigkeit nicht nur gegenüber den Göttern, sondern auch gegenüber der Natur, der kalte, distanzierte, sezierende Verstandesblick auf die Welt, die Inthronisierung des Individuums mit seiner Ratio. In diesem Geist sind auch das antike Melancholiekonzept und die damit verbundene Vier-Säfte-Lehre entstanden.

Die Vier-Säfte-Lehre sowie das Melancholiekonzept haben zwei tiefe Wurzeln: einerseits die Gedanken und Spekulationen einer Reihe antiker Naturphilosophen, die versuchten, das Geheimnis und die Essenz der Welt auf rationalem Wege zu ergründen, andererseits aber auch das empirisch-medizinische Wissen über Erkrankungen und Körpersäfte (siehe hierzu das exzellente und umfassende Buch von Klibansky u. a. 1994). In der Verknüpfung dieser beiden Denktraditionen lag nach Klibansky u. a. bereits der Keim dafür, dass in den folgenden zweieinhalb Jahrtausenden mit Melancholie sowohl eine Veranlagung, ein Temperament, eine Charaktereigenschaft als auch eine medizinische Erkrankung bezeichnet wurde. Dieses Spannungsfeld besteht noch heute.

Als *naturphilosophische Vorläufer des Melancholiekonzepts* sind die Vorstellungen der Pythagoräer genannt worden, die Zahlen besondere Bedeutungen zusprachen (Klibansky u. a. 1994). Eine Reihe tetradischer Unterteilungen wurde vorgenommen (z. B. Frühling, Sommer, Herbst, Winter oder die Lebensalter des Kindes, Jugendlichen, Erwachsenen und Greises). Weiter ist Empedokles (490–430 v. Chr.) zu nennen, der die Lehre von den vier Elementen Feuer, Wasser, Luft und Erde entwickelte, denen als kosmisches Pendant Sonne, Meer, Himmel und Erde zugeordnet wurden. Alles bestand nach dieser Lehre aus diesen vier Elementen. Ihre unterschiedliche Mischung und unterschiedlich starken kosmischen Einflüsse bedingen Sonderbegabungen und Charaktereigenschaften. Die Nachfolger des Empedokles führten zusätzlich den Gedanken ein, dass diese Elemente, aus denen die Welt und auch die Menschen zusammengesetzt sind, bestimmte Qualitäten aufweisen. So ist das Feuer heiß, die Luft kalt, das Wasser feucht und die Erde trocken.

Parallel zu derartigen naturphilosophischen Vorstellungen entwickelte sich im 5. Jahrhundert v. Chr. ein *empirisch-rationales Herangehen an medizinische Fragen*. Als Ursache für Erkrankungen wurden natürliche Faktoren wie das Klima, die Ernährung oder die körperliche Betätigung diskutiert, nicht göttlicher Einfluss, und zur Heilung wurden nicht Gebete, sondern z. B. Diäten empfohlen. Tiersektionen wurden durchgeführt, um mehr über die Anatomie und Krankheitsursachen zu erfahren. Über einige Jahrzehnten im 3. Jahrhundert v. Chr. wurden in Alexandria auch menschliche Leichen seziert. Wie von Celsus berichtet, führten Herophilos von Chalkedon und Erasistratos von Keos, die beide etwa von 330–250 v. Chr. lebten, sogar Vivisektionen an zum Tode Verurteilten durch. Dies stellte jedoch nur eine kurze Episode der Medizingeschichte dar. Auch der Respekt vor dem toten menschlichen Körper blieb in der Antike weitgehend erhalten. Abgesehen von wenigen Ausnahmen war in der Antike das unter der menschlichen Haut Liegende dem forschenden Blick weitgehend entzogen, und selbst Galen (129–199 n. Chr.) empfahl 400 Jahre später seinen Schülern eine Reise nach Alexandria, da dort noch aus früheren Zeiten menschliche Skelette zur Ansicht bereitstanden. Die anatomischen Kenntnisse insbesondere über die inneren Organe waren deshalb in der Antike noch sehr dürftig. Was jedoch der Beobachtung zugänglich war, waren die Körpersäfte, die bei bestimmten Erkrankungen ausgeschieden wurden und über deren Fließen, Produktion und Vermischung im Körper abenteuerliche Spekulationen angestellt wurden.

Aus der Verknüpfung dieser medizinischen Beobachtungen und Spekulationen über Körpersäfte mit den naturphilosophischen Konzepten entstand die *Vier Säfte-Lehre*. Erstes Zeugnis dafür sind Schriften, die Hippokrates (460–355 v. Chr.) und seiner Schule zugeordnet werden, insbesondere das Buch «Über die Natur des Menschen». Hippokrates verzichtete konsequent auf alles Übernatürliche bei den Erklärungen für Krankheiten, sah das Gehirn als verantwortlich für psychische und neurologische Erkrankungen an und stützte sich auf die genaue Beobachtung der Symptome und Erkrankungsumstände. Folgende Säfte wurden unterschieden: die schwarze Galle (griechisch: mélane cholé), von der sich unser Begriff Melancholie ableitet, die gelbe Galle (griechisch: cholos), der Schleim (griechisch: phlegma) und das Blut (lateinisch: sanguis). Diese Säfte wurden mit den Qualitäten heiß, kalt, feucht und trocken verknüpft, und man nahm an, dass ihre Mischung für Krankheiten, Veranlagungen oder Charaktereigenschaften verantwortlich sei.

Ein Überwiegen der schwarzen Galle führt danach zu Melancholie. Zur Behandlung melancholischer Ängstlichkeit steht im «Corpus hippokratum»: «… den Betreffenden befällt Angst, er scheut das Licht und die Menschen und liebt das Dunkel; Furcht beschleicht ihn. … Er ängstigt sich, sieht Schreckbilder, hat furchterregende Träume und sieht zuweilen bereits Gestorbene. Diese Krankheit sucht die meisten während des Sommers heim. Einen derartigen Kranken lasse man Nieswurz trinken, man reinige ihm den Kopf und gebe ihm danach ein Abführmittel. Hierauf lasse man ihn Eselsmilch trinken. … Er bade nicht warm, trinke keinen Wein …, nehme keine Leibesübungen vor und gehe nicht spazieren.» (nach R. Wittern 1987)

Klibansky u. a (1994) fassen ihre Ausführungen über die Geburt der Vier-Säfte-Lehre mit folgenden Worten zusammen: «Der Begriff der Säfte stammt als solcher aus der empirischen Medizin. Der Gedanke der Vierzahl und die Definition der Gesundheit als einer Gleichgewichtslage der verschiedenen Bestandeile ist pythagoräischen Ursprungs (und wurde von Empedokles aufgegriffen). Die Vorstellung, dass jeder der vier Stoffe abwechselnd im Umlauf der Zeiten zur Herrschaft kommt, scheint rein empedokleisch zu sein. Doch das Verdienst, all diese Motive zu einer systematischen Einheit verbunden und dadurch die die Folgezeit beherrschende Vier-Säfte-Lehre geschaffen zu haben, gebührt zweifellos dem bedeutenden Verfasser des ersten Teils der Schrift ‹Über die Natur des Menschen› (aus den Schriften des Hippokrates und seiner Schule). Dieses System umfasst nicht nur die pythagoräisch-empedokleische Tetradik, sondern auch die uns durch Philiston überlieferte Qualitätenlehre, und zwar zunächst, indem unter paarweiser Kombination eine Verbindung zwischen den Säften und den Jahreszeiten hergestellt wurde. Daraus ergibt sich das über 2000 Jahre gültige Schema (Tab. 1), hinzu kommen noch die 4 Lebensalter (Knabe, Jüngling, Mann, Greis).»

Tab. 1: Schema der Vier-Säfte-Lehre gemäß den Schriften des Hippokrates («Über die Natur des Menschen»)

Säfte	Jahreszeiten	Eigenschaften
Blut (sanguis)	Frühling	warm-feucht
Gelbe Galle (cholos)	Sommer	warm-trocken
Schwarze Galle (mélane cholé)	Herbst	kalt-trocken
Schleim (phlegma)	Winter	kalt-feucht

Melancholie aus Sicht der Schule des Aristoteles

Eine Abhandlung, die lange Zeit Aristoteles (384–322 v. Chr.) zugeschrieben wurde, wahrscheinlich aber von dessen Schüler Theophrast (374–287 v. Ch.) verfasst worden ist, widmet sich ganz der Melancholie. Viele Unterscheidungen und Themen, die in den folgenden zwei Jahrtausenden und bis heute mit diesem Begriff verbunden werden, werden in dieser Abhandlung entfaltet.

Danach hat die schwarze Galle von Natur aus die Qualität «kalt», es kann jedoch auch zu einer Erwärmung kommen. Je nachdem, ob nun die schwarze Galle kalt oder warm ist, werden ihr unterschiedliche Wirkungen zugeordnet: «So kann auch die schwarze Galle – die von Natur aus, und nicht nur oberflächlich betrachtet, kalt ist – …, wenn sie im Körper das rechte Maß überschreitet, Schlagflüsse, Lähmungen, Niedergedrücktheit oder Angstzustände hervorrufen. Wird sie aber übermäßig erwärmt, bewirkt sie übersteigerte Hochgefühle und Sangesfreude, Ekstasen, Aufbrechen von Wunden und anderes dergleichen.» Wie wir hier sehen, wurden der Melancholie sehr unterschiedliche Krankheitszeichen zugeordnet, in besonderem Maße jedoch auch psychische Störungen. Die beschriebenen Krankheitszeichen lassen an die zwei Pole der bipolaren affektiven Erkrankung mit einerseits Depression und Angst, andererseits Manie (Sangesfreude, Hochgefühl, Ekstase) denken.

Der Zusammenhang zwischen Melancholie und Suizidalität wird in dieser Abhandlung mehrfach thematisiert. Insbesondere die Abkühlung der schwarzen Galle sei gefährlich. Diese Abkühlung kann durch Wein ausgelöst werden: «Wenn sie nämlich über das rechte Maß abgekühlt ist, bewirkt sie grundlose Depressionen. Daher kommt Selbstmord durch Erhängen am meisten bei jungen Menschen vor; bisweilen aber auch bei Älteren. Viele bringen sich nach dem Rausch um. Einige Melancholiker verfallen nach dem Trinken in Depressionen; die Wärme des Weines bringt nämlich die natürliche Wärme zum Erlöschen.» Dies wird so erklärt: «… denn die vom Wein verursachte Wärme ist von außen hinzugeführt, und wenn sie erlischt, tritt ein solcher Zustand (der Abkühlung und Depression) ein.» Der Absturz von der künstlich gehobenen, ausgelassenen Stimmung des Rausches in die Katerstimmung blieb auch den Menschen vor über 2000 Jahren nicht erspart.

Oder an anderer Stelle: «Die meisten, bei denen die Wärme plötzlich erlischt, begehen Selbstmord zur allgemeinen Verwunderung, da sie vorher überhaupt keine Anzeichen für ein solches Vorhaben gegeben haben.»

In dieser Abhandlung wird bereits nicht nur eine pathologische Form der Melancholie beschrieben, sondern auch Melancholie als Charaktereigenschaft oder Veranlagung: «Unter denjenigen aber, die von Natur ein solches Temperament besitzen, zeigt sich sogleich große Mannigfaltigkeit von Charakteren, verschieden je nach der Art der Mischung. So sind z. B. diejenigen, bei denen kalte Galle in großer Menge vorhanden ist, schlaff und stumpfsinnig, diejenigen aber, die übermäßig viel warme Galle besitzen, sind geneigt, in Verzückung zu geraten, oder sie sind von Natur besonders talentiert oder stark erotisch veranlagt oder leicht zu Zorn oder Begierde zu erregen; einige wiederum werden schwatzhaft.»

Ein weiteres Thema, das unter dem Schlagwort «Genie und Wahnsinn» die europäische Geistesgeschichte beschäftigt hat, ist ebenfalls bereits in dieser Abhandlung angesprochen. So stellt der Autor gleich zu Beginn die Frage: «Warum sind alle hervorragenden Männer, ob Philosophen, Staatsmänner, Dichter oder Künstler, offenbar Melancholiker gewesen?» Die Erklärung wird in der schwarzen Galle gesehen. Während eine zu starke Wärme der schwarzen Galle zu «krankhaften Anfällen der Raserei und der Verzückung» führte und mit der Fähigkeit der Wahrsagerei, mit Gottesbegeisterung in Verbindung stehe, sei schwarze Galle in wohltemperierter Form vorteilhaft: «Diejenigen jedoch, bei denen die übermäßige Wärme (der schwarzen Galle) auf ein Mittelmaß abgeschwächt ist, die sind dann zwar Melancholiker, aber besonnener und weniger exzentrisch, in vieler Hinsicht anderen überlegen, sei es durch geistige Bildung, sei es durch künstlerische Begabung, sei es durch staatsmännische Fähigkeit.»

«Melencolia I» von Albrecht Dürer

Lassen wir auf unserer Zeitreise von den Anfängen des Melancholiekonzepts bis zum heutigen Krankheitsverständnis der Depression 18 Jahrhunderte verstreichen, bis wir erneut einen Halt einlegen und Albrecht Dürers wohl bekanntestes Werk, den Kupferstich mit der Inschrift «Melencolia» betrachten. Die Melancholie, die Schwarzgalligkeit, hat in diesen 18 Jahrhunderten viele Wandlungen und Ausgestaltungen erfahren. Noch in der Antike entstand eine unübersehbare Zahl von Schriften zu diesem Thema. Vieles davon blieb vor allem deshalb erhalten, weil der Arzt C. Galen (129–199 n. Chr.), der unter anderem als Gladiatorenarzt in Pergamon arbeitete, diese Schriften zusammenführte und in eine systematische Form brachte. Galen und auch das ältere antike Denken und Wissen waren jedoch im Europa des christlichen Mittelalters über viele Jahrhunderte völlig in Vergessenheit geraten. Gott war das zentrale Magnetfeld, an dem sich alle Emotionen und Überlegungen wie Metallsplitter ausrichteten. Wissenschaft im Sinne von zweckfreiem Wissenwollen und auch biologische Erklärungsmodelle von Erkrankungen, wie es das antike Melancholiekonzept darstellt, konnten in dieser geistigen Welt keinen zentralen Platz behaupten. Die Medizin verlagerte sich in die Hände von Mönchen und Geistlichen. Die nüchterne, kalte, rationale, sezierende Sicht auf Mensch und Natur, wie sie im 5. Jahrhundert v. Chr. entstanden war, wurde vom frühen Christentum als Ehrfurchtslosigkeit vor der Schöpfung Gottes erlebt. Wissbegier, wenn sie nicht im Dienste Gottes stand, war keine Tugend. Emotionen wie Ehrfurcht, gläubige Hingabe, Liebe oder Barmherzigkeit waren gefordert, nicht distanziertes, kühles Analysieren und respektloses Befingern und Beforschen. Krankheiten waren Geisel oder Prüfungen Gottes. Melancholie wurde mit «acedia» in Verbindung gebracht oder gleichgesetzt, was mit Trägheit übersetzbar ist, und war für Thomas von Aquin (1224–1274) eine der sieben Todsünden. Melancholie war in dieser Sicht Nährboden für Sünde oder selbst Ausdruck von sündigem Verhalten und nicht eine das Genie kennzeichnende Veranlagung wie bei Aristoteles. Für Luther «ist wahr: ... Wo ein melancholisch- und schwermütiger Kopf ist ..., da hat der Teufel ein zugericht Bad.» Melancholie wurde mit dem Satan in Verbindung gebracht.

An wissenschaftlichen Fragen Interessierte standen in dieser Zeit unter Rechtfertigungsdruck, Neugier oder die Suche nach Erklärungen um ihrer selbst willen waren keine Rechtfertigungsgrundlage. Eine Argumentations- und Verteidigungslinie für an wissenschaftlichen Fragen Interessierte war deshalb, dass Gott alles nach Maß und Zahl geordnet habe und das Ergründen dieser göttlichen Gesetzmäßigkeiten ein Nachfolgen Gottes sei.

In der Renaissance jedoch erwachte das Interesse an antiken Schriften, und auch die rationale, diesseitige Gedankenwelt des Aristoteles wurde den Gelehrten an den noch jungen europäischen Universitäten durch Übersetzungen ins Lateinische zugänglich gemacht. Dass dies möglich war, ist arabischen Gelehrten in Bagdad und anderen Orten zu verdanken, die die antiken Schriften (vor allem auch die des Galen) übersetzt und studiert hatten und über die die antike Gedankenwelt wieder zurück nach Europa gelangte. Erst von Marsilio Ficino (1433–1499), einem Florentiner Philosophen und Übersetzer antiker Schriften, wurde Melancholie mit astrologischen Konzepten, aber auch wieder – wie zur Zeit des Aristoteles – mit positiven Aspekten wie geistigem Tiefgang, Gedankenschwere, Nachdenken und Genie in Verbindung gebracht.

In dieser Zeit lebt nun Albrecht Dürer (1471–1528) als ein bereits zu Lebzeiten angesehener und weit über seine Heimatstadt Nürnberg hinaus bekannter Maler. 1514, mit 43 Jahren, zeichnete er seine Mutter, die zwei Monate später im Alter von 63 Jahren verstarb.

Dieses Bild (Abb. 15) hat, selbst mit unseren modernen Augen betrachtet, in seiner unerbittlichen Ehrlichkeit, die auch vor Intimstem nicht Halt macht, etwas Anstößiges, selbst wenn die Vorstellung, wie Dürer in schnellen Strichen, am Bette sitzend, seine kranke Mutter zeichnet, auch ihre zärtlichen Seiten haben mag. Dürer ließ es wohl nicht zu, dass Ehrfurcht oder Liebe den Blick verklärten, die «Wahrheit» war ihm wichtiger.

Im gleichen Jahr entstand der berühmte Stich «Melencolia I» (Abb. 16). Was ist der erste Eindruck beim Betrachten dieses Bildes? Den meisten Betrachtern vermittelt dieser Kupferstich zunächst eine düstere, schwermütige Stimmung, vermittelt durch die große untätige, massige Figur, die ihren Kopf mit der Hand abstützt, durch die sinn- und nutzlos herumliegenden Symbole der Wissenschaft und des Handwerks und durch die animalische Trägheit des schlafenden, unbequem zwischen geometrischen Figuren eingezwängten Hundes. Aktiv ist nur der kleine Engel, der mit kindlichem Eifer und unbefangen etwas auf eine Tafel schreibt. Vertieft man sich jedoch in das Bild, versucht man die zentrale Aussage, den Grundgedanken der Komposition oder auch nur die Bedeutung von Teilaspekten zu erfassen, so entwickelt dieses Kunstwerk eine eigenartige Dynamik: Es entzieht sich jeder Eindeutigkeit. Dies kann wohl von den meisten großen Kunstwerken gesagt werden, die mehrere Bedeutungsebenen und Facettenreichtum aufweisen. Hier scheint die Uneindeutigkeit jedoch Stilmittel gewesen zu sein. Das Ambivalente, Mehrdeutige, das Unbehauste und Ungemütliche, das Unverbundene bereitet Unbehagen und ruft beim Betrachter einen Zustand hervor, der gewisse Ähnlichkeiten mit de-

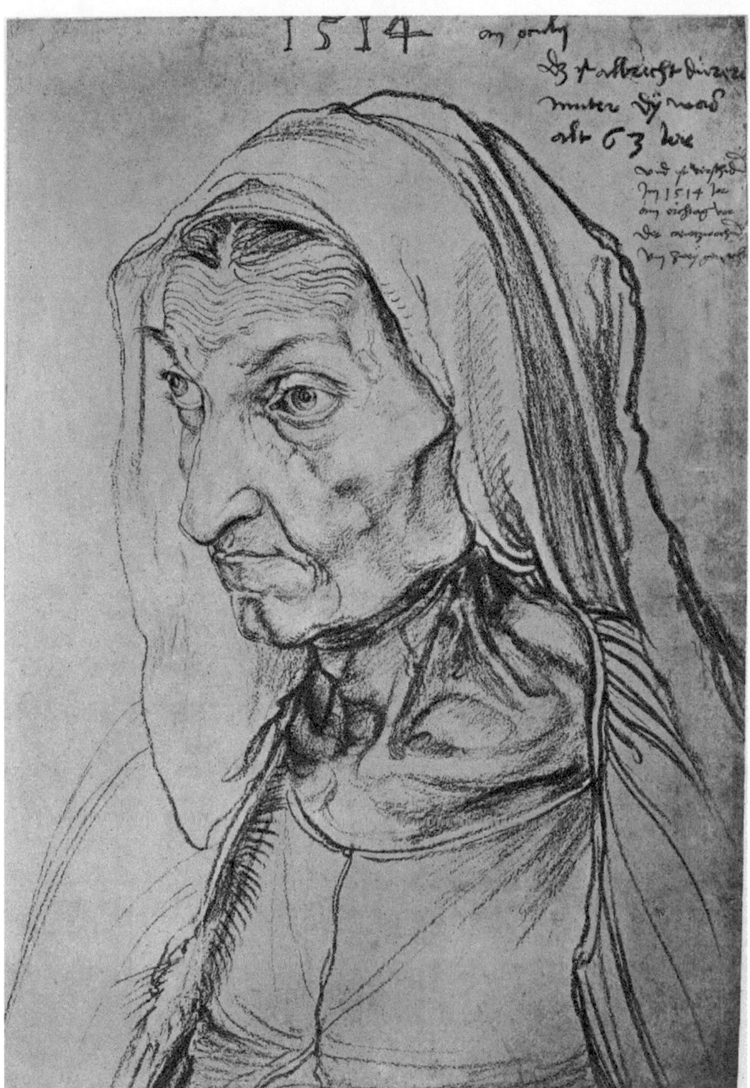

Abb. 15: Mit einem Kohlestift zeichnete Albrecht Dürer mit nüchternem Blick seine kranke Mutter, die noch im selben Jahr (1514) verstarb.

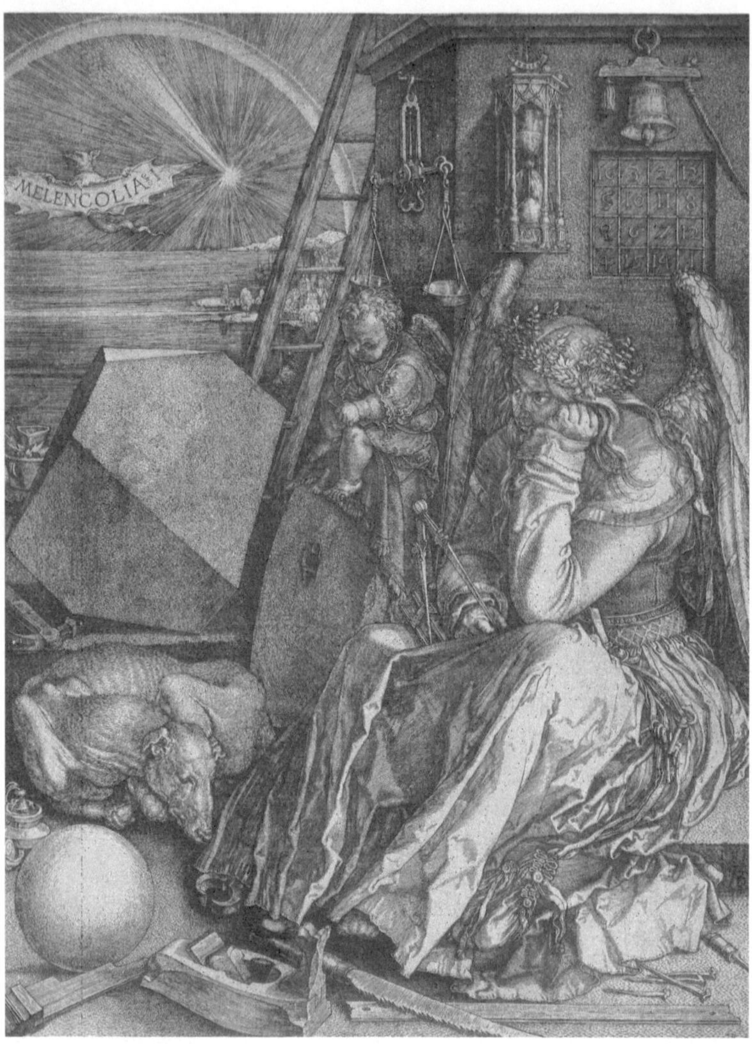

Abb. 16: Im Todesjahr seiner Mutter entstand eines der berühmtesten und auch rätselhaftesten Werke Albrecht Dürers: der Kupferstich mit dem von einem fledermausähnlichen Wesen präsentierten Emblem «Melencolia I».

pressiven Zuständen aufweist. Die Unbestimmtheit der Bildteile und ihre Bezugslosigkeit verlangen nach einer Interpretation, die Ungerichtetheit der Gesamtkonzeption, das Fehlen eines zentralen Kraftfelds, einer Stoßrichtung, nach einer Sinngebung. Gleichzeitig bietet der Stich dabei keine Hilfe an, sondern entzieht sich. Einige Fragen, die immer wieder gestellt wurden:

- Wer ist die Figur? Ein Engel, eine Frau, eine Personifikation der Melancholie, des «faustischen Nichtwissenkönnens», oder ein Genius? Wo schaut sie hin? Ins Leere?
- Was stellt das Gebäude dar? Eine Sternwarte, eine Baustelle, einen Weisheitsturm, eine Gelehrtenklause?
- Was bedeutet die Inschrift «Melencolia I»? I als der Grund allen Zählens, Messens und aller Unterscheidungen; I als Imperativ des lateinischen Wortes «ire» (gehen) im Sinne von «Melencolia, weiche!» (eine Deutung, die wieder verworfen wurde); I als Hinweis darauf, dass weitere thematisch verwandte Stiche folgen sollten oder dass eine von zwei Bedeutungen der Melancholie thematisiert ist, nämlich Melancholie im Sinne von Veranlagung und nicht im Sinne von Krankheit?
- Wohin führt die Leiter, woher kommt sie?
- Das gespenstische Wesen mit dem Emblem, ist es eine Fledermaus, eine Echse, ein Drache?
- Wie ist der Regenbogen bei einer nächtlichen Szene mit einem Kometen zu interpretieren? Handelt es sich um einen Mondregenbogen, der als seltenes Naturschauspiel beschrieben worden ist?
- Soll das Bild Trost spenden oder eine Warnung vor der Hybris der Wissenschaft aussprechen?

Fragen über Fragen: Wie das Licht die Motten, so scheint dieser Stich, der als «Tummelplatz der Deutungen» bezeichnet wurde (Wölfflin 1923), mit seinen Uneindeutigkeiten die Interpretationen anzuziehen. Dürer selbst gibt keine Interpretationshilfen. Lediglich eine kleine Notiz auf einer Vorskizze liefert Informationen über die Bedeutung des Schlüssels und des Beutels, die an der Figur herabhängen: «Schlüssel betewt gewalt, pewtell betewt reichtum.»

Doch auch für die vielen anderen Gegenstände ist von symbolhaften Bedeutungen auszugehen, die sich nur im Rahmen des geistesgeschichtlichen Kontexts erschließen. In beeindruckender Weise ist vor allem in dem Buch «Saturn und Melancholie» von Klibansky u. a.

(1994) versucht worden, in die verschiedenen Bedeutungsebenen dieses Stiches einzudringen. Nur einige Überlegungen seien aufgegriffen.

Zum aufgestützten Kopf stellen Klibansky u. a. fest: «Die primäre Bedeutung dieser uralten Ausdrucksgeste, die einem schon bei den Klagefiguren in den Reliefs ägyptischer Sarkophage begegnet, ist die der Trauer, doch kann sie auch Müdigkeit und schöpferisches Denken bedeuten.» Auch dass der Kopf nicht mit der flachen Hand, sondern mit der Faust abgestützt wird, ist bewusst gewählt, da die geschlossene Faust als ein Symbol des Geizes angesehen wurde, und Geiz war im Mittelalter ein Charaktermerkmal des Melancholikers. Das dunkle Gesicht, das zu dem düsteren Gesamteindruck beiträgt, stimmt damit überein, dass Schwarzgalligkeit in der Überlieferung mit einer dunklen Verfärbung der Haut in Verbindung gebracht wurde.

Der mit naiver Begeisterung kritzelnde Putto soll als Kontrast die melancholische Ausstrahlung der sitzenden geflügelten Figur verstärken, gedankenloses Tun gegen tatenloses Denken kontrastieren, wie es bei Klibansky u. a. heißt. Melancholie ist keine Stimmung oder kein Geisteszustand des Kindes, da sie Selbstreflexion und Bewusstheit der eigenen Endlichkeit einschließt. Auch der zusammengerollte Hund verstärkt in diesem Sinne durch seine Ungeistigkeit kontrastierend die geistig-melancholische Ausstrahlung der geflügelten Figur. Die Melancholie wird dagegen mit hoher Geistigkeit in Verbindung gebracht, mit Handwerk und Wissenschaft. Dies wird symbolhaft durch eine Reihe von Gegenständen ausgedrückt, auch wenn diese im Augenblick verstreut und ungenutzt herumliegen. So wird die Geometrie wohl symbolisiert durch den Zirkel und die geometrischen Figuren, die Astrologie durch den Kometen, die Arithmetik vielleicht durch das Zahlenquadrat. Drückt sich hier die humanistische Grundhaltung Dürers aus, der Melancholie nicht mehr nur als Sünde, sondern auch, in Anknüpfung an die Antike, als Disposition zu Genie und edler Geistigkeit sieht, gleichzeitig sich aber auch der Vergeblichkeit dieser Bemühungen bewusst ist?

Interessant ist, dass viele der Gegenstände mit Maß und Zahl zu tun haben (u. a. Zirkel, Sanduhr, Zahlenquadrat, geometrische Figuren). Dürer hat sich mit Perspektive, mit den Proportionen des menschlichen Körpers beschäftigt und es als erstrebenswert angesehen, die Gegenstände auf Maß und Zahl zurückzuführen. Durch mathematisch fundierte Erkenntnis werde «Falschheit» aus der Kunst vertrieben, und nach seiner zweiten Italienreise setzte sich Dürer zum Ziel, diese Herangehensweise den deutschen Künstlern zu vermitteln. Um 1512 bemerkte er jedoch resignativ: «Waß aber dy Schonheit sey, daz weis ich nit.» Drückt dieses Bild auch resignatives Bewusstsein der Grenzen und Nachteile der wissenschaftlichen Weltsicht aus?

Ratio, Reflexion, Bewusstheit sind geradezu Voraussetzung für das Auftreten einer melancholischen Stimmung oder die Entwicklung eines melancholischen Temperaments. Reflexion bedeutet Abstand, Unterscheidung und damit auch Verlust von Nähe, Geborgenheit und Liebe im weitesten Sinne. Der Verstand führt uns den Tod, unser Entstehen aus dem Nichts, die Unendlichkeit und damit auch Vergeblichkeit unserer Bemühungen vor Augen. Nehmen wir den Verstand zu ernst, verbaut er uns den Zugang zur naiven Begeisterung und ungetrübten Lebenslust, wie sie in reinster Form bei Kleinkindern und in dem Stich bei dem Putto zu sehen sind.

Jeder, der sich näher mit diesem Stich beschäftigt, wird durch dessen Facettenreichtum und Vielschichtigkeit auf Aspekte und Probleme des jeweils eigenen Lebens zurückgeführt.

Von der Melancholie der Dürerzeit zum heutigen Krankheitsverständnis von Depression

Vier Jahrhunderte später kommen wir in eine Zeit, in der die heutigen Konzepte und Klassifikationen der Depression entwickelt wurden und die ehrwürdige Melancholie zu einer Unterform der depressiven Erkrankung wurde. Auch in diesen Jahrhunderten war Melancholie ein bedeutungsreicher und wandelhafter Begriff. Antike Vorstellungen zur Melancholie, basierend auf der Vier-Säfte-Lehre, wurden mit der beginnenden Neuzeit aufgegriffen und weiter ausgestaltet. Neben den im Mittelalter dominierenden negativen Konnotationen der Melancholie als Sünde kamen wieder vermehrt positive Facetten zur Sprache. Die Melancholie wurde «in vielen Nuancierungen als Schwermut, Überdruss, Trübsinn, Hypochondrie, Niedergeschlagenheit, Weltschmerz, Sehnsucht, Ennui, Mal du siècle, Spleen, Fernweh, Langeweile, Ekel eine europäische Mode der Empfindsamkeit, des Lyrismus, der ästhetischen Intellektualität und zuweilen der snobistischen Extravaganz» betrachtet (Saner 1998).

Im medizinischen Kontext wurden in diesen Jahrhunderten wie auch in der Antike unter Melancholie Störungen subsumiert, die heute den unterschiedlichsten psychiatrischen, neurologischen und anderen körperlichen Erkrankungen zugeordnet werden würden. Zur Behandlung wurden bunteste Mixturen empfohlen: Obst, Mittel und Maßnahmen, um Körpersäfte zu verdünnen oder über verschiedene Wege loszuwerden (z. B. Schröpfen, Blutegel, Brechmittel, Expektorantien, Aderlass), Heilkräuter, Duftstoffe oder Umschläge. Es gibt wenig, was nicht auch zur Behandlung der Depression empfohlen worden wäre: reichliches Schlafen oder Schlafentzug, Alkohol oder strikte Abstinenz, körperliche Übungen oder Schonung, regelmäßiger Geschlechtsverkehr oder sexuelle Enthaltsamkeit usw.

In den Jahrhunderten von der Zeit Dürers bis zum Ende des 19. Jahrhunderts wurden jedoch nach und nach die zahlreichen Bezüge der Melancholiekonzepte zur Astrologie, Alchemie und zu religiösen Aspekten zurückgedrängt, man war stattdessen bestrebt, einen auf nachprüfbare Beobachtung basierenden Erklärungsansatz zu finden. Dieses Streben nach rationaler und naturwissenschaftlicher Durchdringung war Teil einer die gesamte westliche Welt bis in alle Fasern erfassenden Entwicklung. Die schwarze Galle als postuliertes pathogenes Agens im Rahmen der Vier-Säfte-Lehre hielt sich jedoch lange. Sie verlor erstaunlicherweise erst im 19. Jahrhundert ihre Bedeutung. Ihren Platz nahmen Modelle ein, die in gestörten Hirn- und Nervenfunktionen die Ursache der Melancholie sahen.

Der Vater der modernen Klassifikation psychiatrischer Erkrankungen ist Emil Kraepelin (1856–1926), der von 1903 bis zu seinem Tode die Universitätsnervenklinik in München leitete. Kraepelin vertrat eine naturwissenschaftliche Medizin und war an Systematisierung der Krankheitsbilder und an den biologischen Grundlagen psychiatrischer Erkrankungen interessiert. Er traf die grundlegende Unterscheidung zwischen schizophrenen Erkrankungen und affektiven Erkrankungen. Erstere fasste er unter dem Begriff «Dementia praecox» zusammen, die zweite Kategorie unter «manisch-depressives Irresein», das heute weitgehend den bipolaren affektiven Erkrankungen entspricht. Seit der 7. Auflage seines 1913 erschienenen Lehrbuchs bezeichnet Melancholie lediglich einen Zustand, der im Rahmen des «manisch-depressiven Irreseins» auftritt. Spätere Forschungen wie die von Jules Angst (1966) haben dann jedoch nahe gelegt, die unipolaren Depressionen von den bipolaren affektiven Erkrankungen abzugrenzen und als eigenständige Erkrankungen zu behandeln.

In der Zeit Kraepelins hat sich der Begriff «Depression» als Krankheitsbezeichnung etabliert, der im Folgenden den Begriff «Melancholie» verdrängte und auf eine Spezialform der Depression, die Depression vom melancholischen Typ, einschränkte. Es ist auf die eigenartige Entwicklung hingewiesen worden, dass der sehr breite und mit einer verwirrenden Bedeutungsvielfalt beladene Begriff «Melancholie» in der modernen Medizin durch den Begriff «Depression» ersetzt wurde, heute jedoch umgekehrt Depression eine unscharfe und eher zu breite Diagnose geworden ist, während mit Melancholie in der Medizin (Depression vom melancholischen Typ) die Kerngruppe der depressiv Erkrankten bezeichnet wird (Schmidt-Degenhard 2000).

Für die Forschung war sehr hinderlich, dass die Zuordnung zu bestimmten Diagnosen von Klinik zu Klinik und noch mehr von Land zu Land sehr unterschiedlich war. Ergebnisse ließen sich deshalb kaum vergleichen. Der Wissensfortschritt und eine naturwissenschaftlich fundierte Behandlung wurden dadurch stark behindert. Es wurden deshalb Klassifikationssysteme entwickelt, in denen auch die Diagnosekriterien festgelegt sind. Als wichtigste Systeme sind zurzeit das ICD-10-System und das in den USA gebräuchliche DSM-IV (Diagnostic and Statistical Manual of the American Psychiatric Association, fourth edition) im Einsatz. Diese beiden Systeme gehen in groben Zügen in ihren Einteilungen parallel. Innerhalb der Depressionen wird von einem melancholischen Subtyp gesprochen, wenn sich eine Unfähigkeit, Freude zu empfinden oder freudig zu reagieren, eingestellt hat sowie eine Reihe von körpernahen Symptomen wie deutlicher Appetitverlust mit Gewichtsabnahme, Libidoverlust, Schlafstörungen mit Früherwachen, Tagesschwankungen in der Depressionsschwere mit Morgentief bestehen. Die Melancholie im medizinischen Sinne ist heute, wie bereits erwähnt, zu einer Unterform depressiver Erkrankungen geworden.

3.
Die Depression überwinden

Wir wenden uns nun der Frage zu, die den Betroffenen als Einzige wirklich interessiert. Wie finde ich einen Weg aus der Depression? Da die Depression zudem bei vielen Patienten einen rezidivierenden Verlauf zeigt (Rezidiv: Rückfall), kommt an zweiter Stelle die Frage, wie das Wiederauftreten verhindert werden kann. Unbehandelt erleiden etwa 80 Prozent der Patienten mehr als eine depressive Episode. Behandlungsziele sind deshalb:

- die aktuelle depressive Episode rasch zum Abklingen zu bringen und die erreichte Besserung zu stabilisieren (Akutbehandlung und Erhaltungstherapie) sowie
- das Wiederauftreten neuer Episoden (Rezidive) zu verhindern (rückfallverhütende Behandlung, Langzeittherapie, Abb. 17).

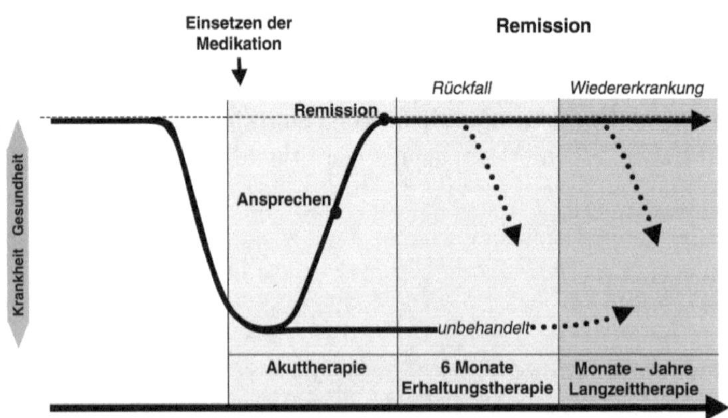

Abb. 17: Die drei Phasen der Antidepressiva-Therapie. Kommt es unter der Akuttherapie zum Abklingen der depressiven Symptome (Remission), so muss zur Verhütung von Rückfällen zunächst eine sechsmonatige Erhaltungstherapie angeschlossen werden. Nach diesen sechs Monaten ist sorgfältig zu prüfen, ob eine langfristige Behandlung zur Reduktion des Rückfallrisikos nötig ist.

Für beide Behandlungsziele, die Behandlung der aktuellen Episode und die rückfallverhütende Behandlung, stehen uns wirksame Behandlungsmöglichkeiten zur Verfügung. Die wichtigsten Bausteine der *Akuttherapie* sind die Pharmakotherapie mit Antidepressiva und die Psychotherapie (z. B. kognitive Verhaltenstherapie). Als unterstützende Verfahren sind bei manchen Patienten der Schlafentzug und bei der kleinen Gruppe der Patienten mit saisonal abhängiger Depression die Lichttherapie hilfreich. Bei schweren, therapieresistenten Depressionen ist die Elektrokrampftherapie (EKT) das wirksamste therapeutische Verfahren. Zur *Rezidivverhinderung (rückfallverhütende Behandlung)* wird bei Patienten mit unipolaren Depressionen die längerfristige Weiterführung der antidepressiven Medikation und Psychotherapie, bei manchen Patienten und insbesondere bei Patienten mit bipolaren affektiven Störungen die Langzeitbehandlung mit Lithium und anderen Stimmungsstabilisierern (*mood stabilizer*) empfohlen.

Wer führt diese Behandlungen durch?

Medikamentöse Behandlung Die Verschreibung von Medikamenten ist eine ärztliche Aufgabe. Für viele Patienten ist der erste Ansprechpartner hier der Hausarzt, weil zu ihm bereits ein Vertrauensverhältnis besteht. In manchen Fällen wird er selbst eine medikamentöse antidepressive Behandlung durchführen, oft aber wird er eine Überweisung zu einem Facharzt für Psychiatrie vorschlagen.

Psychiater und Nervenärzte sind Spezialisten für psychische Erkrankungen, und vor allem in komplizierteren Fällen (siehe Tab. 2) sollte unbedingt auf ihr Wissen und ihre Erfahrung zurückgegriffen werden. In schweren Fällen kann auch eine stationäre Therapie in einer Klinik für Psychiatrie und Psychotherapie erforderlich sein. Der Psychiater und Nervenarzt verfügt über das nötige Wissen, welches Medikament in welcher Weise wirkt, welche Nebenwirkungen auftreten können und wie die Wechselwirkungen mit anderen Arzneimitteln sind.

Entgegen einer weit verbreiteten Meinung ist der Neurologe übrigens kein Spezialist für Depression. Er ist Facharzt für andere Erkrankungen des Nervensystems, beispielsweise Lähmungen der Gliedmaßen, Schlaganfall oder Parkinson'sche Erkrankung, nicht jedoch für psychiatrische Erkrankungen. Nervenärzte sind jedoch Fachärzte sowohl für Neurologie als auch für Psychiatrie.

Tab. 2: Wann sollte ein Facharzt für Psychiatrie hinzugezogen werden?

- schwere Depression mit massiver Unruhe und Verzweiflung, völligem Rückzug, Nahrungsverweigerung
- Depression mit Wahn (Schuldwahn, Verarmungswahn, hypochondrischer Wahn, siehe S. 24)
- tiefe Hoffnungslosigkeit mit Lebensüberdruss und Gedanken an Suizid, schwere Suizidversuche in der Vorgeschichte
- bedeutsame Begleiterkrankungen und Begleitmedikationen, die die Behandlung komplizieren
- bipolare affektive Störung (siehe S. 28); die Behandlung und der Krankheitsverlauf sind bei dieser Diagnose oft komplizierter
- Therapieresistenz, d. h. fehlendes Ansprechen auf erste Behandlungsversuche

Psychotherapie Bereits das verständnisvolle, mutmachende und beratende Gespräch mit dem Arzt kann psychotherapeutische Wirkung entfalten. Für die Behandlung der Depression gibt es jedoch spezifische Psychotherapien. Diese Behandlungsformen können entweder von Ärzten oder Psychologen durchgeführt werden, wenn sie eine entsprechende Zusatzausbildung abgeschlossen haben. Psychotherapie für Kinder und Jugendliche kann auch von Sozialpädagogen nach Abschluss einer entsprechenden Ausbildung durchgeführt werden. Der gesetzlich geschützte Titel «Psychotherapeut» ist eine Gewähr dafür, dass ein qualifiziertes Ausbildungsniveau vorliegt. In Deutschland gibt es derzeit rund 17 000 niedergelassene Psychotherapeuten, die mit den gesetzlichen Krankenkassen abrechnen können. Zwei Drittel davon sind psychologische Psychotherapeuten, ein Viertel ärztliche Psychotherapeuten (u. a. Fachärzte für Psychotherapie und Psychosomatik), und der Rest sind Psychotherapeuten für Kinder und Jugendliche.

Die Pharmakotherapie der Depression

Antidepressiva haben ihre Wirksamkeit in strengen Studien eindeutig belegt, und unzählige Betroffene können die segensreiche Wirkung der Antidepressiva aus eigener Erfahrung bestätigen.

Dies bedeutet jedoch nicht, dass ein bestimmtes Antidepressivum bei jedem Patienten wirkt. In Therapiestudien klingt bei 50–70 Prozent der mit einem Antidepressivum behandelten depressiven Patienten die Erkrankung innerhalb von 4–6 Wochen völlig oder zumindest teilweise ab. Gibt man ein Scheinpräparat (Placebo), so beträgt die Ansprechrate 30–50 Prozent. Die Ansprechraten auf Antidepressiva zeigen, dass in der täglichen Praxis bei vielen Patienten wegen ungenügendem Ansprechen ein zweiter Therapieversuch mit einem anderen Antidepressivum erforderlich ist.

Ist die Depression nach Gabe von Antidepressiva abgeklungen, so dürfen die Antidepressiva nicht gleich abgesetzt werden, da es sonst häufig zum Wiederauftreten der Depression kommt. Vielmehr sollte die antidepressive Medikation im Sinne einer Erhaltungstherapie in unveränderter Dosierung zunächst über mindestens 6 Monate weitergeführt und danach entschieden werden, ob eine langfristige rückfallverhütende Medikation sinnvoll ist.

Modellvorstellungen zum *Wirkmechanismus* der Antidepressiva gehen davon aus, dass diese die Wirkung der Botenstoffe Serotonin und Noradrenalin im Gehirn verstärken. Alle zurzeit auf dem Markt befindlichen Antidepressiva beeinflussen diese Botenstoffe. Die meisten erhöhen die Wirkung dieser Botenstoffe, indem sie eine Pumpe blockieren, die das in den synaptischen Spalt freigesetzte Serotonin wieder in die Synapse zurückpumpt und damit wie ein Staubsauger aus dem Wirkungsbereich entfernt (Abb. 12, S. 89). Gleiches gilt für das Noradrenalin. Einige der Antidepressiva blockieren ganz gezielt die Rückaufnahme des Noradrenalin in die entsprechenden Synapsen.

Dabei ist immer zu bedenken, dass Antidepressiva keinesfalls wie z. B. Aspirin einfach mal eingenommen werden können, wenn es einem schlecht geht, sondern nur nach ärztlicher Verschreibung eingenommen werden dürfen. Die medikamentöse Behandlung der Depression erfordert detailliertes Fachwissen.

Die Wirkung der Antidepressiva unterscheidet sich sehr deutlich von der anderer Psychopharmaka wie etwa Beruhigungsmittel (z. B. Valium), Schlafmittel oder Neuroleptika. Antidepressiva wirken nicht sofort, wie wir das von Schmerzmitteln oder Schlafmitteln kennen, sondern haben eine Wirklatenz, d. h., sie entfalten ihre volle antidepressive Wirkung erst nach 2–4 Wochen.

80 Prozent der Bevölkerung glauben, Antidepressiva würden süchtig machen. Dies ist definitiv nicht der Fall. Antidepressiva sind keine Glückspillen, die «high» machen. Wenn Gesunde diese Medikamente einnehmen, so geraten sie nicht in eine euphorische oder gehobene Stimmung. Es gibt auch keinen Drogenschwarzmarkt für Antidepressiva oder die Beobachtung, dass ständige Dosissteigerungen nötig sind,

um die Wirkung zu erhalten. Beruhigungsmittel und Schlafmittel machen abhängig, nicht dagegen Antidepressiva. Richtig ist dagegen, dass viele depressiv Erkrankte Antidepressiva über lange Zeit benötigen, um depressionsfrei leben zu können. Dies ist jedoch trivial und nicht anders als z. B. bei der Behandlung mit Insulin bei Diabetes mellitus oder mit einem Blutdruckmittel bei Bluthochdruck.

Eine weitere häufige und oft tief sitzende Sorge ist, dass Antidepressiva die Persönlichkeit verändern, dass man nicht mehr «man selbst» ist. Auch diese Sorge ist unbegründet. Die Depression verändert die Persönlichkeit, nicht jedoch Antidepressiva. Nach erfolgreicher Behandlung einer depressiven Episode mit Antidepressiva berichten sowohl die Patienten als auch deren Angehörige, dass der Betroffene wieder so ist, wie er sich kennt bzw. die anderen ihn kennen. Die Antidepressiva wirken demnach relativ gezielt auf im Rahmen der Depression gestörte Hirnfunktionen ein.

Welche Antidepressiva stehen zur Auswahl?

Für die Behandlung der depressiven Episode steht eine große Zahl von in Deutschland zugelassenen Medikamenten zur Verfügung. Im Folgenden werden die wichtigsten Gruppen von Antidepressiva beschrieben. Diese unterscheiden sich untereinander kaum in der generellen antidepressiven Wirksamkeit. Der einzelne Patient spricht jedoch oft nur auf das eine, nicht aber auf ein anderes Antidepressivum an. Auch unterscheiden sich die Antidepressiva deutlich in ihrem Nebenwirkungsprofil.

Die Antidepressiva lassen sich in die Gruppe der Tri- und Tetrazyklischen Antidepressiva (TZA), der Selektiven Serotonin-Rückaufnahme-Inhibitoren (SSRI), Monoaminoxidase-Hemmer (MAO-Hemmer), neuere Antidepressiva und Johanniskrautpräparate einteilen.

Die *Tri- und Tetrazyklischen Antidepressiva* (TZA) sind schon lange eingeführt. Sie bewirken in unterschiedlichem Ausmaß eine Hemmung der Wiederaufnahme von Serotonin und Noradrenalin aus dem synaptischen Spalt (siehe S. 90 ff.). Dadurch wird die Wirkung des Serotonins und Noradrenalins erhöht. TZA blockieren jedoch zusätzlich eine Reihe von anderen Rezeptoren für andere Botenstoffe. Diese zusätzlichen blockierenden Wirkungen erklären einen Großteil der Nebenwirkungen der TZA. In Tab. 3 sind die wichtigsten TZA aufgeführt. Genannt sind die Wirkstoffe und in Klammern Beispiele für Markennamen.

Tab. 3: Tri- und Tetrazyklische Antidepressiva (TZA)

	Anfangsdosis (mg/Tag)	Standarddosis (mg/Tag)	Maximaldosis (mg/Tag)
Amitriptylin (z. B. Saroten)	50	150	300
Amitriptylinoxid (z. B. Equilibrin)	60	150	300
Clomipramin (z. B. Anafranil)	50	150	300
Dibenzepin (z. B. Noveril)	120	480	720
Doxepin (z. B. Aponal)	50	150	300
Imipramin (z. B. Tofranil)	50	150	300
Lofepramin (z. B. Gamonil)	70	140	210
Nortriptylin (z. B. Nortrilen)	50	150	225
Trimipramin (z. B. Stangyl)	50	100	400
Maprotilin (z. B. Ludiomil)	50	150	225

Die *Selektiven Serotonin-Rückaufnahme-Inhibitoren* (SSRI) sind eine Antidepressiva-Gruppe, die die serotonerge Wirkung im Gehirn durch selektive Hemmung der Rückaufnahme von Serotonin aus dem synaptischen Spalt erhöhen (siehe Tab. 4). Hieraus lassen sich die antidepressiven Wirkungen, aber auch die Nebenwirkungen erklären, wie z. B. Übelkeit, innere Unruhe oder sexuelle Funktionsstörungen. Da sie im Gegensatz zu den TZA selektiv wirken, d. h. auf andere Rezeptoren keine wesentliche blockierende Wirkung ausüben, werden sie von manchen Patienten besser vertragen. Sie sind auch bequemer zu handhaben, da nicht wie bei TZA langsam aufdosiert und die Dosis über den Tag verteilt genommen werden muss, sondern gleich mit einer wirksamen Tagesdosis als morgendliche Einmalgabe begonnen werden kann.

Tab. 4: Selektive Serotonin-Rückaufnahme-Inhibitoren (SSRI)

	Anfangsdosis (mg/Tag)	Standarddosis (mg/Tag)	Maximaldosis (mg/Tag)
Citalopram (Cipramil)	20	20	60
Escitalopram (Cipralex)	10	10	30
Fluoxetin (Fluctin)	20	20	60
Fluvoxamin (Fevarin)	100	200	300
Paroxetin (Seroxat, Tagonis)	20	20	60
Sertralin (Zoloft)	50	100	200

Monoaminoxidase-Hemmer (MAO-Hemmer) verstärken die Wirkung von Serotonin und Noradrenalin, indem sie den Abbau dieser Botenstoffe durch das Eiweiß Monoaminoxidase hemmen. In Deutschland sind die Stoffe Moclobemid (Aurorix) und Tranylcypromin (Jatrosom) auf dem Markt. Bei Letzterem muss eine spezielle Diät eingehalten werden, da es sonst zu Blutdruckkrisen kommen kann.

In den letzten Jahren wurde eine Reihe *neuerer Antidepressiva* auf den Markt gebracht, die relativ selektiv die Botenstoffe Serotonin und Noradrenalin beeinflussen (Tab. 5). Beispiele sind Venlafaxin (Trevilor), das die Wiederaufnahme von Serotonin und in höheren Dosen auch von Noradrenalin hemmt, Mirtazapin (Remergil), das über indirekte Mechanismen die Wirkung von Serotonin und Noradrenalin verstärkt, und Reboxetin (Edronax), ein selektiver Wiederaufnahme-Hemmer von Noradrenalin.

Tab. 5: Neuere Antidepressiva und MAO-Hemmer

Neuere Antidepressiva	Anfangsdosis (mg/Tag)	Standarddosis (mg/Tag)	Maximaldosis (mg/Tag)
Mirtazapin (Remergil)	15	30	60
Venlafaxin (Trevilor)	75	150	375
Reboxetin (Edronax)	8	8	12
MAO-Hemmer			
Tranylcypromin (Jatrosom)	10	10–30	> 30 möglich
Moclobemid (Aurorix)	150	450–600	600

Von den pflanzlichen Mitteln sind allein die *Johanniskrautextrakte* eine begründete Option bei der Behandlung der Depression. Johanniskrautpräparate sind bei manchen Patienten sehr beliebt, da sie als Naturheilmittel als sanfter und besser verträglich angesehen werden als synthetische Substanzen. Die Natur wird vielleicht in der Tradition der Romantik gerade in Deutschland mit dem Guten, die Chemie dagegen mit dem Bösen in Verbindung gebracht.

Nur für einige wenige der Johanniskrautpräparate liegen jedoch Studien vor, die die Wirksamkeit wissenschaftlich belegen. Dies gilt überdies nur für leichtere und mittelschwere Formen der Depression. Gerade in den letzten Jahren sind sorgfältige Studien erschienen, die

die Wirksamkeit von Johanniskrautpräparaten bei schwereren Depressionen in Frage stellen. Die depressiven Symptome der mit dem Johanniskrautpräparat behandelten Patienten besserten sich nicht deutlicher als die der mit einem Scheinpräparat (Placebo) Behandelten. Zudem wissen wir nicht genau, welcher Stoff in diesem Vielstoffgemisch für die antidepressive Wirkung verantwortlich ist. Das macht die Dosierung schwierig. Vermutlich wirkt Johanniskraut ebenfalls über eine Beeinflussung der Botenstoffe Serotonin und Noradrenalin. Für die meisten der über 40 auf dem Markt befindlichen frei verkäuflichen Johanniskrautpräparate liegen keine Studien vor, und der Gehalt an Johanniskraut ist so niedrig, dass sie vermutlich wirkungslos sind. Eine schwere Depression mit Johanniskraut zu behandeln ist deshalb nicht zu empfehlen, um nicht zu sagen: gefährlich. Lediglich bei leichteren bis mittelschweren Formen der Depression kann unter Berücksichtigung der oben genannten Einschränkungen ein Behandlungsversuch mit Johanniskraut unternommen werden. Johanniskrautpräparate werden meist gut vertragen. Doch auch pflanzliche Präparate haben Nebenwirkungen. Von der Regel «Was wirkt, hat auch Nebenwirkungen» gibt es nur wenige Ausnahmen. So können z. B. Johanniskrautpräparate die Ausscheidung anderer Antidepressiva oder anderer Medikamente aus dem Körper und damit deren Wirksamkeit beeinflussen. Von einer Selbstmedikation mit Johanniskraut ist jedenfalls abzuraten.

Für andere pflanzliche Heilmittel wie z. B. Kava kava, Bachblüten oder Baldrian liegen keinerlei Wirksamkeitsbelege bei depressiven Erkrankungen vor.

Zusätzlich zu den Antidepressiva können für die Behandlung depressiv Erkrankte weitere Medikamente hilfreich und nötig sein, die nicht spezifisch gegen die Depression selbst wirken.

Beruhigungsmittel (Tranquilizer, Sedativa) Beruhigungsmittel führen bereits wenige Minuten nach der Einnahme zu einer Beruhigung und Entspannung. Ängste und Unruhe nehmen ab. Der bekannteste Vertreter ist Valium. Derartige Beruhigungsmittel wirken nicht gezielt gegen die depressive Erkrankung, können jedoch bei manchen Patienten zur Linderung großer Ängste und Unruhe eingesetzt werden. Insbesondere wenn die Verzweiflung der Betroffenen so groß ist, dass sie daran denken, sich das Leben zu nehmen, kann eine Behandlung mit derartigen Beruhigungsmitteln nötig sein, um die Zeit, bis die Antidepressiva ihre Wirkung entfalten, zu überbrücken. Zu bedenken ist aber, dass die Beruhigungsmittel bei längerer Gabe zu Abhängigkeit führen können und dass es beim Absetzen vorübergehend zu verstärkter Unruhe, Schlaflosigkeit, Ängsten oder Spannungsgefühl am ganzen Körper kommen kann – als Ausdruck von Absetz- oder Entzugsphänomenen.

Neuroleptika Unter Neuroleptika wird eine große Zahl verschiedener Substanzen zusammengefasst, die üblicherweise bei schizophrenen Erkrankungen eingesetzt werden. Sie können jedoch auch bei depressiven Patienten hilfreich sein, um zum Beispiel große Unruhe und Angst zu dämpfen. Weiter kommen sie bei schweren und insbesondere wahnhaften Depressionen zum Einsatz. Im Gegensatz zu den meisten Beruhigungsmitteln machen sie ebenso wenig abhängig wie Antidepressiva.

Mit welchen Nebenwirkungen ist zu rechnen?

Die verschiedenen Antidepressiva unterscheiden sich in ihren Nebenwirkungen. Einige wichtige Nebenwirkungen und Anwendungsprobleme sind im Folgenden näher beschrieben, um es dem Betroffenen zu erleichtern, diese richtig einzuordnen und zu gewichten. Die meisten Nebenwirkungen sind nämlich eher lästig als gefährlich und für sich genommen oft noch kein Grund, das jeweilige Medikament abzusetzen. Diese Darstellung der Nebenwirkungen erfolgt ohne Anspruch auf Vollständigkeit.

Vollständiger, aber für den Laien eher verwirrend ist der Beipackzettel in der Medikamentenschachtel. Gerade bei depressiv erkrankten Menschen weckt das Lesen des Beipackzettels meist große Ängste, zumal sie durch die Erkrankung ja immer mit dem Schlimmsten rechnen. Würde mit ähnlicher Sorgfalt auch in anderem Zusammenhang auf Risiken und Nebenwirkungen hingewiesen, dann müssten auf jeder Kaffeepackung zahlreiche Nebenwirkungen wie Unruhe, Schlafstörungen, Zittern, Kopfschmerzen, Magenschmerzen, Suchtgefahr usw. stehen. Noch länger wäre die Liste auf einer Flasche Wein.

Während der Schwangerschaft sollten Antidepressiva möglichst vermieden werden, insbesondere in den ersten drei Monaten. Diese Warnung gilt mit Einschränkung, da es zum Beispiel für TZA, trotz langjährigem Gebrauch, keine Hinweise gibt, dass diese bei richtiger Einnahme das ungeborene Kind schädigen. Gerade bei schweren Depressionen können deshalb die Vorteile einer Behandlung mit TZA größer als die Risiken sein.

Zu bedenken ist weiter, dass es bei Gabe mehrerer Medikamente zu den unterschiedlichsten Wechselwirkungen kommen kann. Bestimmte Medikamente können sich gegenseitig in ihrer Wirkung verstärken oder abschwächen. Dies gilt, wie bereits erwähnt, auch für Johanniskrautpräparate.

Tri- und Tetrazyklische Antidepressiva (TZA) Für die TZA sind einige Nebenwirkungen darauf zurückzuführen, dass sie die Wirkung des Botenstoffs Acetylcholin blockieren. Diese so genannten anticholinergen Nebenwirkungen sind oft zu Beginn der Behandlung besonders deutlich ausgeprägt und klingen spätestens nach Absetzen der TZA wieder ab. Dazu zählen Mundtrockenheit, Störungen beim Wasserlassen, träger Stuhlgang und Verstopfung. Vor allem die Mundtrockenheit tritt bei vielen mit TZA behandelten Patienten auf. Hilfreich sind das Lutschen saurer Bonbons und häufiges Schlürfen von Wasser. Die anderen anticholinergen Nebenwirkungen stellen seltener ein Problem dar. Die meisten der anticholinergen Nebenwirkungen sind eher lästig. Eher selten kommt es zu ernsteren Komplikationen wie völliger Verstopfung (Ileus) oder völliger Harnsperre (Vorsicht bei Prostatavergrößerung). Patienten mit erhöhtem Augeninnendruck (Glaukom) sollten ihrem Arzt dies vor Behandlungsbeginn mitteilen, da bei manchen Glaukomformen (Engwinkelglaukom) die Situation durch die anticholinergen Effekte der Antidepressiva verschlimmert werden kann und diese Medikamente deshalb nicht gegeben werden sollten. Ebenfalls auf die anticholinergen Effekte zurückzuführen sind Schwierigkeiten, die Tiefenschärfe beim Sehen richtig einzustellen (Akkommodationsstörungen). Diese Akkomodationsstörungen sind harmlos und nicht Ausdruck einer schwerwiegenden Augenerkrankung. Bei älteren Menschen und gleichzeitig vorliegenden Hirnerkrankungen kann es durch die anticholinerge Wirkung im Gehirn zu vorübergehenden Konzentrationsstörungen bis hin zu Verwirrtheitszuständen kommen.

Es gibt weitere Nebenwirkungen, die nicht auf die anticholinergen Effekte der TZA, sondern auf die Blockierung anderer Botenstoffe oder andere Effekte zurückzuführen sind. So wirken einige der TZA wie zum Beispiel Amitriptylin oder Doxepin dämpfend und sedierend. Manchmal ist dies erwünscht, da viele depressive Patienten unter innerer Unruhe und Schlafstörungen leiden.

Durch die TZA wird die Blutdruckregulation beeinflusst. Abruptes Aufstehen kann zu Schwindel und «Schwarzwerden vor den Augen» führen, da der Blutdruck zu langsam an diese neue Situation angepasst wird (orthostatische Dysregulation). Vor allem bei älteren Menschen kann es dann auch zu Stürzen kommen, zum Beispiel nachts beim Aufstehen zum Wasserlassen.

Bei Menschen mit Herzrhythmusstörungen dürfen TZA meist nicht gegeben werden, da diese sich gefährlich verschlimmern können. Um die Gefahr von Herzrhythmusstörungen abschätzen zu können, sollte besonders bei älteren Patienten vor Behandlungsbeginn mit TZA immer das Herz mittels eines EKG (Elektrokardiogramms) untersucht werden.

Bei Patienten mit bipolarer affektiver Störung kann durch TZA ein Umkippen von einer depressiven in eine manische Episode ausgelöst werden, sodass hier die Vor- und Nachteile sorgfältig abgewogen werden müssen.

Bei TZA ist eine sehr sorgfältige Einhaltung der verordneten Dosis besonders wichtig, nicht nur weil bei Unterdosierung nicht mit einer antidepressiven Wirkung gerechnet werden kann, sondern weil es bei Überdosierung rasch zu Intoxikationen (Vergiftungserscheinungen) kommen kann. Eine regelmäßige und zuverlässige Einnahme sollte deshalb gewährleistet sein.

Trotz dieser langen Liste an möglichen Nebenwirkungen und Problemen sind TZA bewährte Antidepressiva, die bei sehr vielen Betroffenen ihre segensreiche Wirkung entfaltet haben und oft auch problemlos vertragen wurden.

Selektive Serotonin-Rückaufnahme-Inhibitoren (SSRI) Verglichen mit den TZA erweisen sich SSRI bei vielen Patienten als besser verträglich. Die Nebenwirkungen der SSRI sind Folge der verstärkten serotonergen Aktivität. Bei SSRI kommt es dadurch vor allem in den ersten 1–5 Tagen der Medikation zu einer leichten Übelkeit, die dann jedoch wieder abklingt. Hier ist manchmal etwas Geduld nötig, und vorschnelles Absetzen sollte vermieden werden. Da SSRI eher aktivierend wirken, werden diese morgens eingenommen. Trotzdem können sie bei manchen Menschen zu Unruhe und Schlafstörungen führen. Ein weiteres Problem können sexuelle Funktionsstörungen sein, vor allem in Form von verzögerter Ejakulation beim Mann. Die Gefahr von schwerwiegenderen Intoxikationen bei Überdosierung eines SSRI ist deutlich geringer als bei TZA. Bei Kombination mit anderen serotoninagonistischen Substanzen (z. B. mit MAO-Hemmern oder dem TZA Clomipramin) besteht jedoch die Gefahr eines Zustandes mit serotonerger Überstimulation (Serotoninsyndrom) mit Fieber, Schwitzen, gastrointestinalen Beschwerden, Muskelzuckungen, Zittern, Unruhe und in schweren Fällen mit Bewusstseinsveränderungen.

Monoaminoxidase-Hemmer Der MAO-Hemmer Jatrosom führt häufig zu Blutdruckabfall mit Müdigkeit und Schwindel. Die Anwendung wird kompliziert durch eine spezielle Diät, die nötig ist, um Zustände mit drastisch erhöhtem Blutdruck zu vermeiden. Diese können auftreten, wenn mit der Nahrung zu viel eines bestimmten Eiweißes, des Tyramin, zugeführt wird, das in bestimmten Käsesorten und anderen Lebensmitteln vorhanden ist. Bei dem MAO-Hemmer Moclobemid sind diese Probleme weniger ausgeprägt, und eine spezielle Diät ist nicht nötig.

Weitere und neuere Antidepressiva Die Vertreter der oben aufgeführten Gruppe der *neueren Antidepressiva* beeinflussen relativ selektiv die Botenstoffe Serotonin und Noradrenalin. Hierdurch sind sie für manche Patienten besser verträglich als die weniger selektiven TZA. Auch ist die Gefahr von Intoxikationen bei Überdosierung deutlich geringer.

Mirtazepin (Remergil) hat eine sedierende (beruhigende) Wirkung und kann mit einer Gewichtszunahme einhergehen.

Venlafaxin (Trevilor) hat ähnliche Nebenwirkungen wie die SSRI. Bei höheren Dosen kann es zu Blutdrucksteigerungen kommen.

Reboxetin (Edronax) kann zu Mundtrockenheit, Zittern und innerer Unruhe führen.

Auswahl des optimalen Antidepressivums

Da die Antidepressiva sich in ihrer antidepressiven Wirksamkeit nicht grundsätzlich unterscheiden und nicht vorhergesagt werden kann, welcher Patient auf welches Antidepressivum anspricht, spielen für die Auswahl des optimalen Medikaments für den einzelnen Patienten andere Faktoren als die Wirksamkeit eine Rolle.

- An erster Stelle ist die individuelle Verträglichkeit des Antidepressivums zu nennen. Das gleiche Medikament, das bei einem Patienten wegen z. B. starker Mundtrockenheit und Verstopfung abgesetzt werden muss, kann von einem anderen beschwerdefrei vertragen werden.

- Die Sicherheit bei versehentlicher Überdosierung ist ein sehr wichtiger Aspekt bei der Medikamentenauswahl. Hier haben vor allem die SSRI und neueren Antidepressiva Vorteile, da es auch bei Einnahme eines Vielfachen der verschriebenen Dosen meist nicht zu gefährlichen Nebenwirkungen kommt. Eine große Überdosierungssicherheit ist besonders wichtig bei älteren Patienten, da diese bei Überdosierung rascher Vergiftungszeichen entwickeln und Überdosierungen durch versehentliche Fehleinnahme z. B. bei Gedächtnisstörungen oder komplizierter Multimedikation oder durch absichtliche Fehleinnahme in suizidaler Absicht häufiger sind.
- Das Ansprechen auf ein bestimmtes Antidepressivum in einer früheren Krankheitsepisode ist ein sehr guter Grund, es erneut mit diesem Medikament zu versuchen.
- Die leichte Handhabbarkeit ist ebenfalls wichtig. So müssen die SSRI und die meisten neueren Antidepressiva nicht erst vorsichtig aufdosiert werden, wie die TZA, und die Tagesdosis kann meist als Einmalgabe und nicht verteilt auf eine Morgen- und Abenddosis eingenommen werden.
- Leidet der Betroffene neben der Depression unter weiteren Erkrankungen oder erhält er weitere Medikamente, so kann dies die Anwendung bestimmter Antidepressiva einschränken. Bei Herzerkrankungen können z. B. TZA meist nicht verwendet werden.
- Letztlich sind auch die Kosten zu bedenken, die für neu auf dem Markt befindliche Antidepressiva meist deutlich höher sind als für ältere.

Bei all diesen Problemen und Überlegungen bleibt es wichtig zu wissen: Mit Geduld gelingt es fast immer, für den Betroffenen ein sowohl wirksames als auch verträgliches Antidepressivum zu finden.

Wichtiges zum Ablauf der Pharmakotherapie

- Haben sich Patient und Arzt für eine Behandlung mit einem bestimmten Antidepressivum entschieden, so muss sich der Patient über die möglichen Nebenwirkungen informieren lassen. Er muss wissen, dass eine positive Wirkung auf die Depression erst nach ca. zwei Wochen zu erwarten ist, die Nebenwirkungen jedoch gerade am Anfang der Medikation am deutlichsten sind.

- Einige Antidepressiva (z. B. TZA) können nicht gleich in der vollen Dosis gegeben werden, sondern müssen über einige Tage hinweg aufdosiert werden, da es sonst gehäuft zu Nebenwirkungen kommt. Im Übrigen gilt auch für die meisten Antidepressiva, dass diese nicht abrupt abgesetzt, sondern «ausgeschlichen» werden sollten. Wird abrupt abgesetzt, kann es zu *Absetz-Nebenwirkungen* mit Übelkeit, Unruhe, Kopfschmerzen und anderen Missempfindungen kommen. Deshalb sollte, wenn zum Beispiel auf ein anderes Antidepressivum umgestellt wird, das Absetzen über drei bis sieben Tage hinweg erfolgen. Wird nach mehrmonatiger Beschwerdefreiheit entschieden, die antidepressive Medikation völlig abzusetzen, so sollte dies noch langsamer, zum Beispiel in zwei bis drei Schritten über einen Zeitraum von drei Monaten, erfolgen, da sonst das Risiko eines Wiederauftretens der Depression erhöht ist.
- Antidepressiva werden in der Regel oral in Form von Tabletten und Dragees eingenommen. Belege für eine bessere Wirksamkeit einer Infusionsbehandlung liegen nicht vor.
- Kommt es unter der Antidepressiva-Behandlung nach ca. vier Wochen zu keiner Besserung, so muss auf ein Antidepressivum aus einer anderen Substanzgruppe umgestellt werden. Dies ist bei etwa jedem dritten Patienten der Fall. Nötigenfalls sind auch noch weitere Behandlungsanläufe nötig, bis das für den individuellen Patienten optimale Antidepressivum gefunden ist. Dies kann für einen in der Depression befindlichen Patienten, für den jeder Tag eine unerträglich lange Zeitspanne ist, ein quälender Prozess sein, der oft nur bei geduldiger Ermutigung durch den Arzt und die Angehörigen durchgestanden wird. Letztendlich gelingt es jedoch bei der großen Mehrheit der Patienten, die Depression erfolgreich zu behandeln.
- Gerade zu Beginn einer Antidepressiva-Behandlung ist bei Patienten mit schwereren Depressionen auf die Suizidgefährdung zu achten. Diese kann initial sogar zunehmen, z. B. weil Nebenwirkungen hinzukommen, ohne dass die positiven Effekte auf die Depression spürbar werden, oder weil der Antrieb und die Kräfte zurückkehren, die für die Umsetzung der Suizidpläne nötig sind, ohne dass die Hoffnungslosigkeit und die Verzweiflung bereits abgeklungen sind. Deshalb kann in den ersten Tagen die zusätzliche Gabe von Beruhigungsmitteln nötig sein. Besonders wichtig wird hier auch der vertrauensvolle Austausch zwischen dem Betroffenen, dem Arzt und den Angehörigen.
- Nach Abklingen der depressiven Symptome muss als *Erhaltungsthe-*

rapie für ca. sechs Monate in gleicher Dosierung weiterbehandelt werden. Es ist wichtig, sich diesen Punkt klar zu machen. Ist nämlich die depressive Episode abgeklungen, und der Betroffene fühlt die lange verschütteten Kräfte und Gefühle wieder strömen, so ist die Versuchung groß, die Antidepressiva sofort abzusetzen. Im gesunden Zustand ist es für viele Betroffene auch kaum mehr vorstellbar, dass sie wieder depressiv werden könnten. Unbehandelt besteht jedoch gerade in den ersten Wochen und Monaten nach dem Abklingen der depressiven Episode ein hohes Rückfallrisiko. Ein Absetzen ist deshalb mit einem sehr hohen Risiko verbunden, innerhalb weniger Tage und Wochen wieder in die Depression zurückzufallen. Dieses Risiko kann durch die Erhaltungstherapie deutlich gesenkt werden, wie zahlreiche Studien eindrücklich belegt haben. Hat die depressionsfreie Phase etwa sechs Monate angehalten, so ist das Rückfallrisiko bei Absetzen des Antidepressivums deutlich geringer. Die Erhaltungstherapie sollte dabei mit dem wirksamen Antidepressivum in unveränderter Dosierung erfolgen. Vorzeitiges Absetzen ist einer der häufigsten Gründe für das Wiederauftreten der Depression. Wir haben hier eine Situation wie bei der Diabetesbehandlung: Wenn der Blutzuckerspiegel sich unter Insulingabe normalisiert hat, würde man daraus auch nicht schließen, dass das Insulin nun nicht mehr benötigt wird, sondern die erfolgreiche Behandlung weiterführen.

- Die Datenlage zur Wirksamkeit von Antidepressiva bei *Kindern und Jugendlichen* ist unzureichend, da für depressive Patienten in diesem Altersbereich die Wirksamkeit teils kaum geprüft worden ist, teils, wie für einige TZA und SSRI, nicht belegt werden konnte.
- Bei *älteren Patienten* ist die Wirksamkeit vieler Antidepressiva eindeutig belegt. Durch Multimedikation und erhöhtes Nebenwirkungsrisiko ist die Pharmakotherapie der Depression bei älteren Menschen jedoch oft eine komplizierte Angelegenheit, die detailliertes Fachwissen erfordert. Eine konsequente Behandlung ist freilich gerade bei alten Menschen nötig, da nicht nur die Risiken der Behandlung, sondern auch die der Nichtbehandlung erhöht sind. Gerade alte Menschen, die wegen einer schweren Depression kaum mehr das Bett verlassen, sich nicht mehr richtig ernähren und nicht ausreichend trinken, geraten rasch in eine lebensbedrohliche Situation.
- Die Fahrtauglichkeit kann bei schweren Depressionen eingeschränkt sein. Einige Antidepressiva, und hier insbesondere die TZA, können die psychomotorische Leistungsfähigkeit und Fahrtauglichkeit zusätzlich

beeinträchtigen. Dies gilt besonders zu Beginn der Behandlung. Für SSRI und andere neuere Antidepressiva sind nur geringe negative Wirkungen auf Aufmerksamkeit und Reaktionsfähigkeit zu erwarten. Besondere Vorsicht ist jedoch bei zusätzlichem Alkoholkonsum geboten, da sich die Wirkungen deutlich gegenseitig beeinflussen können.

- Bei gleichzeitiger Einnahme mehrerer Medikamente muss bei den Antidepressiva an die Möglichkeit gedacht werden, dass sich diese Medikamente gegenseitig verstärken oder abschwächen. Dies gilt übrigens auch für Johanniskrautextrakte oder für Alkohol, der zum Beispiel die dämpfende Wirkung von TZA verstärken kann.

Rückfallverhütende Medikation

Nach der Erhaltungstherapie über sechs Monate stellt sich die Frage, ob eine längerfristige rückfallverhütende Medikation empfehlenswert ist. Diese für das weitere Schicksal des Betroffenen oft entscheidende Frage sollte in der Regel nach fachärztlicher Konsultation beantwortet werden. Zu berücksichtigen sind dabei u. a. das individuelle Rückfallrisiko, die Depressionsschwere und das bisherige therapeutische Ansprechen. Konkret bedeutet dies, dass bei Patienten, die innerhalb weniger Jahre bereits mehrere depressive Episoden erlitten haben, eine über Jahre gehende rückfallverhütende Behandlung dringend zu empfehlen ist. Dies gilt insbesondere, wenn diese Episoden schwer und mit lebensbedrohlicher Suizidalität verlaufen sind und sich die Behandlung als jeweils langwierig erwiesen hat. Eine langjährige, vielleicht auch lebenslange Medikation zu akzeptieren, fällt niemandem leicht. Auch bei anderen, oft weniger schweren und bedrohlichen Erkrankungen wie Bluthochdruck oder Diabetes mellitus ist jedoch eine Langzeitbehandlung, wenn nötig auch lebenslang, selbstverständlich. Bei der unipolaren Depression erfolgt diese meist dergestalt, dass das bisher erfolgreiche Antidepressivum in unveränderter Dosierung weiter verabreicht wird. Eine nüchterne Abwägung der Vor- und Nachteile einer derartigen Rückfallverhütung ist nötig. Dass sich durch eine derartige Langzeitmedikation das Risiko von Rückfällen um ca. 70 Prozent senken lässt, ist durch Studien gut belegt. In einer der methodisch besten Studien hatten unter Weiterführung der Antidepressiva nach drei Jahren weniger als 20 Prozent der Patienten eine neue depressive Episode, dagegen mehr als 80 Prozent der Patienten, die ein unwirksames Scheinpräparat (Placebo) erhalten hatten.

Für die Rückfallverhütung bei Patienten mit *bipolaren affektiven Psychosen* gelten andere Regeln als für die unipolare Depression. Hier ist frühzeitig an die Gabe von Lithium zu denken. Insbesondere für TZA, weniger für SSRI, gibt es Hinweise, dass diese Manien bzw. ein Umkippen von einer depressiven in eine manische Episode induzieren können.

Warum erhält nur eine Minderheit der Betroffenen eine optimale Behandlung?

Für die Akutbehandlung der depressiven Episode, für die Erhaltungstherapie und für die rückfallverhütende Langzeitbehandlung stehen wirksame Medikamente zur Verfügung. Trotzdem gehen Schätzungen davon aus, dass weniger als 20 Prozent der Patienten tatsächlich eine optimale Behandlung erhalten. Dies hat viele Gründe, die teils in Schwierigkeiten auf Seiten der Ärzte liegen, die Depression zu erkennen, ernst zu nehmen und konsequent zu behandeln, teils in dem psychische Krankheiten begleitenden Stigma und teils auf Seiten der Betroffenen und deren Angehörigen. So scheitern viele antidepressive Behandlungen an *Compliance-Problemen*. Mit Compliance seitens der Patienten wird die Bereitschaft und Fähigkeit bezeichnet, die ärztlichen Anordnungen und Empfehlungen einzuhalten, beispielsweise die Antidepressiva regelmäßig und in der empfohlenen Dosis einzunehmen. Jeder, dem selbst über längere Zeit Medikamente verschrieben worden sind, weiß, dass es viele Gründe und Fallstricke gibt, die zu einer schlechten Compliance führen können, und dies gilt noch verstärkt für Menschen in einer Depression. Genannt seien neben dem einfachen Vergessen die Hoffnungslosigkeit und Resignation, die jede Depression begleiten, harmlose Nebenwirkungen zu Beginn der Medikation, die im Rahmen der Depression angstvoll und als bedrohlich erlebt werden, oder unbegründete Ängste, dass Antidepressiva süchtig machen oder die Persönlichkeit verändern. Wie bereits erwähnt, glauben 80 Prozent der Bevölkerung fälschlicherweise, dass Antidepressiva abhängig machen. Abschreckend wirkt auch die Lektüre des Beipackzettels. Hier müssen aus juristischen Gründen auch sehr seltene Nebenwirkungen aufgelistet werden. Für den Laien sind diese dann nur schwer einzuordnen und führen dazu, dass abgesetzt oder «sicherheitshalber» eine zu niedrige und damit unwirksame Dosis eingenommen wird.

Gering ist die Bereitschaft zur Medikamenteneinnahme auch, wenn der Betroffene und seine Angehörigen eine Depression lediglich als

Folge der speziellen Lebensumstände ansehen. Medikamente erscheinen vor dem Hintergrund dieses Krankheitskonzepts nicht als «die eigentliche Therapie», sondern nur als ein «Herumdoktern» an den Symptomen oder als künstliche Stimmungsanhebung durch eine Art «Glückspille». Wie bereits dargestellt, ist die Depression auch eine neurobiologisch begründete Erkrankung, und Antidepressiva führen zu einem Abklingen von neurobiologischen Dysfunktionen. Antidepressiva wirken so recht gezielt gegen die Ursachen der Erkrankung. Die Bedeutung psychosozialer Belastungssituationen als auslösende Faktoren wird hierdurch nicht geschmälert. Sie sind ebenfalls ein wichtiger Aspekt bei der Entstehung und Behandlung von Depressionen. Die Erfahrung zeigt jedoch, dass die Partnerschaftskonflikte oder beruflichen Probleme in der Depression intensiver und größer wahrgenommen werden und dass diese Probleme nach Abklingen der Depression unter Antidepressiva zwar weiterbestehen, aber wieder Teil der bewältigbaren Probleme des täglichen Lebens geworden sind. Der Betroffene hat wieder Hoffnung und fühlt wieder die Kraft und Zuversicht, mit diesen zuvor als erdrückend wahrgenommenen Problemen fertig zu werden.

Antidepressiva werden von vielen Patienten gut vertragen. Manche Patienten verspüren jedoch unangenehme Nebenwirkungen, insbesondere zu Beginn der Behandlung. Viele Patienten haben Scheu, dies mit ihrem Arzt zu besprechen, und sei es telefonisch. Der nächste Arzttermin ist vielleicht erst in zwei Wochen, und so lässt der Betroffene das Medikament aus Unsicherheit weg. Oft wird auch einfach vergessen, die Antidepressiva einzunehmen. Danach ist der Betroffene unsicher, ob er die Medikamente einfach wieder in gleicher Dosis einnehmen oder nicht besser ganz weglassen sollte, da er keine Verschlechterung bemerkt hat. Vielleicht scheut er sich, seinen Arzt daraufhin anzusprechen.

Die obigen Punkte weisen auf die Bedeutung eines vertrauensvollen Verhältnisses zu dem betreuenden Arzt hin. Dieser hat auch die Aufgabe, dem Patienten ein Krankheitsmodell zu vermitteln, das die biologischen Ursachen von Depressionen mit einschließt. Vorteilhaft und compliancefördernd ist weiter die Einbindung der Angehörigen. All dies zu leisten und zu vermitteln, ist nicht leicht in einer Situation, in der vielleicht andere Patienten ungeduldig im Wartezimmer sitzen und der Patient zu aufgeregt ist, um richtig zuhören und gegebenenfalls nachfragen zu können.

Es hat jedenfalls etwas Tragisches, wenn die erfolgreiche Behandlung an derartigen Faktoren scheitert. Das muss nicht sein.

Die Psychotherapie der Depression

Ein geselliger Abend bei Freunden. Man kommt mit Leuten ins Gespräch, und alles fließt angenehm vor sich hin, bis die unvermeidliche Frage nach dem Beruf auftaucht. «Was, Sie sind Psychotherapeut? Na, da muss ich aber auf der Hut sein! Hahaha, man weiß ja nie. Und? Haben Sie über mich schon was rausgefunden, soll ich mich dort auf die Couch legen?» Durch derartige Reaktionen werde ich von Zeit zu Zeit wieder eindringlich daran erinnert, was für seltsame Vorstellungen über Psychotherapie in vielen Köpfen herumgeistern. Psychotherapeuten werden manchmal besondere, ja fast magische Fähigkeiten und Kräfte unterstellt, mit denen sie in der Lage seien, das Gegenüber «zu analysieren», zu «durchschauen», zu «manipulieren» oder wie auch immer «zu heilen». Wenn es aber konkret darum geht, ob eine Psychotherapie für einen selbst in Frage kommt, dann zeigen sich bei vielen Menschen große Ängste und Vorbehalte. Sie befürchten, Therapeuten würden mit ihnen Dinge machen, die sie selbst nicht beeinflussen oder kontrollieren können. Einige fürchten, etwas über sich zu erfahren, was sie lieber nicht wissen möchten. Für manche haftet der Psychotherapie aber auch etwas von Scharlatanerie oder Okkultismus an, das im Zweifelsfall eher schadet als nutzt. Psychotherapeuten stehen somit in der Bewertung anderer oft außerhalb «normaler» Berufe: Von den einen werden sie idealisiert («Psychotherapeut? Oh wie interessant!»), von den anderen dämonisiert («alles durchgeknallte Typen, die anderen Probleme einreden»). Leider gibt es auch einige Therapeuten, die derartige Klischees pflegen und somit schlimme Vorurteile immer wieder bestätigen.

Tatsächlich sind die meisten Psychotherapeuten weit «durchschnittlicher», als ihnen unterstellt wird, und die Psychotherapie ist in der Regel viel weniger «mystisch» als oft angenommen. Sie beinhaltet in erster Linie klar beschreibbare und erlernbare Techniken zur Behandlung von psychischen Erkrankungen. Psychotherapien basieren auf nachvollziehbaren Theoriemodellen, und ihr Ziel ist die Beeinflussung von Leidenszuständen und Krankheiten mit psychologischen Mitteln (durch verbale und nonverbale Kommunikation). Das wichtigste Instrument der Psychotherapie ist das Gespräch.

Psychotherapien im Überblick

Bevor es darum geht, wie sich verschiedene Psychotherapien unterscheiden, ist zunächst einmal wichtig zu wissen, welche Arten von Psychotherapien in Deutschland überhaupt angeboten und praktiziert und welche von den Krankenkassen bezahlt werden. Deutschland gehört zu den wenigen Ländern, in denen die Krankenkassen einige psychotherapeutische Leistungen voll übernehmen. In den meisten anderen europäischen Ländern sowie den USA ist dies nur zu einem weit geringeren Teil der Fall.

In Deutschland war bis Ende der 1990er Jahre der Begriff «Psychotherapeut» nicht geschützt. Mehr oder weniger jeder konnte sich als Psychotherapeut bezeichnen, und der «Psychomarkt» war für Hilfesuchende in vieler Hinsicht undurchschaubar. Erst nach Inkrafttreten des Psychotherapeuten-Gesetzes im Jahr 1999 wurden die Rahmenbedingungen für Psychotherapie stärker präzisiert. Danach darf sich Psychotherapeut nur noch nennen, wer ein Psychologie- oder Medizinstudium abgeschlossen sowie eine mehrjährige Zusatzausbildung absolviert hat. Kinder- und Jugendpsychotherapeuten können von der Grundausbildung her auch Sozialpädagogen sein. Es werden von den Krankenkassen vor allem diejenigen Verfahren anerkannt, die den wissenschaftlichen Nachweis ihrer Effektivität erbringen konnten. Zurzeit wird dies lediglich der Verhaltenstherapie, der tiefenpsychologisch fundierten Psychotherapie und der analytischen Psychotherapie zugestanden (Tab. 6). Psychologen oder Ärzte, die eine Ausbildung in einem dieser sog. «Richtlinienverfahren» haben, können sich um eine Kassenzulassung bemühen. Dies ist Voraussetzung, um mit gesetzlichen Krankenkassen abrechnen zu können. Um die aus psychotherapeutischer Behandlung entstehenden Kosten für das Gesundheitssystem zu «regulieren», wurde allerdings die Anzahl von Therapeuten mit Kassenzulassung für jede Region begrenzt, sodass heute ein Therapeut in den meisten Städten nur dann eine Kassenzulassung erhält, wenn ein anderer Therapeut (z. B. aus Altersgründen) seine Kassenzulassung aufgibt.

Auch bestens ausgebildete Psychotherapeuten können nicht über Kasse abrechnen, wenn sie keine Kassenzulassung haben. Dies ist einer der Gründe, warum Betroffene oft die Erfahrung machen, für freie Psychotherapieplätze größere Wartezeiten in Kauf nehmen zu müssen. Um dem zu entgehen, suchen viele Betroffene in ihrer Not Unterstützung bei anderen «Helfern», die als «Therapeut», «Psychologischer Be-

Tab. 6: Ambulante Kassenpsychotherapien für Erwachsene

	Psychoanalyse	Tiefenpsychologisch fundierte Therapie	Interpersonelle Therapie	(Kognitive) Verhaltenstherapie
Behandlungsfokus	Dynamik unbewusster psychischer Kräfte	Aktuelle psychische Konflikte	Zwischenmenschliche Konflikte	Erlerntes Verhalten, Kognitionen, Einstellungen
Vorgehen	Einzelsitzungen, Patient liegt auf Couch, Thematisierung früher Erinnerungen; Unbewusstes bewusst machen	Einzel- oder Gruppensitzungen, sitzend; ähnlich wie Analyse; aber gegenwartsorientierter	Meist Einzelsitzungen; sitzend, gegenwartsorientiert, klar strukturiert, spezifische Problembereiche	Einzel- oder Gruppensitzungen; gegenwärtige Probleme im Vordergrund, konkrete Übungen
Dauer der Behandlung	Oft mehrere Sitzungen pro Woche. 160–240 Stunden (über Jahre)	1–2-mal pro Woche, im Durchschnitt 50–80 Sitzungen	1–2-mal pro Woche 12–20 Sitzungen	1–2-mal pro Woche 25 bis maximal 80 Sitzungen
Wirksamkeit bei Depressionen	Keine hinreichend kontrollierten Studien vorhanden	Vorwiegend bei Verbindung mit Persönlichkeitsstörungen belegt	Sehr gut belegt	Sehr gut belegt
Anzahl niedergelassener Psychotherapeuten in Deutschland 2003	ca. 3000	ca. 6200	Nur wenige Therapeuten verfügbar. Kasse zahlt nur, wenn Therapeut in einem der anderen Therapieverfahren zugelassen ist	ca. 6300

rater» oder «Psychologischer Coach» ihre Dienste anbieten. Meist sind sie weder Psychologe noch Arzt und haben auch keine Zusatzausbildung in einem Richtlinienverfahren absolviert. Hier sollte man auf der Hut sein, denn Wortschöpfungen rund um den Begriff «Psycho» sind weiterhin ungeschützt und können von jedermann verwendet werden. Den Hilfesuchenden werden auf diese Weise Ausbildung, Erfahrung und Qualität vorgegaukelt und zweifelhafte «Therapien» zu hohen Preisen feilgeboten.

Selbstverständlich gibt es neben den Richtlinienverfahren eine Vielzahl an weiteren Therapiemethoden, die zur Behandlung von Depression angeboten werden (Gesprächspsychotherapie, Hypnotherapie, Gestalttherapie, systemische Therapie, Logotherapie, Bioenergetik etc.). Für diese Therapien besteht allerdings in aller Regel keine Kostenübernahme durch die gesetzlichen Krankenversicherungen, denn der wissenschaftliche Wirksamkeitsnachweis steht hier bisher aus.

Viele Therapeuten mit Kassenzulassung verwenden neben ihrem Hauptverfahren jedoch auch Elemente aus anderen Schulen, wenn sie der Ansicht sind, dass es sich dabei um bereichernde Therapiebausteine handelt. Auch wenn jeder kassenzugelassene Therapeut offiziell für eine spezielle Therapierichtung steht, ist heute ein Trend zu beobachten, über den Tellerrand der eigenen Methode hinauszublicken und sich für andere Modelle zu öffnen.

Im Folgenden werden die drei Therapiemethoden skizziert, die in Deutschland als Richtlinienverfahren anerkannt sind und von den Krankenkassen erstattet werden.

Analytische Psychotherapie Die Psychoanalyse ist laut ihrem Begründer Sigmund Freud sowohl ein Verfahren zur Untersuchung seelischer Vorgänge, ein Behandlungsverfahren neurotischer Störungen als auch eine wissenschaftliche Disziplin. Wie bereits oben erläutert, wird hier davon ausgegangen, dass psychische Störungen zumeist auf sehr frühe Beziehungserfahrungen und unbewusste Konflikte zurückgehen. In den Therapiesitzungen spricht der Klient ohne Beschränkungen über alles, was ihm gerade einfällt, was er denkt und fühlt. Das Ziel dieses «freien Assoziierens» liegt darin, unbewusste Aspekte sichtbar werden zu lassen. Dabei wird angenommen, dass in der Gegenwart die unbewussten inneren Konflikte durch den Patienten «re-inszeniert» werden. Ausgehend von den aktuellen psychischen Schwierigkeiten, werden Erinnerungen an frühere Erlebnisse und die Kindheit aufgegriffen und aktiviert, sodass die derzeitigen Konfliktbereiche mit früheren Erfahrungen in Bezug gesetzt werden. Dies gilt auch für die Therapiesituation selbst, in der es zu einer «Übertragung» kommt. Damit ist gemeint, dass der Patient sich dem Psychoanalytiker gegenüber ähnlich verhält, wie er dies seiner Mutter oder seinem Vater gegenüber getan hat. Durch die Analyse und Bearbeitung dieser Übertragungssituation können wichtige Veränderungen angestoßen werden. Der Patient kann in der Therapie neue und damit auch heilsame Beziehungserfahrungen machen. Eine analytische Psychotherapie dauert 160–240 Stunden. Mehrmals pro Woche sucht der Patient zu fest vereinbarten Terminen seinen Therapeuten auf. Während der Behandlung liegt der Patient auf einer Couch oder sitzt dem Therapeuten gegenüber. Kritisch muss angemerkt werden, dass die Wirksamkeit analytischer Psychotherapie bei der Behandlung von Depressionen bisher nicht befriedigend belegt ist.

Die tiefenpsychologisch fundierte Psychotherapie Dies ist eine aus der Psychoanalyse abgeleitete Therapieform, die dieser in vieler Hinsicht ähnelt, jedoch deutlich kürzer ist und sich in einigen Bereichen unterscheidet. Die tiefenpsychologisch fundierte Psychotherapie findet ein- bis zweimal pro Woche statt und dauert als Kurzzeittherapie 25 Sitzungen, ansonsten 50–80 Sitzungen. Patient und Therapeut sitzen sich gegenüber.

Tiefenpsychologische Wurzeln hat auch die *interpersonelle Therapie*. Hierbei handelt es sich um eine ambulante Kurzzeittherapie von bis zu 20 Stunden. Im Zentrum steht die Bearbeitung von spezifischen Problembereichen. Dazu gehören Verlustsituation, interpersonelle Auseinandersetzungen (Paarkonflikte), Rollenwechsel und interpersonelle Defizite wie Isolation. Die interpersonelle Therapie wird in Deutschland bislang kaum angeboten, hat jedoch in unterschiedlichen Studien eine sehr gute Wirksamkeit zur Reduktion depressiver Symptome zeigen können.

Verhaltenstherapie Anders als bei tiefenpsychologischen Verfahren wird hier nicht an unbewussten Problemen oder Konflikten gearbeitet, sondern das den Patienten aktuell bedrückende Problem steht im Mittelpunkt der Therapie. Das Vorgehen beschränkt sich nicht allein auf Gespräche, sondern beinhaltet auch konkrete Übungen (z. B. Rollenspiele, Entspannungsverfahren, Kommunikationstraining, Konfrontationstechniken) und strebt an, neues Verhalten und Denken zu fördern. Ein Teil der kognitiven Verhaltenstherapie findet zwischen den Sitzungen statt. Die Patienten erhalten meist «Hausaufgaben» und werden dazu angehalten, vereinbarte Übungen durchzuführen. Auf diese Weise kann die Therapie über die Stunde hinaus wirken und nimmt direkten Einfluss auf das tägliche Leben des Patienten.

Die Behandlung findet ein- bis zweimal pro Woche statt. Sie dauert in der Regel zwischen 25 und 45 Stunden (im Höchstfall bis zu 80 Stunden). Therapeut und Patient sitzen sich in der Therapiestunde gegenüber. Die Verhaltenstherapie ist die wissenschaftlich am besten untersuchte Psychotherapie und stellte dabei vielfach ihre Wirksamkeit unter Beweis. Das Vorgehen innerhalb der kognitiven Verhaltenstherapie wird im folgenden Abschnitt genauer beschrieben.

Das Vorgehen innerhalb der kognitiven Verhaltenstherapie

Therapiebeginn: Beziehungsaufbau und Problemdefinition Als Herr P. (siehe S. 65 ff.) zu mir kam, schien er sehr verzweifelt, und es war klar, dass er Hilfe brauchte. Es war offensichtlich, dass er selbst ratlos war, wie er in diese Situation gekommen ist und worin nun eigentlich sein Problem bestand. Hatte er nicht alles, um ein zufriedenes Leben zu führen? Eine medikamentöse Unterstützung mit Antidepressiva lehnte er ab. Da er trotz Depression ausreichend aufnahme- und beziehungsfähig auf mich wirkte, schlug ich ihm eine psychotherapeutische Behandlung vor.

Zu Beginn der Therapie geht es vor allem um den Aufbau einer tragfähigen Beziehung. Nur auf der Basis von Empathie, Verständnis, Akzeptanz und Aufrichtigkeit kann eine gute Grundlage für eine Zusammenarbeit entstehen. Bei Herrn P. war mir wichtig, ihm zunächst genügend Zeit zu geben, seine Geschichte aus seiner Sicht zu erzählen. Meine Rolle bestand hauptsächlich darin, aufmerksam zuzuhören und nachzufragen. «Was genau ist anders geworden, als Sie die Abende allein zu Hause nicht mehr aushielten? Was bedeutet für Sie die Trennung von Ihrer Freundin? Welche Gefühle empfinden Sie ihr gegenüber? Was ist in der Arbeit anders geworden? Was haben Sie in schwierigen Situationen gemacht, wie haben Sie sich körperlich gefühlt, und mit welchen Gedanken haben Sie sich beschäftigt?» Diese Art der Nachfrage ermöglicht es, ein genaueres Bild des Problems zu erhalten: Wann tritt es wo unter welchen Umständen auf? Was ist besonders belastend? Worin unterscheidet sich das derzeitige Erleben von früheren Erfahrungen? Aber auch für den Patienten sind diese Nachfragen sehr hilfreich, denn sie regen ihn dazu an, die Zusammenhänge genau zu überdenken und zu prüfen. In der Regel sind unser Verhalten, unser Denken und unsere Gefühle in einem permanenten Fluss von Wirkung und Wechselwirkung zueinander. Auf der anderen Seite nehmen wir das oft gar nicht so richtig wahr, verstehen nicht, dass ein schlechtes Gefühl mit einer spezifischen Situation vorher zu tun hatte, und fühlen uns unfähig, einen Sinn in das Chaos unseres Erlebens zu bringen. Die genaue Reflexion dieser Zusammenhänge ermöglicht es, besser zu begreifen, was in der Depression vor sich geht und welche Situationen als besonders belastend erlebt werden. Diese Art der Problemanalyse liefert letztlich viele wertvolle Informationen darüber, auf welche Weise der Depression entgegengewirkt werden kann.

Ich bat Herrn P. in den ersten Wochen der Behandlung, Protokoll zu führen. Eine Art Tagebuch, in das er unangenehme wie auch angenehme Erlebnisse, die dazugehörigen Gefühle und Gedanken und seine Handlungen in diesen spezifischen Situationen notierte. Das half ihm u. a. zu erkennen, wie oft er darüber nachgrübelte, dass seine Freundin ihn verlassen hatte, und wie sehr ihn dies in seinem Selbstwert getroffen hatte. Lange hatte er die Wichtigkeit dieses Ereignisses vor sich selbst geleugnet. Erst im Rahmen der Therapie gelang es ihm langsam, sich seiner eigenen Gefühle von Trauer und Wut bewusst zu werden und sie zu akzeptieren.

Abbau von Belastungen und Aufbau angenehmer Aktivitäten Bereits sehr früh in der Therapie werden gezielt antidepressive Maßnahmen eingleitet. Bei Herrn P. gehörte dazu der Abbau von Belastungen, die sich auf den Arbeitsbereich bezogen. Er fühlte sich nicht mehr leistungsfähig und hatte große Versagensängste. Auf der anderen Seite schien es ihm anfangs unmöglich zu akzeptieren, dass er kurzfristig beruflich kürzer treten müsste. Ich fragte ihn, was er in der Arbeit denn anders machen würde, wenn er durch eine Lungenentzündung oder einen Armbruch beeinträchtigt wäre. «Eigentlich alles!» Es war für ihn selbst verblüffend festzustellen, wie leicht es für ihn in diesem Falle wäre, das offene Gespräch mit dem Vorgesetzten zu suchen und zunächst einmal die eigene Genesung in den Vordergrund zu stellen. Es fiel ihm noch immer schwer, selbst anzuerkennen, dass es sich bei seiner Depression um eine ernst zu nehmende Erkrankung handelte. Im Falle einer Lungenentzündung wäre sein Projekt einfach für einige

Zeit verzögert worden, und vermutlich hätte ihm deshalb niemand Vorwürfe gemacht. Wir wägten sehr genau ab, was dafür spräche, sich krankschreiben zu lassen, und worin möglicherweise Vorteile bestünden, weiterhin zur Arbeit zu gehen. Eine Krankschreibung kann manchmal eine Verstärkung der depressiven Symptomatik zur Folge haben, da die Arbeitsstruktur auch positive und damit antidepressive Elemente in sich birgt. Daher versuchten wir, konkret für Teilbereiche der Arbeit zu klären, worin augenblickliche Belastungen bestanden und wie sie reduziert werden könnten. Dabei stellten wir fest, dass sehr viele Probleme vor allem im verzerrten Denken von Herrn P. bestanden und keine Entsprechung in der Realität hatten. Auch wenn er über einen Zeitraum von mehreren Monaten weniger produktiv wäre als sonst, würde dies für seine Firma realistischerweise keineswegs die von Herrn P. befürchteten negativen Konsequenzen nach sich ziehen. Voraussichtlich würde kaum jemand davon ernsthaft Notiz nehmen. Weite Teile der vermeintlichen Probleme bestanden vor allem darin, wie sehr Herr P. sie sich zu Herzen nahm.

Herr P. entschloss sich letztendlich, kein Gespräch mit seinem Vorgesetzten zu suchen, weil er sich vor möglichen negativen Konsequenzen fürchtete. Er ließ sich nicht krankschreiben, war aber in der Lage, sich kurzfristig bescheidenere Ziele zu setzen und so den eigenen Erwartungsdruck zu senken.

Neben dem Abbau von Belastungen wird dem Aufbau angenehmer und verstärkender Aktivitäten großes Gewicht beigemessen. Depressive Menschen neigen dazu, sich selbst zu bestrafen und keine angenehmen, wohltuenden Dinge mehr im Leben zu suchen. Natürlich fällt es ihnen schwer, Freude über irgendetwas zu empfinden, und sie werden zunehmend passiv, was die Gestaltung ihrer Zeit angeht. Um dem entgegenzuwirken, versucht man gemeinsam mit dem Patienten, eine aktivierende Tagesstrukturierung zu finden. Konkret heißt dies, für einzelne Tage einen Stundenplan aufzustellen. Dabei wird darauf geachtet, dass der Patient nicht durch zu viele Aktivitäten überfordert wird. Das Motto lautet: «Weniger ist mehr; aber weniger ist viel mehr als gar nichts.» Der Betroffene soll die Erfahrung machen, dass er durchaus noch in der Lage ist, einfache Aktivitäten zu planen und durchzuführen, und nicht zur kompletten Passivität verurteilt ist.

Auch für Herrn P. schien zu Beginn der Behandlung die Aufforderung absurd, bewusst positive Aktivitäten in den Tagesablauf einzubauen. Seine Arbeit erlebte er als Stress, und sein Privatleben lag seit der

Trennung von seiner Freundin brach. Er konnte sich gar nichts vorstellen, was ihm irgendwie auch nur annähernd Freude bereiten könnte. Auf der anderen Seite war dennoch klar, dass es einen deutlichen Unterschied gab zwischen unangenehmen Dingen (beispielsweise abends alleine zu Hause grübelnd auf der Couch zu liegen) und weniger unangenehmen Dingen (z. B. sportliche Aktivitäten, Bücher, Spaziergänge etc.). Wir erstellten eine Liste von Aktivitäten, die offenbar besser waren als Nichtstun, und planten gemeinsam, wie und wann sie konkret in der Woche umzusetzen wären. Dabei nahmen wir uns nicht nur Abende und Wochenenden vor, die Herr P. zuletzt immer allein und passiv verbracht hatte, sondern überlegten auch für den Arbeitsbereich, welche angenehmen Unterbrechungen hier gut tun könnten (z. B. eine bewusste Pause für eine Entspannungsübung oder einen kurzen Spaziergang an der frischen Luft). Auch wenn Herrn P. manches an diesem Vorgehen an Stundenpläne in der Grundschule erinnerte, so war er doch verblüfft über den Effekt. Er selbst gab dadurch seinem Tag wieder mehr Struktur. Er versuchte, bewusst seine Zeit zu gestalten, und tat dies auch, wenn es mühsam war und er sich dazu zwingen musste. Allein die Tatsache, die Vorgaben irgendwie durchhalten zu können (z. B. einen halbstündigen, sehr gemächlichen Waldlauf abends), ermutigten ihn und stärkten sein immer noch labiles Selbstvertrauen.

Training sozialer Kompetenz Patienten mit Depressionen haben oft spezifische Schwierigkeiten in Beziehungen. Oft neigen sie dazu, pflichtbewusst ihre Aufgaben zu erfüllen, ohne eigene Bedürfnisse angemessen artikulieren oder legitime Grenzen ziehen zu können. Häufig fällt es ihnen schwer, sich von Anforderungen und Ansprüchen anderer zu distanzieren und auch einmal «nein» zu sagen. Viele haben kaum Übung darin, wie Konflikte partnerschaftlich besprochen und gelöst werden können. Stattdessen ist die Neigung groß, sich in problematischen Situationen zurückzuziehen. Bei manchen Patienten ist es anfangs notwendig, zunächst überhaupt einmal die Wahrnehmung in Bezug auf eigene Bedürfnisse, Gefühle und Wünsche zu schärfen. Auch Herr P. musste dies erst lernen. Mit Hilfe von Beobachtungsaufgaben erfasste er seine eigenen Gefühle und Verhaltensweisen in sozialen Situationen nun genauer und fand heraus, wie eilfertig er stets anderen zu Diensten war, aus Furcht, ansonsten deren Zuneigung zu verlieren. Eigene Bedürfnisse oder auch Verärgerung hielt er dagegen meist zurück. In einem zweiten Schritt übte er systematisch neues

Kommunikationsverhalten. Zentrale Aufgabe war dabei, eigene Standpunkte und Bedürfnisse auszudrücken, ohne den Gesprächspartner damit bewusst zu verletzen oder zu manipulieren. In den Rollenspielen wurden konkrete Situationen nachgestellt, miteinander besprochen und bei Bedarf wiederholt, bis sich Herr P. sicher genug fühlte, das neue Gesprächsverhalten auch in realen Situationen zu erproben. Neues Verhalten führt nicht nur zu neuen Reaktionen und veränderten Interaktionsprozessen, sondern beeinflusst letztlich das gesamte Erleben der Situation. Herr P. machte dabei die wichtige Erfahrung, auch unbequemen Gesprächen gewachsen zu sein, und fühlte sich ihnen nicht mehr hilflos ausgeliefert.

Kognitive Techniken Die Untersuchung der Zusammenhänge von Denken, Fühlen und Handeln findet während der gesamten Therapie statt. Um von spezifischen kognitiven Techniken zu profitieren, muss der Patient allerdings erst wieder in der Lage sein, sich halbwegs zu konzentrieren, eigene Gefühle und Gedanken wahrzunehmen und sich auf eine Auseinandersetzung darüber einzulassen.

Wie im kognitiven Modell erläutert (siehe S. 74), kommt es bei Depression zu typischen Verzerrungen der Wahrnehmung und des Denkens. Die Betroffenen fühlen sich beispielsweise für Dinge schuldig, auf die sie, realistisch betrachtet, keinerlei Einfluss haben. Bei der Anwendung kognitiver Techniken geht es darum, die Verknüpfung von Gedanken und Gefühlen näher zu beleuchten und bestimmte depressionsfördernde Gedanken auf ihre Richtigkeit hin zu überprüfen. Es hängt vieles vom Geschick des Therapeuten ab, dass der Patient dies nicht als weitere Kritik und Beleg seiner Unfähigkeit erfährt. Daher macht es kaum Sinn, Patienten zu sagen, sie würden irrational und falsch denken. In der Regel wird der Therapeut dem Patienten selbst die Beurteilung der Richtigkeit seiner Gedanken überlassen. Zunächst ist das Ziel, den ständigen negativen Gedankenfluss, den depressive Menschen haben (so genannte automatische Gedanken), zu identifizieren. Menschen mit Depressionen führen, wie oben dargestellt, einen permanenten inneren Monolog, der die sie umgebenden Dinge und Menschen negativ kommentiert. Meist ist dies dem Patienten gar nicht bewusst. Mit Hilfe von Übungen und Protokollen ist es möglich, das Entdecken dieser automatischen Gedanken zu erleichtern. Dabei wird auch deutlich, dass ähnliche Gedanken immer wieder in spezifischen Situationen auftreten. Gemeinsam mit dem Therapeuten wird anschließend untersucht, inwieweit diese negativen Bewertungen wirklich begründet sind, und sie werden gegebenenfalls durch rationalere Bewertungen ersetzt. Langfristig sollen so auch die grundlegenden Denkmuster, die meist negativ und selbstabwertend sind, verändert werden. Die Aufgabe des Therapeuten besteht hierbei darin, den Patienten im Rahmen dieser Untersuchung zu führen und ihm sein eigenes Gedankengebäude vor Augen zu halten. Entscheidend bei der Arbeit mit derartigen «Kognitionen» ist allerdings, dass nicht der Therapeut dem Patienten suggeriert oder gar direkt sagt, wie die Dinge liegen, sondern dass er eine Art der Gesprächsführung verfolgt (sokratischer Dialog), die dem Patienten erlaubt, für sich selbst das eigene Handeln und Denken zu untersuchen. An folgendem Beispiel sei dies kurz veranschaulicht.

Dialogbeispiel Herr P. berichtete wiederholt darüber, dass die anderen Kollegen ihn «ablehnen und nicht mögen». Dieser Gedanke trat unter anderem dann auf, wenn er gemeinsam mit den Arbeitskollegen beim Mittagessen saß.

Herr P.: Das Mittagessen in der Kantine mit den Kollegen ist für mich nur schwer zu ertragen. Ich kann dem Gespräch meist gar nicht folgen. Ich bin froh, wenn mich bloß keiner anspricht. Ich sage selbst kaum ein Wort mehr und bin sehr frustriert. Das läuft ganz an mir vorbei. Ich denke dann immer, dass meine Kollegen mich nicht ausstehen können.

Therapeut: An wen genau denken Sie, wenn Sie sagen, die anderen könnten Sie nicht ausstehen? Sind das alle Kollegen?

P.: … na ja, vor allem bei Thomas habe ich den Eindruck. Ich glaube, er lehnt mich ab. Er ist ein langjähriger Kollege, und früher war er eigentlich auch ein Freund. Wir haben oft Sport zusammen gemacht.

T.: Wann ist früher?

P.: Vor der Depression … vor 3–4 Monaten.

T.: Woher wissen Sie so genau, dass Thomas Sie ablehnt?

P.: Er redet ja kaum mehr mit mir.

T.: In welchen Situationen redet er nicht mehr mit Ihnen?

P.: Wir sehen uns zurzeit ja nur beim Mittagessen. Da wechseln wir kaum ein Wort. Ich fühle mich sehr ausgeschlossen.

T.: Sie sind also der Ansicht, dass Thomas Sie unerträglich findet, weil er sich beim Mittagessen nicht mit Ihnen unterhält. Vorhin haben Sie mir aber erklärt, Sie selbst würden beim Mittagessen schweigsam dasitzen und hätten Mühe, dem Gespräch zu folgen. Sie haben sogar gesagt, dass Sie froh sind, wenn die anderen Sie nicht ansprechen.

P: Da haben Sie Recht, ich verstehe es auch nicht, ich habe einfach den Eindruck, Thomas mag mich nicht mehr.

T: Dass Sie diesen Eindruck haben, verstehe ich, denn das ist Teil Ihres depressiven Erlebens. Sie erleben sich in dieser Situation wirklich unfähig und ausgegrenzt. Dennoch ist es mir wichtig, mit Ihnen zu besprechen, ob es auch reale Belege dafür gibt, dass die anderen Sie wirklich ausgrenzen. Haben die anderen Ihnen denn mitgeteilt, dass sie Sie nicht mögen? Hat sich Thomas so geäußert?

P: Natürlich nicht, das würde er ja so offen nie tun.

T: Aus welchem Verhalten schließen Sie, dass er Sie ablehnt?
Was genau hat sich verändert?

P: Er ist distanzierter. Er ist zwar freundlich, aber ich habe immer das Gefühl, er will am liebsten nichts mit mir zu tun haben.

T: Was glauben Sie, woran Sie merken würden, dass Thomas Sie nicht ablehnt?

P: (denkt nach) Wenn ich sein Verständnis spüren würde.

T: Was müsste er denn verstehen, oder wofür sollte er Verständnis haben?

P: Wenn ich das Gefühl hätte, dass er mich nicht ablehnt, so wie ich bin. Wenn er mich nicht nur als Hypochonder oder so sehen würde.

T: Hat er denn gesagt, Sie seien ein Hypochonder?

P: Nein, dass hat niemand gesagt. Thomas müsste verstehen, dass es mir wirklich nicht gut geht. Ich will nicht, dass er glaubt, dass ich aus Faulheit so rumhänge.

T: Haben Sie Thomas denn gesagt, wie es Ihnen geht?

P: Nein … ich versuche mich, so gut es geht, immer zusammenzureißen.

T: Thomas weiß also gar nicht, was mit Ihnen los ist. Sie selbst haben gesagt, dass Sie sich immer stärker zurückgezogen haben und Gespräche am liebsten vermeiden würden. Was meinen Sie, was in Thomas vorgeht, wenn er Sie so zurückgezogen beim Mittagessen erlebt?

P: Ich weiß es nicht …

T: Versuchen Sie sich für einen Augenblick in seine Situation hineinzuversetzen. Sie sind Thomas, und ich bin Sie. Thomas sitzt mit seinem Freund und Kollegen am Tisch; der sagt seit Wochen kaum ein Wort und hat sich sehr zurückgezogen. Versuchen Sie sich das konkret vorzustellen, wie Sie als Thomas gemeinsam mit den anderen Kollegen dasitzen. Was für Gedanken oder Gefühle kommen Ihnen in der Rolle von Thomas? Versuchen Sie, das aus der Perspektive von Thomas zu formulieren.

P: … ich weiß gar nicht, was mit dem los ist. Der ist irgendwie komisch. Hat der sich über irgendwas geärgert? Ich weiß nicht, wie ich damit umgehen soll.

T: Danke. Das ist interessant. Von Ablehnung kam gar nichts vor. Thomas weiß nicht, was los ist, und ist offenbar verunsichert. Woher könnte Thomas wissen, wie es Ihnen geht, wenn Sie das nicht mitteilen?

P: … er kann es eigentlich nicht wissen.

T: Wie könnte er dann Verständnis für Sie entwickeln?

P: Eigentlich gar nicht. Wenn ich nichts sage, kann er auch kein Verständnis entwickeln, das stimmt.

T: Es beschäftigt Sie, was er von Ihnen denkt. Und Sie möchten, dass er Sie versteht. Was könnten Sie tun, um das zu ändern?

P: Ich weiß es nicht. Könnte ich Thomas mitteilen, dass ich eine Depression habe? Daran habe ich noch nie gedacht.

T: Was, glauben Sie, würde passieren, wenn Sie mit ihm ein offenes Gespräch führen würden?

P: Ich bin mir nicht sicher. Ich würde mich entsetzlich schämen. Vielleicht wäre er froh, weil er mich dann besser verstehen könnte.

T: Gibt es etwas, das Sie daran hindert, so ein Gespräch mit Thomas zu führen?

P: Er könnte mich für völlig idiotisch halten. Das wäre sehr schlimm.

T: Sie haben also Angst, dass er Sie ablehnen würde, wenn Sie mit ihm offen sprächen? Auf der anderen Seite glauben Sie bereits jetzt, dass er Sie ablehnt.

P: Ich habe Angst, dass er kein Wort verstehen würde. Aber vielleicht doch … ich weiß es nicht. Ich glaube eigentlich, dass es gut wäre, mit ihm offen zu sprechen, egal, was er dann denkt …

T: Was genau könnte passieren, wenn er Sie nicht versteht?

P: Es würde mich sehr treffen. Aber das wäre vielleicht auch nicht schlimmer als der jetzige Zustand.

T: Sie haben eingangs gesagt, dass Sie das Gefühl hätten, von den Kollegen abgelehnt zu werden. Dann hat sich gezeigt, dass es gar nicht so sehr um die Kollegen insgesamt geht, sondern vor allem um Thomas. Belege dafür, dass er Sie wirklich nicht leiden kann, haben wir bisher keine gefunden. Andererseits wurde deutlich, dass Sie beide in letzter Zeit sehr wenig miteinander gesprochen haben und es daher für Sie – aber wohl auch für Thomas – einige Fragezeichen gibt. Sind Sie denn jetzt noch immer sicher, dass Thomas Sie ablehnt?

P: Nein, so kann ich das nicht mehr sagen. Ich glaube, er weiß einfach nicht, was mit mir los ist. Hm …

Dieser Dialog veranschaulicht, wie ein Patient dazu bewegt werden kann, die Richtigkeit seiner Gedankengänge zu überprüfen. Es war Herr P. selbst, der die relevanten Antworten gab und entdeckte, dass viele seiner Schlussfolgerungen unbegründet waren. Ob er nun tatsächlich das Gespräch mit seinem Freund sucht und ihm über seine Depression berichtet, ist zunächst gar nicht das Entscheidende. Wichtig ist vielmehr, dass er auf diese Weise in die Lage versetzt wurde, den depressiven Gedanken aktiv zu begegnen und sie in Frage zu stellen. Langfristig besteht das Ziel darin, dass zugrunde liegende verzerrte Denkstile aufgedeckt, einer Realitätsprüfung unterzogen und verändert werden. Der Patient soll lernen, seine depressionsfördernden Gedanken frühzeitig selbst zu erkennen, sie zu untersuchen und ihnen bewusst rationalere Gedanken entgegenzusetzen.

Herr P. profitierte rasch von der Therapie. Die Situation in der Arbeit entspannte sich, nachdem er sich zugestand, vorübergehend weniger leistungsfähig zu sein als sonst. Bereits nach zehn Wochen hatte sich sein Zustand deutlich gebessert. Er nahm wieder Kontakt zu Bekannten auf und plante aktiv seine Freizeit. Zwar war er weiterhin dünnhäutig, was Kritik durch andere anging. Er erlebte immer wieder Tage, die von großen Selbstzweifeln durchsetzt waren und an denen er seiner Freundin nachtrauerte. Auf der anderen Seite stabilisierte sich sein Zustand zunehmend. Er hatte gelernt, weniger destruktiv mit sich umzugehen und sein Leben wieder in die Hand zu nehmen. Nach 25 Therapiesitzungen verabschiedeten wir uns voneinander.

Die Nebenwirkungen von Psychotherapie

Der Psychotherapie haftet gemeinhin der Ruf an – im Gegensatz zu medikamentöser Therapie –, nebenwirkungsfrei zu sein. Zwar ist es richtig, dass Psychotherapie keine unerwünschten Begleiterscheinungen wie Mundtrockenheit, Verdauungsstörungen oder Schwindel hervorruft. Dennoch können Psychotherapien «Nebenwirkungen» auf das Leben des Patienten haben, die den Betroffenen zu Beginn der Behandlung nicht immer klar sind. Kritiker sind gar der Ansicht, eine Psychotherapie könne im Zweifelsfall mehr Schaden als Segen verursachen. Man würde unnötigerweise sein Leben «psychologisieren» und über Jahre hinweg in eine Abhängigkeit zu einem Therapeuten geraten. Auch wenn dies im Einzelfall geschehen kann, ist es doch eher die seltene Ausnahme.

Andere Nebenwirkungen einer psychotherapeutischen Behandlung sind dagegen viel häufiger: Eine Psychotherapie bedeutet oft eine fundamentale Auseinandersetzung mit der eigenen Person, den Beziehungen, den eigenen Lebenszielen und Realisierungsmöglichkeiten. Im Rahmen dieser Auseinandersetzung kann es geschehen, dass sich Grundlegendes verändert. Es ist zum Beispiel relativ häufig zu beobachten, dass Psychotherapie Auswirkungen auf die Paarbeziehung hat.

Oft freuen sich die Partner über neue Entwicklungen; manchmal kann es aber auch vorkommen, dass dadurch Konflikte deutlicher werden und stärker ins Bewusstsein treten. Dinge, die lange Jahre stillschweigend und als selbstverständlich akzeptiert wurden, werden nun oft in Frage gestellt werden, und die Angehörigen erleben dies manchmal als Zumutung. Es kann sogar vorkommen, dass sie den Eindruck haben, Psychotherapeuten würden ihre Patienten gegen sie aufhetzen. Auch ist es möglich, dass Patienten im Rahmen einer Therapie entdecken, dass sie beruflich unzufrieden sind, sich verändern möchten und neue Wege im Leben suchen. Auch eine verstärkte Sensibilität für die Wahrnehmung von Gefühlen, also auch von Ärger und Wut, ist für die Mitwelt nicht immer angenehm. All dies sind Nebenwirkungen, die über die eigentliche antidepressive Wirkung hinausgehen. Wenn ein Mensch eine Psychotherapie macht, dann heißt dies in sehr vielen Fällen, dass das ganze persönliche System sich verändern muss. Wenn es dem Familiensystem nicht gelingt mitzuwachsen, dann kann die Folge manchmal sein, dass die Depression selbst zwar abklingt, die Familie aber in Scherben zurückbleibt. Viele Ärzte und Psychologen versuchen deshalb, die Familienangehörigen an bestimmten Punkten der Behandlung mit einzubeziehen, um dies zu vermeiden.

Was bei der Suche nach Psychotherapie zu beachten ist

Die Suche nach einer geeigneten Psychotherapie hängt von unterschiedlichen Faktoren ab. Einerseits kann man sich darüber Gedanken machen, von welcher Therapieform man am meisten profitieren könnte. Auf der anderen Seite spielt aber auch die Verfügbarkeit freier Therapieplätze eine entscheidende Rolle.

Wer nach Psychotherapie sucht, sollte sich zunächst darüber im Klaren sein, ob er eine Kostenübernahme durch die Krankenkasse anstrebt oder vorhat, die Psychotherapie selbst zu bezahlen. Trotz der Kosten von 50–70 € pro Sitzung gibt es einige Patienten, die es vorziehen, die Psychotherapie nicht über ihre Krankenkasse abzuwickeln. Soll eine Kostenübernahme durch die Krankenkasse stattfinden, so ist es notwendig, dass der Therapeut eine Kassenzulassung besitzt. Bei welchen Psychotherapeuten das der Fall ist, kann über die regionale Kassenärztliche Vereinigung (KV) erfragt werden. Derzeit müssen gesetzlich versicherte Patienten zur Psychotherapie keine Zuzahlungen leisten, wenn der Therapeut eine Kassenzulassung hat. Allerdings fällt wie bei allen Vertragsärzten eine quartalsmäßige Praxisgebühr von 10 € an, die vom Therapeuten erhoben werden muss und an die Krankenkasse weitergereicht wird. Privatversicherte Patienten sollten sich bei ihrer Kasse genau erkundigen, wie die Kostenübernahme einer Psychotherapie im Einzelfall aussieht. Da die Kostensätze für Privatbehandlung deutlich höher liegen und die Rechnung direkt an den Betroffenen geht, ist es wichtig, die Frage der Kostenübernahme vor Beginn der Behandlung zu klären. In manchen Fällen übernehmen private Krankenkassen auch Therapiekosten bei Behandlern, die keine Kassenzulassung besitzen. Allerdings ist die Kostenerstattung durch die Privatkassen häufig auf eine jährliche Maximalsumme begrenzt. Am besten, man versucht, diesen Punkt vorab telefonisch mit dem Sachbearbeiter der jeweiligen Versicherung zu klären, und lässt sich entsprechende schriftliche Informationen zusenden.

Wer eine Psychotherapie beginnen möchte, muss meist mit einer Wartezeit zwischen mehreren Wochen und Monaten rechnen. Über die Kassenärztliche Vereinigung kann nachgefragt werden, bei welchem Therapeuten Plätze vakant sind. Oft ist die Kontaktaufnahme mit Psychotherapeuten anfangs frustrierend, wenn man erfährt, dass man viele Monate auf die erste Sitzung warten muss. Es ist daher sinnvoll, sich von vornherein darauf einzustellen, dass die Suche einer gewissen Beharrlichkeit bedarf. Wer sich auch nach zehn vergeblichen Telefonaten nicht abschrecken lässt, hat gute Chancen, auch kurzfristig einen Therapieplatz zu finden. Selbstverständlich sind Menschen in einer Depression oft nicht in der Lage, so viel Energie an den Tag zu legen, und sind daher häufig auf die Unterstützung und Hilfe ihrer Angehörigen oder Freunde angewiesen.

Da Depressionen zu den häufigsten Erkrankungen in der ambulanten psychotherapeutischen Praxis gehören, kann man davon ausgehen, dass fast alle Psychotherapeuten große Erfahrung im Umgang mit dieser Störung haben. Wer darüber hinaus Informationen zu den Behandlungsschwerpunkten einzelner Therapeuten sucht, kann diese entweder telefonisch oder bei lokalen Institutionen wie Beratungsstellen und sozialpsychiatrischen Diensten erfragen. Häufig arbeiten diese Institutionen eng mit den niedergelassenen Therapeuten zusammen und haben einen guten Überblick über die lokalen Versorgungsangebote. Wenngleich die Wirksamkeit der Verhaltenstherapie bei Depression besonders gut belegt ist, spielt bei der Suche nach einer geeigneten Psychotherapie die angewandte Methode (Tiefenpsychologie oder Verhaltenstherapie) nicht unbedingt die entscheidende Rolle. Denn so unterschiedlich die Theoriemodelle sich auch anhören, so sehr finden sich bei der eigentlichen Therapie schulenübergreifend viele Ähnlichkeiten. Dazu gehört beispielsweise die große Bedeutung der Qualität der Beziehung zwischen Therapeut und Patient. Nur auf der Grundlage von Vertrauen, Offenheit und Verbindlichkeit ist es möglich, dass eine Psychotherapie gewinnbringend und positiv für den Patienten verläuft. In Psychotherapiestudien hat man herausgefunden, dass dieser spezielle Beziehungsaspekt wohl rund 50 Prozent des Therapieerfolgs ausmacht. Oft ist der unmittelbare Eindruck in den ersten Begegnungen ein guter Gradmesser für die weitere Zusammenarbeit. Wichtig ist, dass man sich mit dem Gegenüber wohlfühlt, es sympathisch und vertrauenswürdig findet. Ein Therapeut kann eine vielerorts gerühmte Koryphäe auf seinem Gebiet sein; wenn man mit ihm nicht «warm» wird, dann ist er für einen wahrscheinlich trotzdem nicht der Richtige. Aus diesem Grunde hat der Gesetzgeber in Deutschland an den Beginn einer Psychotherapie fünf so genannte «probatorische Sitzungen» gesetzt, die es dem Patienten und dem Therapeuten erlauben, zusammen «auszuprobieren», ob eine ausreichende Basis für die gemeinsame Therapie vorhanden ist. Sollten danach hierüber wirklich noch Zweifel bestehen, ist es wahrscheinlich in den meisten Fällen besser, sich nach einem anderen Behandler umzusehen.

Nach den probatorischen Sitzungen stellt der Therapeut einen ausführlichen Antrag zur Kostenübernahme der Psychotherapie, der von Gutachtern geprüft wird. Sollte nach Ende der beantragten Therapiezeit (z. B. 25 Sitzungen) eine weitere Behandlung notwendig sein, so kann vom Therapeuten bei der Krankenkasse ein Verlängerungsantrag gestellt werden.

Weitere nichtmedikamentöse Behandlungsmöglichkeiten

Schlafentzug Durch Vermeiden des Schlafes in der zweiten Nachthälfte und während des folgenden Tages kann bei vielen Patienten vorübergehend die depressive Symptomatik deutlich gebessert werden. Der Patient steht nachts um ca. 1.00 Uhr auf und bleibt bis zum Abend des nächsten Tages wach. Der Effekt ist nur zu erzielen, wenn die Betroffenen sich kein auch noch so kurzes Schläfchen erlauben. Schon ein Nickerchen von wenigen Minuten kann den Schlafentzugseffekt zunichte machen. Dieser positive Effekt des Schlafentzugs ist durch zahlreiche Studien eindeutig belegt, klingt jedoch meist mit der nächsten durchgeschlafenen Nacht wieder ab. Trotzdem ist für den Betroffenen die Erfahrung, dass allein durch einen Schlafentzug die Depression durchbrochen werden kann, ein Grund zur Hoffnung. Schlafentzüge werden am häufigsten im Rahmen eines stationären Aufenthalts durchgeführt. Durch Mitpatienten, die ebenfalls einen Schlafentzug machen, durch gemeinsames Spielen oder Spazierengehen fällt das Wachbleiben leichter. Vereinzelt führen Betroffene, die gute Erfahrungen gemacht haben, Schlafentzüge jedoch auch selbstständig zu Hause durch.

Lichttherapie Die Lichttherapie wird in den Medien gerne breit dargestellt, weil sie etwas Einfaches und Natürliches an sich hat. Ihre Wirksamkeit ist jedoch lediglich bei einer recht kleinen Untergruppe der depressiven Patienten belegt, nämlich bei der so genannten «saisonal abhängigen Depression». Diese Untergruppe weist ein regelhaftes Auftreten der depressiven Episoden in den Herbst- und Wintermonaten auf und wird deshalb auch oft Winterdepression genannt. Sie zeigt im Gegensatz zu den sonstigen Depressionen statt Durchschlafstörungen ein vermehrtes Schlafbedürfnis sowie statt Appetitlosigkeit das Auftreten von Heißhunger mit Gewichtszunahme. Im Rahmen der Lichttherapie setzt sich der Patient hellem Licht von mindestens 2500 lx, besser 10 000 lx aus, und zwar täglich über eine Woche, am besten vormittags für 30 bis 40 Minuten. In unseren Breiten genügt jedoch wohl auch ein Spaziergang bei Tageslicht, der zudem frische Luft und körperliche Bewegung mit sich bringt. Die kostspielige Investition eines Lichttherapiegerätes können sich die Betroffenen deshalb sparen.

Elektrokrampftherapie (EKT) Bei Patienten mit schweren, insbesondere wahnhaften Depressionen, die auf mehrere Therapieversuche mit Antidepressiva oder Psychotherapie nicht angesprochen haben, ist die EKT das wirksamste Verfahren. Durch einen Stromimpuls wird ein Krampfanfall ähnlich einem epileptischen Anfall ausgelöst. Durch neue Stimulationstechniken mit kurzen Stromimpulsen und Stromstimulation lediglich einer Hirnhälfte sowie durch medikamentöse Muskelentspannung und Kurznarkose konnten das Risiko des Verfahrens sowie die Nebenwirkungen und die damit verbundene Belastung der Patienten deutlich gesenkt werden. Der Patient erhält, verteilt über drei Wochen, neun bis zwölf Anwendungen. Die Wirksamkeit bei vielen, auch schwer kranken Patienten, die sich seit Monaten, zum Teil auch Jahren in einem qualvollen Zustand befanden, ist unbestritten und oft sehr eindrucksvoll. Die EKT wird von den Betroffenen, die anfänglich der EKT-Behandlung mit großen Ängsten und Befürchtungen gegenüberstehen, oft als wenig belastend empfunden und langwierigen medikamentösen Therapieversuchen vorgezogen. Allerdings führt auch die EKT-Behandlung zu keiner Heilung im strengen Sinne. Es gelingt zwar bei vielen Patienten, auch hartnäckige depressive Episoden zum Abklingen zu bringen. Dann muss jedoch durch eine anschließende medikamentöse Erhaltungstherapie das Wiederauftreten der depressiven Symptome verhindert werden.

Die EKT wird in Deutschland in der Regel nur stationär, meistens in Universitätskliniken durchgeführt. Dass viele psychiatrische Kliniken die EKT nicht anbieten, hat mehr mit Furcht vor dem negativen Ruf in der Öffentlichkeit als mit sachlichen medizinischen Gründen zu tun. Der schlechte Ruf der EKT resultiert teils aus der öffentlichen Darstellung in Filmen wie «Einer flog über das Kuckucksnest», aber auch aus der Drastik des Verfahrens selbst. Vielen in der Bevölkerung, die aus Unkenntnis die Depression lediglich als reaktive Verstimmung und nicht als qualvolle, oft lebensbedrohliche Erkrankung ansehen, erscheint die EKT dann als ein zu drastisches, der Erkrankung nicht angemessenes Verfahren. Die gleichen Personen haben jedoch keine Einwände, wenn bei der Blinddarmentzündung der Bauch mit einem Skalpell aufgeschnitten wird, ein ebenfalls drastisches und ebenfalls oft lebensrettendes Behandlungsverfahren.

Die transkranielle Magnetstimulation (TMS) ist ein Verfahren, bei dem das Gehirn nicht direkt durch den Strom, sondern über Magnetfelder stimuliert wird. Ein Krampfanfall wird hierbei nicht ausgelöst. Die Hoffnung, hier eine schonende Alternative zur EKT zur Hand zu haben, hat sich jedoch bisher nicht erfüllt.

Das Bündnis gegen Depression

So erstrebenswert neue Therapien gegen Depression auch sein mögen: Brauchen wir wirklich immer neue und noch wirksamere Verfahren, um die Depression effektiv behandeln zu können? Liegen mit Psychotherapie und Pharmakotherapie nicht bereits effektive Behandlungen

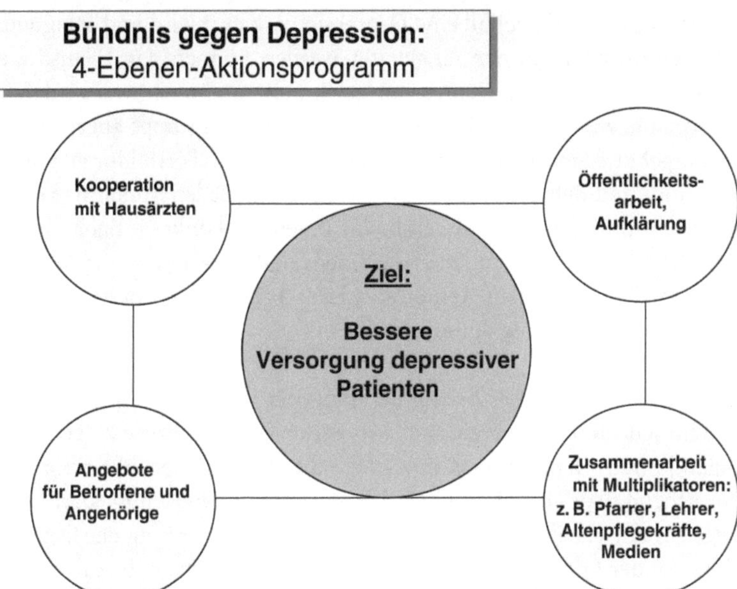

Abb. 18: Die vier Interventionsebenen des Bündnisses gegen Depression

vor? Tatsache ist, dass der großen Mehrheit der Betroffenen schon heute sehr gut geholfen werden könnte, wenn die bestehenden Therapiemöglichkeiten optimal genutzt würden. Aber derzeit werden Depressionen noch immer zu oft nicht erkannt oder nur unzureichend behandelt. Vor dem Hintergrund der bestehenden großen Versorgungsdefizite stellt sich daher die Frage, was sich im Rahmen der bestehenden Behandlungsmöglichkeiten verbessern ließe. Im Rahmen des Kompetenznetzes Depression, Suizidalität (gefördert vom Bundesministerium für Bildung und Forschung) hat man versucht, dem nachzugehen. Im Jahr 2001 wurde in Nürnberg ein Aktionsprogramm gestartet, das «Nürnberger Bündnis gegen Depression» (NBgD), bei dem gleichzeitig Interventionen auf vier verschiedenen Ebenen durchgeführt wurden (Abb. 18).

Ebene 1: Ein zentrales Anliegen bestand darin, die hausärztliche Versorgung effizienter zu gestalten. Depressive Patienten wenden sich bei Schwierigkeiten häufig zuerst an ihren Hausarzt und suchen in der Regel keine psychiatrische oder psychotherapeutische Hilfe auf. Die diagnostische und therapeutische Kompetenz des Hausarztes ist somit entscheidend, ob im Einzelfall eine Depression erkannt wird und geeignete Behandlungsmaßnahmen eingeleitet werden können. Um Hausärzte für ein Bündnis gegen Depression gewinnen zu können, war es daher notwendig, ein stark auf die Bedürfnisse dieser Zielgruppe abgestimmtes Angebot zu machen. Ärzte wurden nicht nur zu Fortbildungen über Diagnose und Behandlung von Depression eingeladen, sondern erhielten auch umfangreiches Material, das ihnen die konkrete Behandlung erleichtern sollte. So wurden etwa Videos und Broschüren zur Aufklärung der Patienten über Symptome, Hintergründe und Behandlungsmöglichkeiten zur Verfügung gestellt.

Ebene 2: Eine Verbesserung der hausärztlichen Versorgung allein scheint jedoch nicht ausreichend, um wirkliche Fortschritte zu erzielen. Solange Betroffene, Angehörige sowie die Allgemeinbevölkerung unzureichend über Depression und ihre Zusammenhänge aufgeklärt sind, liegt ein entscheidender Hemmfaktor vor. Bagatellisierung der Depression, mit der Erkrankung verbundene Ängste und Scham, unzureichendes Wissen über Behandlungsmöglichkeiten und allgemeine Vorbehalte gegen Psychotherapie und Psychiatrie führen dazu, dass ein erheblicher Teil der Betroffenen ohne professionelle Unterstützung bleibt. Daher wurde eine Informationskampagne mit Plakaten, Flyern, Infoständen, Kinospots und vielen öffentlichen Veranstaltungen gestartet. Die zentralen Botschaften, die über verschiedene Medien in hoher Frequenz und Dichte verbreitet wurden, lauteten: «Depression kann jeden treffen», «Depression hat viele Gesichter» und «Depression ist behandelbar».

Ebene 3: Mit Depression haben nicht nur Ärzte und Psychologen zu tun. Viele weitere Berufsgruppen haben täglich Kontakt zu Menschen, die an Depression erkrankt sind, ohne allerdings über spezifisches Wissen über Symptome und Behandlungsmöglichkeiten zu verfügen. Dies gilt z. B. für Pfarrer, Altenpflegekräfte, Lehrkräfte, Apotheker, Polizisten, Journalisten usw. Allein in den ersten zwei Jahren des NBgD fanden daher rund 100 Fortbildungsveranstaltungen für rund 2000 Multiplikatoren statt. Das vorrangige Ziel war dabei, das Erkennen depressiver Erkrankungen zu verbessern und im Zweifelsfalle eine Überweisung zu einem geeigneten Behandler einleiten zu können. Auch Diagnose und Umgang mit akuter Suizidalität waren Fortbildungsschwerpunkte.

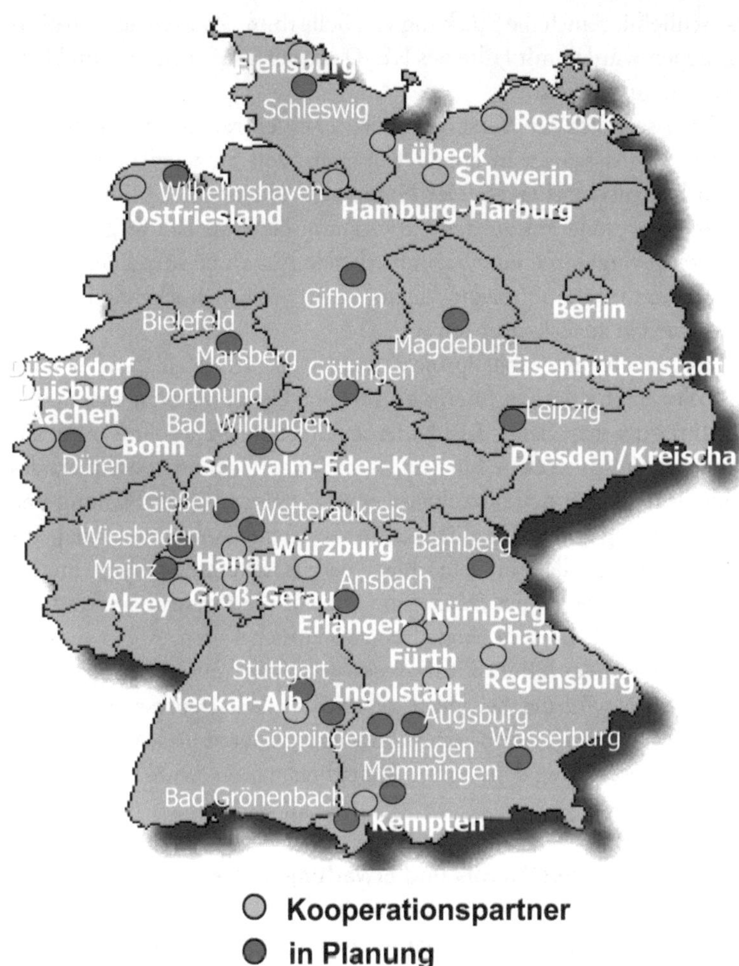

Abb. 19: Die Regionen des deutschen Bündnisses gegen Depression (Stand 2005)

Ebene 4: Eine so genannte «Notfallkarte» wurde Patienten nach Suizidversuch angeboten. Auf der Notfallkarte war eine Telefonnummer notiert, über die rund um die Uhr ein Arzt der Klinik für Psychiatrie erreichbar war. Patienten wurden explizit ermutigt, im Falle einer weiteren Krise bzw. bei neuer Suizidalität in Akutsituationen davon Gebrauch zu machen und sich an die Klinik zu wenden. Ziel war eine Krisenintervention mit der Option einer unbürokratischen und raschen stationären Aufnahme im Bedarfsfall. Ein weiterer wichtiger Bereich war schließlich auch die Stärkung von Selbsthilfe. Zahlreiche Selbsthilfegruppen wurden mit Hilfe des NBgD aus der Taufe gehoben und längerfristig unterstützt.

Verbessert sich die Versorgung depressiv erkrankter Menschen, so müsste sich das auch in einem Rückgang von Suiziden und Suizidversuchen niederschlagen. Der Nutzen des Nürnberger NBgD wurde daher unter anderem an der Entwicklung der Suizidalität gemessen. Insgesamt zeigte sich eine beeindruckende Abnahme suizidaler Handlungen von rund 20 Prozent, die vor allem auf den Rückgang bei Suizidversuchen zurückzuführen war.

Das Nürnberger Modellprojekt wurde von den Medien, aber auch von Wissenschaftlern aufmerksam verfolgt. Die guten Ergebnisse taten das Ihre, um bei vielen Fachleuten und Regionen das Interesse zur Nachahmung zu wecken. Ein bundesweit tätiger Verein koordiniert das Bündnis und berät neu hinzukommende Regionen bei der Planung und Durchführung lokaler Kampagnen (www.buendnis-depression.de). Inzwischen gibt es allein in Deutschland bereits mehr als 25 Städte mit lokalen Bündnissen gegen Depression, die auf die Erfahrungen und das Material des Nürnberger Modellprojekts zurückgreifen (Abb. 19). Auch im Ausland ist das NBgD auf Interesse gestoßen. Von der Europäischen Kommission wird die *European Alliance against Depression* (EAAD) gefördert, in der 18 europäische Länder kooperieren und Aktionen zur besseren Versorgung depressiver Menschen starten (www.EAAD.net).

Selbstverständnis und Erwartungen des Kranken

So wie die betriebswirtschaftlich notwendigen Egoismen der Gewinnmaximierung und volkswirtschaftlich sinnvoller Altruismus – etwa in Sachen Umweltschutz, Gesundheitsvorsorge oder Grundlagenforschung – häufig unversöhnliche Erwartungspole darstellen, so kollidieren auch Patientenselbstverständnis und Erwartung mit den Realitäten der therapeutischen Versorgung. Die alles bestimmenden Stichworte sind in beiden Fällen die Faktoren Motivation und Zeit. Der an Depressionen leidende Patient, der krankheitsbedingt seinem Beruf nicht mehr oder nur noch eingeschränkt nachgehen kann, verfügt über ein hohes, bedrohlich unbeschränktes Maß an Zeit – auch und gerade nach den Stunden der Berufstätigkeit und an den Wochenenden –, während für den Arzt und den Therapeuten Zeit ein äußerst knappes, nur bedingt vermehrbares und damit teures Gut ist. Für den Kranken sind gewidmete Zeit, das verständnisvolle Zuhören und die gemeinsame Rückbesinnung auf die Kräftereserven und möglichen Perspektiven, also therapeutisch konstruktiv erlebte Zeit, das, wonach er sich am meisten sehnt, was er unbedingt benötigt, um gesund zu werden. Die gewährte Zeiteinheit in der Therapie, häufig nicht mehr als 30 oder 45 Minuten pro Woche, stellt oft die einzige Kraftquelle für den an der Depression Leidenden dar. Nahezu überall, auf dem Lande ebenso wie in der Stadt, ist der Depressionskranke mit der zu kurz bemessenen Zeit zu weniger Therapeuten konfrontiert, was sich in langen Wartezeiten ebenso niederschlägt wie in dem immer als zu knapp und drängend empfundenen Zeitangebot während der Behandlung oder den oft zu großen Intervallen zwischen einzelnen Therapieterminen.

Zeit – komprimiertes, auf Effizienz ausgerichtetes Handeln und Erleben auf der einen und zerrinnendes, zeitlos leidendes Leben auf der anderen Seite. An dieser Dualität wird sich auf absehbare Zeit wenig ändern lassen, selbst für Privatpatienten. Umso wichtiger ist es, dass der Kranke sich illusionslos auf diese konfliktträchtige Situation einstellt, Ärzte und Therapeuten aber auch wahrnehmen, dass sie an diesem Konflikt mit seinen für den Patienten so entmutigenden Folgen beteiligt sind, ihn vielleicht sogar mit zu verantworten haben.

Oft aber fehlt es in der knapp bemessenen Therapiestunde auch an einem für den Patienten nachvollziehbaren Behandlungskonzept, einer glaubwürdigen Strategie, welche Behandlungsschritte in welchem Zeitrahmen zu erwarten sind. Das Stichwort heißt: Ehrlichkeit auf Seiten des Therapeuten, damit der Patient das Gefühl der Sicherheit und des Aufgehobenseins, also der unbedingten Behandlungsmotivation auch im Intervall zwischen den Therapieterminen für sich als Kraftquelle nutzen kann. Als hilfreich und förderlich nimmt der Patient beim Therapeuten nur ein akzeptables Austarieren zwischen notwendiger Zeitbegrenzung, also Ökonomie, und unbedingter Empathie wahr. Jedwede Verschiebung in Richtung Zeitverknappung wird deshalb als so bedrückend empfunden, weil dem Patienten in seiner Wahrnehmung das Verständnis für seine Situation und damit die Dringlichkeit der Zuwendung entzogen werden. Schon Nuancen in diesem so vulnerablen Beziehungsgeflecht können das Gefühl von Aussichtslosigkeit, Hilflosigkeit und Verzweiflung bis ins Unerträgliche steigern. Nur: Wer, wenn nicht der Therapeut, muss um diese Vulnerabilität, diese ausgeprägte Verletzlichkeit, des Patienten wissen? Er darf sie niemals missbrauchen, darf niemals gegen die Patienteninteressen manipulieren. In Gesprächen mit Patienten während und nach der Behandlung waren auch in meiner Erfahrung genau das stets die zermürbenden Negativerfahrungen: zu gering gewährtes Zeitkontingent, undurchsichtige Behandlungsstrategie, fehlende Empathie, Motivationsbereitschaft und gekonntes Krankheitsmanagement.

Das Gesundwerden ist alleinige Last des Patienten, sie ihm in jedweder Form zu erleichtern, ist die vornehmliche Aufgabe des Therapeuten. Dieses Rollenverständnis wird nur allzu oft beim depressiven Patienten vermisst. Doch wie schwer fällt es ihm, sich in der geschwächten biografischen Situationen zu wehren? Auch hier gibt es offenbar im Rollenverständnis beider Seiten unterschiedliche Erwartungen. Aber ist es nicht verständlich, wenn der Patient die bestmögliche Unterstützung, das bestmögliche Behandlungskonzept und damit die bestmögliche Behandlungskompetenz erhofft?

Auch wenn wir in den politischen Verlautbarungen noch immer an dem Zerrbild festhalten, dass Gesundheit keine Ware ist, die den Marktgesetzen von Angebot und Nachfrage gehorcht und mit ausgefeilten Konzepten des Marketing in diese oder jene Richtung preislich manipuliert werden kann, so ist aber Zeit doch ein kostbares Gut, über das wir gern im Gespräch mit dem Arzt oder Therapeuten nach unseren Bedürfnissen verfügen würden – vor allem der Patient, der auf zeitkonsumierendes Zuhören angewiesen ist, wenn er an Depressionen leidet. Es wäre unredlich, das Dilemma, in dem sich der Kranke und der Arzt befinden, schönzureden. Auf der einen Seite steht die am Anfang des Geschehens für den Patienten so unverständliche, bedrohliche und das Selbst auf rätselhafte Weise verändernde Krankheit, auf der anderen das scheinbare Dickicht des vielfältigen ärztlichen Angebots in den Phasen Diagnostik und Therapie.

Die entscheidenden Weichen in Richtung Genesung werden bei der Diagnose gestellt. Für den Hilfe suchenden Kranken bedeutet dies: Je früher er bei seinen Beschwerden für sich als mögliche Ursache auch schonungslos eine Depression einbezieht, umso gezielter kann der Hausarzt vordiagnostizieren und an den erfahrenen Facharzt für Neurologie und Psychiatrie oder den Psychotherapeuten zur weiteren, differenzierten Einschätzung des Krankheitsbildes überweisen. Die Parameter, aus denen sich die Diagnose Depression zusammensetzt, sind, wenn auch oft bruchstückhaft, larviert und durch somatische Beschwerden gleichsam in die Irre eines ganz anderen Krankheitsbildes führend, für den erfahrenen Diagnostiker dennoch eindeutig. Das am Ende schlüssige Puzzle «Diagnose Depression» setzt sich aus den als bedrückend geäußerten seelischen und körperlichen Beschwerden zusammen, aber ebenso aussagefähig sind auch die Selbstdarstellung des Patienten im Gespräch mit dem Arzt, seine Antwortmuster (je ehrlicher, desto aussagefähiger!), die Vieles illustrierende Körpersprache, die Gestik, der Sprachfluss und die geschilderte, selbst empfundene Veränderung des eigenen Ich bei den bisher als besonders glücklich empfundenen Lebensfeldern – Liebe, Arbeit, Kunst, Musik, Genuss, Ehrgeiz, Attraktivität und all dem, was unseren Lebensmotor bisher so selbstverständlich vorangetrieben hat.

Viele Patienten scheuen sich vor einer derart umfänglichen und schonungslosen Entblößung, aber fällt die beim Urologen oder vor der Darmspiegelung beim Internisten nicht ähnlich aus? Dort ist sie akzeptiertes, weil notwendiges diagnostisches Ritual, im ebenso notwendigen Klärungsgespräch mit dem Psychiater dagegen scheuen wir uns, den Blick neben dem partikularen somatischen Problem auch auf das zuzulassen, was uns als Individuum ausmacht, das ganze Selbst, unser Ich, unser Leben. Aber dieser Einblick ist unverzichtbar, wollen wir unnötige Zeit, unnötigen Aufwand, unnötige Arzt- oder Therapeutenbesuche und vor allem unnötiges Leid vermeiden. Je schneller und präziser die Diagnose gestellt werden kann – und dabei ist die Mithilfe des Patienten bis zur möglichen Strapaze und einer zeitlich begrenzten Selbstentblößung unabdinglich –, umso folgerichtiger und effizienter kann die Behandlung beginnen, ob nun medikamentös, therapeutisch oder als Kombination unterschiedlicher Behandlungswege.

Die Depression ist eine Krankheit wie jede andere, auch kann sie jeden treffen, folglich sollten die Qualitätsmaßstäbe, die der an Depressionen Leidende – so unbestimmt die Krankheitszeichen am Anfang sein mögen – an seinen behandelnden Arzt stellt, sich nicht von denen anderer Disziplinen in der Medizin unterscheiden. Medizinische und therapeutische Kompetenz ist der Maßstab, den jeder Patient – glücklicherweise – erwarten darf. Jedwede Form von Unbehagen hingegen, das wir im Erleben des ärztlichen Gegenübers empfinden – von der anfangs meist als hart empfundenen Diagnose Depression abgesehen (aber ist die von Krebs, Diabetes oder Herzinsuffizienz nicht anfangs auch bedrückend?) –, ist ein berechtigter Anlass, sowohl das ärztliche Verhalten als auch das vorgeschlagene Behandlungskonzept zu hinterfragen. Wer als Arzt oder Therapeut bei Zweifeln keine Zweitmeinung zulässt oder diese gar ostentativ strafend als Vertrauensbruch empfindet, hat etwas zu verbergen – meist ist es Inkompetenz. Ein schlüssiges Behandlungskonzept, verständliche Informationen zu Krankheit und Therapie sowie eine sinnvolle Zeitökonomie im Sinne des Patienten sind die unverzichtbaren Pfeiler, auf die sich eine erfolgreiche Behandlung der Krankheit Depression gründet.

Die zu Recht strengen Maßstäbe, die der Patient an seinen behandelnden Arzt und Therapeuten anlegt, muss er sich aber auch selbst in der Mitarbeit an der eigenen Genesung abfordern – gesund werden heißt gesund werden wollen und bedeutet das Eingehen eines symbolischen Vertrags auf Gegenseitigkeit. Wer auf die Wunder eines Heilers setzt, hat eine solche passive Haltung im Genesungsprozess selbst zu verantworten, ebenso die Entscheidung, ob er sich auf die Therapie nach wissenschaftlich abgesicherten Diagnose- und Behandlungskonzepten einlässt oder im Wortsinne sein Heil abseits der Schulmedizin suchen will. Auch im Lotto kann man gewinnen, nach den Gesetzen der Wahrscheinlichkeitsrechnung ist ein Erfolg im Glück zwar errechenbar, nicht aber kalkulierbar. Und dennoch widersetzen sich Millionen von Spielern jede Woche dieser mit einer einzigen Formel belegbaren Erkenntnis. Bei Patienten verhält es sich nicht anders. Jeder trägt für seine Entscheidungen die Verantwortung.

Oft wird als Voraussetzung einer erfolgreichen Behandlung das Bild vom Dialog zwischen Arzt und mündigem Patienten bemüht. Einen solchen Dialog kann es in Wahrheit nicht geben. Der Dialog zwischen Menschen unterschiedlichen Wissenstandes ist wünschenswert, er kann anregend sein, interessant und hilfreich, weil am Ende eines solchen Dialogs – also eines Gesprächs unter Gleichen – niemand eine Entscheidung treffen muss. Ganz anders stellt sich die Situation zwischen Arzt und Patient dar. Natürlich erfolgt auch hier ein Gespräch unter Gleichen, aber am Ende steht zwangsläufig eine autoritäre, also glaubwürdige Entscheidung des Arztes, an deren Findung der Patient zwar beteiligt ist, deren Konsequenz aber nur er zu tragen hat. Für die Richtigkeit der auferlegten Entscheidung bürgt der Arzt – vor dem Patienten und vor dem Gesetz und damit vor vielfältigen Regressansprüchen. Selbst der Begriff «mündiger Patient» ist eine Mogelpackung, die Gleichheit vortäuscht, wo es keine Gleichheit geben kann. Mündig ist, wer sich selbst schützen und selbst gesetzlich vertreten kann. Natürlich sind die meisten, also die nicht entmündigten Patienten dazu in der Lage und auch verpflichtet, aber im Dialog mit dem Arzt oder Therapeuten wird diese Formel immer wieder missverständlich gebraucht. Besser und ehrlicher wäre es zu sagen: Je umfänglicher der Patient über das Krankheitsbild Depression, seine Ursachen, Behandlungs- und Heilungsmöglichkeiten informiert ist, desto aussichtsreicher ist der Erfolg einer Therapie.

Die Depression ist nicht die Folge selbstverschuldeten eigenen seelischen Missbrauchs, sondern in ihrem Ursachengeflecht ebenso kompliziert und schicksalhaft wie andere schwere Erkrankungen auch. Wer als Patient mit diesem Hintergrundwissen einen Arzt aufsucht, um Klarheit über seinen körperlichen und seelischen Gesundheitszustand zu erhalten, kann dies erhobenen Hauptes tun, ohne Schamgefühl, ohne Schuldgefühl. Wer aus Angst einen lebensrettenden Operationstermin nicht wahrnimmt, muss den weiteren Verlauf seines Lebens selbst verantworten, das ist gesellschaftlicher Konsens. Wer wissentlich seiner Selbstwahrnehmung, dass er an Depressionen leidet, ausweicht, muss sich diesem Vorwurf ebenfalls aussetzen. Warum aber aus Scham oder um einer möglichen Stigmatisierung zu entgehen, den Weg in die Verdrängung wählen, wenn wir doch heute wissen, wie verbreitet diese Krankheit mit über vier Millionen Patienten allein in Deutschland ist, die Menschen aller Alters- und Einkommensklassen, Frauen ebenso wie Männer treffen kann, eine Krankheit, von der wir gesichert wissen, dass sie gut und meistens erfolgreich behandelbar ist?

Mit dem Hintergrundwissen um die «Normalität Depression» ist der Umgang mit dieser Krankheit einfacher, als wenn wir glauben, einem selbstverschuldeten, konturlosen Phantom gegenüberzustehen. Diese Haltung wird auch jedes Gespräch mit dem Arzt, dem Psychiater und dem Psychologen erleichtern. Dass es bei Patienten Vorbehalte gegen diese Disziplinen gibt, ist verständlich, aber unbegründet. Gespeist werden sie durch Vorurteile, durch Verunglimpfungen und Ironisierungen manch zweifelhafter Behandlungsmethoden sowie den Nimbus, dass Therapeuten über den Schlüssel zu unserer Seele verfügten, ja, dass sie, einem Röntgengerät vergleichbar, uns mit ihrem forschenden Blick durchleuchten und schon bald alles über uns wissen könnten – mehr als wir selbst, vor allem unsere wohlgehüteten Geheimnisse und Sehnsüchte. Der seit den 1980er Jahren verbreitete pseudointellektuelle Volkssport des alles und jedes psychologisierenden Kommentierens hat dazu nicht unwesentlich beigetragen.

Die Realität sieht anders aus. Weder wissen Psychiater und Psychologen alles, noch können und wollen sie unser Wesen entschlüsseln. Ihr

Augenmerk richtet sich allein auf den Aspekt in uns, der krank ist, und sie werden bemüht sein, zuerst einmal unseren Leidensdruck zu verringern, um dann über eine geeignete Therapie unsere Gesundheit als Ganze wieder herzustellen. Daher gleicht die Anamnese des an Depressionen Leidenden in den Grundzügen der anderer Krankheiten, nur die Fragestellungen sind unterschiedlich, ebenso die Diagnoseverfahren. Die seelische Verfassung, also unser verändertes emotionales und in Folge auch körperliches Erleben, lässt sich nun einmal nicht in einem EKG darstellen. Im psychiatrischen Geschehen ersetzt im Wesentlichen der Mensch, also der Arzt und Therapeut, die Medizintechnik. Warum also wehren wir uns so gegen diese Medizin von Mensch zu Mensch, wenn wir sie doch sonst in der Gesundheitsversorgung so oft vermissen?

Das Selbstverständnis des Patienten, seine Würde und seine Erwartungen werden immer dann erschüttert, wenn das behandelnde Gegenüber ein gewisses Gefühl der mangelnden Empathie vermittelt. Manchmal ist eine analysierende Distanz während der Behandlung notwendig, oft aber sind die Grenzen zwischen der Verführung zur Manipulation beim Therapeuten und verweigerter Krankheitseinsicht beim Depressiven fließend. Kein behandelnder Arzt oder Therapeut hat das Recht zur Manipulation oder zur habituellen Entmündigung, ebenso wenig ist er berechtigt, dem Kranken das Gefühl der Unterlegenheit, der Unzulänglichkeit und der Abhängigkeit zu vermitteln – so wie selbstverständlich bei jeder anderen Krankheit auch. Auf der anderen Seite sind beim Patienten Einsicht, Vertrauen und das unbedingte Einlassen auf die akzeptierte Therapie Grundvoraussetzung einer auf Genesung abzielenden Behandlung.

Der Weg aus der Depression ist kein Spaziergang, er ist aber auch keine hochriskante Klettertour, die nur der Ausnahmeathlet schafft. Wenn das Selbstverständnis des Patienten die engagierte Mitarbeit am Genesungsprozess einschließt und die Erwartungen dem Arzt gegenüber auf Information, Einsicht und Vertrauen beruhen, nicht auf Vorurteilen, Halbwissen und Hoffnung auf plötzliche Schicksalswendungen oder gar Wunder, dann kann es keine bessere und hilfreichere Grundlage für ein erfolgversprechendes Patienten-Arzt-Verhältnis geben. Man könnte es auch einfach Respekt vor dem anderen nennen. Die Grenzen, die der Respekt uns auferlegt, müssen für beide Seiten stets verbindlich sein. Nur wer sie nicht überschreitet, verdient Anerkennung und diskreditiert sich nicht selbst.

Was Angehörige tun können

«Ich weiß nicht, was mit meinem Mann los ist. Er ist wie ausgetauscht und hat sich völlig zurückgezogen. Er wirkt so passiv und unleidlich. Nachts schläft er schlecht, und tagsüber ist er müde. Spreche ich ihn darauf an, dann reagiert er nur gereizt und abweisend. Was soll ich nur tun? Ich weiß mir selbst schon gar nicht mehr zu helfen.»

Wenn ein Mensch an Depression erkrankt, dann spürt auch die Mitwelt die Konsequenzen. In erster Linie sind dies Familienangehörige. Jedoch auch Freunde und Kollegen sind einbezogen. Der bisher vertraute Mensch ist häufig ganz verändert, und was er erlebt, ist von außen kaum nachvollziehbar. Wie Angehörige mit Depression umgehen können, hängt von vielen Faktoren ab: Ist der Mensch zum ersten Mal betroffen? Akzeptiert er, dass er eine Depression hat? Ist er zu einer Behandlung bereit? Wie viel Unterstützung steht zur Verfügung? Wer kann helfen, die privaten und beruflichen Ausfälle zu bewältigen? Viele Angehörige erleben zu verschiedenen Zeitpunkten sehr unterschiedliche Herausforderungen und Schwierigkeiten beim Umgang mit dem erkrankten Menschen. Eines sollten sich Partner, Freunde und Familienangehörige immer klar machen: Sie können die Depression nicht heilen. Manchmal sind sie auch selbst ein Mosaikstein innerhalb der vielfältigen Ursachen der Erkrankung. Gerade dann scheinen ihre Hilfsangebote dem depressiven Menschen unannehmbar. Vor allem für Eltern ist es sehr qualvoll, wenn sich das eigene Kind in der Depression von ihnen abwendet. Was auch immer sie tun, scheint falsch. Sie können sich nur immer wieder anbieten und müssen nicht selten notgedrungen die Ablehnung akzeptieren. Die Hilfe aufzudrängen, bringt meist wenig. Nur wenn der andere sie von sich aus annimmt, macht sie Sinn. Angehörige brauchen deshalb sehr viel Geduld beim schwierigen Balanceakt zwischen tatkräftiger Unterstützung und Respekt vor den Grenzen und der Autonomie des erkrankten Menschen.

Bevor die Diagnose gestellt ist

Der Umgang mit Menschen, die unter Depressionen leiden, verlangt zunächst einmal, überhaupt zu erkennen, dass eine Depression vorliegt. Viele bemerken beim anderen zwar bereits frühzeitig Verhaltensänderungen, jedoch ohne zunächst kausale Zusammenhänge zu verstehen. Der Depressive wirkt scheu gegenüber Menschen und vermeidet Kontakt. Er klagt über Schlafstörungen. Oft scheint er erschöpft und müde, in einigen Fällen wirkt er auch gereizt und aggressiv. Meist wird der Depressive nicht auf seine Familie oder Freunde zukommen, um zu sagen: «Pass auf, ich grüble, ich habe Schuldgefühle, und mir ist zum Sterben zumute, vermutlich habe ich eine Depression.» Auch er erkennt zu diesem Zeitpunkt oft nicht, was mit ihm passiert. Das einzige Wahrnehmbare ist dann eine quälende und doch namenlose Veränderung. Depression ist gerade in der Frühphase mit tiefen Schamgefühlen verbunden, wenn der erkrankte Mensch feststellt, dass er in vielen Bereichen nicht mehr leistungsfähig ist. Es ist erniedrigend, sich in dieser Art vor anderen zeigen zu müssen, auch vor seinen Angehörigen und Liebsten. Einige versuchen daher, so lange wie möglich nach außen eine intakte Fassade aufrechtzuerhalten, auch wenn die Krankheit innerlich längst Besitz von ihnen ergriffen hat. Symptome werden aus Hilflosigkeit oft von beiden Seiten – dem Kranken wie dem Angehörigen – ignoriert oder bagatellisiert. Als Folge können massive Gereiztheit und Rückzug auftreten, die dann zur Folge haben, dass die Angehörigen sich ihrerseits enttäuscht zurückziehen oder sich hilflos fühlen. Nicht selten beziehen sie die Veränderungen auch auf sich selbst und ärgern sich, dass die andere Person plötzlich so verschlossen ist («Was habe ich dir denn getan, ich finde das ausgesprochen unhöflich, wie du dich benimmst; dir scheint an mir überhaupt nichts zu liegen»). In dieser frühen Phase kann es viele Missverständnisse geben, die für beide Seiten schmerzhaft sind. Dies trifft umso mehr zu, wenn die Depression als solche noch nicht erkannt wurde.

Im Grunde genommen befinden sich zu Beginn der Erkrankung sowohl der Patient als auch seine nahen Mitmenschen in einem Lernprozess. Erst wenn von ärztlicher oder psychotherapeutischer Seite die Diagnose Depression gestellt wurde und beide Seiten akzeptiert haben, dass es sich dabei um eine ernste, behandlungsbedürftige Erkrankung handelt, können gemeinsam konkrete Schritte zur Behandlung in Angriff genommen werden. Dabei ist von großer Bedeutung, in welcher Beziehung Angehöriger und Erkrankter zueinander stehen. Es macht einen Unterschied, ob der Sohn erkrankt ist, die Mutter oder der Partner. Dies bedeutet jeweils ganz eigene Herausforderungen, denn in Bezug auf diese unterschiedlichen Menschen haben sich über lange Zeiträume ganz spezifische Interaktionsstile entwickelt. Für den Umgang miteinander gelten meist bestimmte unausgesprochene Regeln, die im

Falle einer Depression oft nicht mehr anwendbar sind. Es kann beispielsweise schwer sein, mit seinem Vater über die Möglichkeit einer Depression zu sprechen, wenn bis dahin persönliche Gespräche über das eigene Befinden unüblich waren und Vater und Sohn sich eher auf einer Ebene begegnet sind, die von Selbstbewusstsein, Leistungsstärke und Souveränität gekennzeichnet war.

Mitunter begreift der Erkrankte auch erst später als seine Umwelt die Depression. Die Aufgabe für den Angehörigen in dieser Anfangsphase besteht darin, aufmerksam für Veränderungen zu sein, genau nachzufragen und den anderen im Zweifelsfall zu ermutigen, professionellen Rat zu suchen. Konkret heißt das, den Hausarzt, einen Facharzt, einen Psychotherapeuten oder eine spezialisierte Beratungsstelle aufzusuchen. Vielleicht können die Angehörigen den Patienten sogar dorthin begleiten. Wie beim Beginn jeder anderen Erkrankung auch ist es zudem sinnvoll, sich über Depression zu informieren, um zu erfahren, wie der andere unterstützt werden kann (siehe Anhang). In der Regel bedeutet es für beide Seiten bereits eine Erleichterung, wenn die bedrohlich wirkenden Veränderungen einen Namen bekommen haben: Depression. Diese hat unterschiedliche psychische und biologische Ursachen, und – das Wichtigste – sie ist behandelbar.

Unterstützung in der Behandlungsphase

In der zweiten Phase bestehen Klarheit und Sicherheit darüber, dass es sich um eine Depression handelt. Beide Seiten wissen das, und im idealen Fall wurde professionelle Hilfe hinzugezogen. Das heißt, es wurde entweder eine medikamentöse Therapie oder/und eine Psychotherapie begonnen. In sehr vielen Fällen wird die antidepressive Wirkung der Behandlung jedoch erst nach vier, manchmal auch erst nach acht Wochen deutlich spürbar. Konkret kann dies bedeuten, dass ein quälend depressiver Zustand über längere Zeit ausgehalten werden muss, bis man von einer wirklichen Besserung sprechen kann. Schon ein Tag Depression bedeutet Qual und Schmerz, die Vorstellung, mit einer Besserung erst Wochen später rechnen zu können, erscheint dann oft unerträglich. In diesem Falle muss es daher um die Frage gehen, wie der Patient und seine Angehörigen ihren Alltag während dieser Zeit gemeinsam bewältigen können. Vor allem die Partner versuchen häufig, so viel wie möglich abzunehmen, stellen eigene Interessen zurück, bemühen sich geduldig, den anderen zu aktivieren, ohne ihn dabei zu überfordern; sie sagen lästige Termine für ihn ab und strukturieren die freie Zeit. Sie sorgen für alles Lebenspraktische und haben selbst natürlich auch nur begrenzte Kraftreserven. In einer solchen Situation kann rasch ein Gefühl von Überforderung entstehen. Zumal der Mensch in der Depression ja oft in keiner Weise in der Lage ist, dieses Engagement, die Geduld und Zuwendung zu würdigen. In vielen Fällen wird man keine Dankbarkeit spüren oder erwarten können. Stattdessen trifft man vielleicht sogar auf Zurückweisung, und eine Folge kann sein, sich selbst zunehmend frustriert, hilflos und auch wütend zu fühlen. Hilfreich ist hier, sich immer wieder klar zu machen, dass es sich bei der Depression um eine Erkrankung handelt, für die der Betroffene nichts kann, die nicht gegen den Partner gerichtet ist, sondern die in gewisser Weise ein in sich autonomes Geschehen darstellt, das nur in begrenztem Maße beeinflussbar ist. Zudem müssen sich Angehörige immer wieder klar machen, dass die Depression aufhören wird, auch wenn der depressive Mensch dies beharrlich verneint und hoffnungslos ist. Es ist äußerst wichtig, sich nicht vom Pessimismus des Kranken anstecken zu lassen. Angehörige sollten zudem darauf achten, sich selbst nicht zu überfordern und Ruhepausen zu gönnen, auch wenn dies nicht immer auf Zustimmung des Erkrankten trifft. Es hat keinen Sinn, sich selbst in einen Erschöpfungszustand zu bringen, der zur Folge hätte, dass noch eine weitere Person professionelle Hilfe braucht.

Leider viel zu selten geschieht es, dass Angehörige von ärztlicher und therapeutischer Seite in den Behandlungskontext mit einbezogen werden. Es gäbe viele Ansatzpunkte, bei denen sie unterstützend und «antidepressiv» zum Gelingen der Therapie beitragen können. Das gilt gleichermaßen für die ärztlich-psychiatrische Behandlung wie auch für die psychotherapeutische Behandlung. In einer schweren depressiven Phase ist es dem Erkrankten oft nicht einsichtig, warum ein Medikament irgendetwas helfen sollte. Es wird ohnehin alles als sinnlos angesehen, und der Erkrankte ist ja überzeugt davon, dass dieser Zustand immer und ewig anhalten wird. Umso nützlicher kann es sein, wenn Angehörige eng in die pharmakologische Behandlung mit einbezogen sind und genau aufgeklärt werden über Phänomene wie verzögerten Wirkungseintritt (Wirklatenz) oder Nebenwirkungen. Der Wirkungseintritt von Antidepressiva kann 2–6 Wochen dauern, während Nebenwirkungen manchmal schon unmittelbar nach der Einnahme zu spüren sind. Zudem sind Nebenwirkungen in der Anfangsphase der

Medikamenteneinnahme meist stärker, als dies nach einigen Wochen der Fall ist. Hier kann es sehr kritisch sein, wenn die anderen über diesen Mechanismus nicht Bescheid wissen und ihrerseits einer medikamentösen Therapie argwöhnisch gegenüberstehen. Sind die Angehörigen dagegen eingebunden, können sie ganz entscheidend den Patienten dazu ermutigen, die Medikation einzunehmen und diese schwierige Phase der ersten zwei Wochen durchzuhalten, bis die antidepressive Wirkung eintritt.

Nahe stehende Menschen sind immer wieder in der Gefahr, sich selbst zu sehr zu opfern und aufzugeben. Deshalb kann gar nicht oft genug betont werden, wie wichtig es ist, dass sie lernen, auf die eigenen Ressourcen und Energien zu achten. Schwierig und problematisch wird es vor allem, wenn entweder ärztlich-therapeutische Behandlung vom Patienten massiv abgelehnt wird oder erste Versuche mit Pharmakotherapie und Psychotherapie nicht die gewünschten Erfolge bringen. Dies kann das Gefühl der Hilflosigkeit auf beiden Seiten sehr verstärken. In einer derartigen Phase geschieht es häufig, dass Angehörige selbst stark unter Druck geraten und verzweifeln. In dieser Situation ist es manchmal hilfreich, für sich selbst Unterstützung von außen zu suchen. In manchen Fällen können Angehörigengruppen Halt bieten; auch Beratungsstellen haben häufig Angebote für Angehörige psychisch kranker Menschen. Manchmal kann es aber auch sein, dass der Angehörige selbst Unterstützung durch einen Arzt oder Psychotherapeuten braucht.

Wenn eine Depression wiederkommt

Die dritte wichtige Phase, die hier geschildert werden soll, ist die einer Wiedererkrankung. Depressionen haben in vielen Fällen einen so genannten «rezidivierenden» Verlauf (siehe S. 28). Trotz optimaler Behandlung ist es nie ganz auszuschließen, dass wieder eine depressive Phase beginnen kann. Nach der ersten depressiven Phase sind die meisten Betroffenen der Ansicht, sie hätten ein einmaliges und nachträglich fast schon unerklärliches Ereignis durchlebt. Sie fühlen sich nach einer Depression oft wieder so stabil, manchmal sogar ein wenig euphorisch, dass sie sich nicht vorstellen können, jemals wieder an einer Depression zu erkranken. Umso bitterer kann es dann sein, wenn sich eine erneute depressive Entwicklung einstellt. Hier ist die dringlichste Aufgabe, so schnell wie möglich zu reagieren und geeignete Gegenmaßnahmen einzuleiten. In der Regel bedeutet dies abermalige Pharmakotherapie und/oder Psychotherapie.

Es ist sinnvoll, wenn die Angehörigen diesen chronischen Aspekt depressiver Erkrankungen kennen und ihrerseits nicht über die Maßen erschüttert sind, wenn eine weitere depressive Phase eintritt. Auch diese Phase wird vorübergehen. Günstig ist, wenn sie den Erkrankten ermutigen, sich rasch wieder in professionelle Behandlung zu begeben. In der Regel macht es Sinn, sich an den gleichen Arzt oder Psychotherapeuten zu wenden, den man bereits in der ersten oder auch zweiten depressiven Episode aufgesucht hat. Nur wenn das Vertrauensverhältnis grob gestört ist, sollte nach Alternativen Ausschau gehalten werden. Allein das Wiederauftreten einer weiteren depressiven Episode spricht nicht unbedingt gegen den Behandler. Derartige Verläufe liegen in der Natur der Erkrankung. Dadurch, dass der Arzt oder Psychotherapeut den Patienten kennt, sowohl seinen lebensgeschichtlichen Hintergrund als auch beispielsweise sein spezifisches Ansprechen auf antidepressive Medikation, wird es möglich sein, gemeinsam eine sinnvolle Strategie zu überlegen, wie man mit einem abermaligen Auftreten der Depression umgeht. Auch hier sind Ermutigung, Geduld und Beharrlichkeit auf Seiten der Begleiter eine große Hilfe.

In all diesen geschilderten Phasen stellt Suizidalität ein besonderes Risiko dar. Damit ist gemeint, dass Menschen in einer Depression so unerträglich leiden, dass sie häufig daran denken, dass sie lieber tot wären. Was bei Suizidgefahr zu beachten ist, wird im Kapitel «Suizidalität» dargestellt.

Schulmedizin oder alternative Heilmethoden?

Das Wort «Schulmedizin» hat für viele Ohren einen negativen Klang. Gemeint ist damit die heute an den Universitäten gelehrte, naturwissenschaftlich geprägte Medizin. Viele Menschen wollen sich auf diese allein nicht verlassen. Laut dem Institut für Demoskopie in Allensbach wird der Anteil der Bevölkerung über 16 Jahren, der Erfahrungen mit Naturheilmitteln hat, im Jahr 2002 auf 73 Prozent geschätzt, gegenüber 52 Prozent im Jahr 1970. 34 Prozent der Befragten gaben 2002 an, im letzten Vierteljahr Naturheilmittel verwendet zu haben, gegenüber 14 Prozent im Jahre 1970. Frauen und Menschen mit höherer Bildung entscheiden sich häufiger für die alternativen Verfahren.

Auch Menschen mit Depressionen und anderen psychiatrischen Erkrankungen nutzen häufig alternative Verfahren. Die Gründe hierfür sind vielfältig. Für manche sind diese alternativen Therapien der «letzte Strohhalm», nachdem ihnen die «Schulmedizin» nicht helfen konnte, andere lehnen gefühlsmäßig die als kalt, technokratisch und apparatelastig erlebte Schulmedizin ab und fühlen sich bei den als sanfter, «ganzheitlicher», «natürlicher» und nebenwirkungsärmer eingeschätzten Naturheilverfahren besser aufgehoben.

Es ist lehrreich, sich das dschungelartige Wuchern des Psychomarktes vor Augen zu führen. Im Folgenden werden, angelehnt an eine von Payk (2000) vorgenommene kursorische Bestandsaufnahme, einige Angebote für psychisch kranke Menschen genannt. Viele dieser genannten Verfahren und Schulen würden sich dagegen wehren, in einem Atemzug mit den jeweilig anderen Verfahren genannt zu werden. Diese Aufstellung ist jedoch nicht wertend gemeint, sondern soll die Vielfalt der Angebote verdeutlichen. Manche der genannten Verfahren mögen für einzelne Menschen sehr hilfreich sein, andere vielleicht eher schädlich. Genaueres dazu zu sagen, ist jedoch schwer, denn das Gemeinsame all dieser Verfahren ist, dass sie nach wissenschaftlichen Kriterien ihre Wirksamkeit bei der Behandlung von Depressionen in keiner Weise belegt haben:

- Der humanistischen Psychologie und Encounter-Bewegung entstammende Erlebnis- und Körpertherapien auf der Grundlage der «Energetik» z. B. in Anlehnung an Wilhelm Reich: Transzendentale Meditation, Noologie, Trance, Yoga, Ayurveda, Transaktionsanalyse, Gestalttherapie, Urschrei, Bioenergetik, Kinesiologie, Atemtherapie, Rebirthing, Chanelling, Tantra, Qui Gong, I Ging, Dynamische Meditation, Reiki, Kundalini, Feng Shui, Vaatu, Huna u. a.
- In esoterischen und animistischen Vorstellungen wurzelnde Techniken und Schulen: Astrologie bzw. Horoskopie, Handlesen, Irisdiagnostik, schwarze und weiße Magie, Schamanismus, Reinkarnation, Homöopathie, Bachblüten-, Aroma-, Farb- und Steintherapie, Mora-Therapie, Tarot, Kirlian-Photographie, Radioästhesie, Rutengehen, Pendeln u. a.
- Mit übersinnlichen Einwirkungen arbeitender Okkultismus: Eschatologie, Chiliasmus, Theosophie, Spiritismus, Geistheilung, Mediumismus, außersinnliche Wahrnehmung, Telepathie, Präkognition, Materialisation, Spukerscheinungen, Tonbandstimmen, Nekromantie u. a.

- Nach festen Regeln lebende, straff organisierte Sekten mit Indoktrinationscharakter, die meist von einer zentralen Figur autoritär gelenkt werden: Christian Science, Vereinigungskirche, Zeugen Jehovas, Scientology, Avatar, Hare Krishna bzw. Jugendsekten, Bruno-Gröning-Kreis, Fiat Lux, Universelles Leben u. a.

Diese Liste ließe sich noch um ein Vielfaches verlängern. Blenden wir die eindeutig schwarzen Schafe im Psychomarkt aus, die gezielt die Gutgläubigkeit und Verzweiflung der Patienten zum Wohle des eigenen Geldbeutels ausnutzen, dann haben all die genannten Schulen und Techniken engagierte und ehrliche Vertreter, die selbst tief von ihrem Verfahren überzeugt sind, dieses oft mit Charisma vertreten und in glaubhafter Weise von beeindruckenden Erfolgen berichten, welche von einer größeren Zahl oft glühender Anhänger bestätigt werden. Viele psychisch kranke Menschen erfahren über diese Hilfsangebote außerhalb des heutigen Medizinbetriebs Zuwendung, soziale Unterstützung und wohl auch Linderung der Beschwerden, sei dies nun auf die postulierten Wirkmechanismen der jeweiligen Schulen und Verfahren oder auf Effekte wie Suggestion und Autosuggestion zurückzuführen. Darin unterscheiden sich die Schulen und Verfahren nicht. Für welches Verfahren soll man sich aber dann entscheiden? Wissen möchte der Betroffene, welches Verfahren ihm die größte Wahrscheinlichkeit bietet, dass es hilft, bei gleichzeitig möglichst geringen Nachteilen (Nebenwirkungen, Kosten, Zeitaufwand usw.). Mehr als unwahrscheinlich ist, dass diese Kosten-Nutzen-Relation bei all den so unterschiedlichen Ansätzen gleich ist. Groß ist dagegen die Gefahr, als Vertreter oder Anhänger eines bestimmten Behandlungsverfahrens Selbsttäuschungen zu unterliegen und Erfolge drastisch zu überschätzen, Misserfolge auszublenden oder vom Erfolg im Einzelfall auf eine generelle Wirksamkeit zu schließen. Derartige Mechanismen und Formen der Selbsttäuschung sind auch in der naturwissenschaftlich geprägten Medizin allgegenwärtig. Gerade auch für die Psychiatrie könnte die Medizingeschichte viele heute abstrus erscheinende Irrwege nennen. Die naturwissenschaftlich geprägte Medizin versucht jedoch, daraus zu lernen, und gibt sich beträchtliche Mühe, die Selbsttäuschung zumindest möglichst gering zu halten.

Warum die Autoren dieses Buches die naturwissenschaftlich geprägte Medizin der Alternativmedizin vorziehen

Das Bemühen der wissenschaftlich geprägten Medizin, sich vor Selbsttäuschung und Irrwegen zu schützen, wird unter dem Motto «evidenzbasierte Medizin» zusammengefasst. Man gibt den Behandlungsformen den Vorzug, für die die Wirksamkeit am überzeugendsten belegt und die Kosten-Nutzen-Relation am günstigsten ist. Nehmen wir uns etwas Zeit, und betrachten wir die Wege, über die sich die heutige Medizin vor den zahlreichen Fallen der Selbsttäuschung zu schützen versucht.

Angenommen, wir behandeln einen depressiven Menschen mit einer bestimmten Methode, z. B. einem neuen vielversprechenden Medikament, und sehen zu unserer Freude nach zwei Wochen eine deutliche Besserung. Können wir daraus folgern, dass unser Medikament ein wirksames und empfehlenswertes Antidepressivum ist? Leider nein, denn bei selbstkritischer Betrachtung müssen wir zugeben, dass es viele Einwände gegen diese voreilige Schlussfolgerung gibt:

- Zunächst könnte die Behandlung nur bei diesem einen Menschen wirken und bei den meisten anderen wirkungslos sein. Es wäre heikel, ein Behandlungsverfahren anzupreisen, das nur bei einem von hundert Patienten hilft. 99 würden dann eine für sie nicht wirksame Behandlung erhalten. Ginge es um ein Verfahren gegen Haarausfall, wäre dies tolerierbar, bei depressiv erkrankten Menschen wären die Konsequenzen fatal. Deshalb ist es nicht nur überzeugender, sondern unerlässlich, den Erfolg bei mehreren Patienten, einer ganzen Gruppe, zu zeigen.
- Doch auch wenn sich in einer Patientengruppe im Schnitt die Depressionen unter dieser neuen Behandlung bessern, könnten die Depressionen auch spontan abgeklungen sein, völlig unabhängig von der Behandlung. Viele Beschwerden bessern sich im Laufe der Zeit von selbst. Um diese Erklärung auszuschließen, wird in wissenschaftlichen Studien eine Gruppe von Patienten mit dem Medikament behandelt, und die Änderungen im Befinden werden mit denen einer *Kontrollgruppe* verglichen, die nicht behandelt wird, d. h., es wird der Krankheitsverlauf unter Behandlung mit dem Spontanverlauf verglichen. Kommt es nun in der behandelten Gruppe insgesamt zu einer deutlicheren Besserung als in der Kontrollgruppe, so kann dies nicht durch den Spontanverlauf erklärt werden.

- Hier könnte jedoch wiederum eingewendet werden, dass die Patienten der Kontrollgruppe mit denen in der Behandlungsgruppe nicht vergleichbar waren, z. B. weil sie älter waren oder viele andere Begleiterkrankungen aufwiesen oder weil der Studienleiter mit schlauer Absicht oder auch unbewusst solche Patienten der Kontrollgruppe zugeordnet hat, die hartnäckigere Depressionen mit ungünstigerem Krankheitsverlauf aufweisen. Der bessere Behandlungserfolg unter dem neuen Medikament wäre dann nicht auf das Medikament, sondern auf Unterschiede bei den jeweiligen Patienten in den beiden Gruppen zurückzuführen. Deshalb wird in guten Studien *randomisiert,* d. h., die Patienten werden nach einem Zufallsprinzip der Behandlungs- bzw. Kontrollgruppe zugeteilt. So kann nicht durch eine gezielte Patientenauswahl das Ergebnis beeinflusst werden, und wenn die Zahl der Patienten pro Gruppe ausreichend groß ist, dann sind die Patienten im Schnitt in beiden Gruppen meist auch hinsichtlich anderer Aspekte wie z. B. Alter, Geschlecht oder Schwere der Depression recht ähnlich.
- Möglich wäre nun jedoch weiter, dass die Besserung bei einigen der Patienten in der Behandlungsgruppe nicht auf das Medikament an sich zurückzuführen ist, sondern auf andere Faktoren, wie z. B. die heilende Kraft der Hoffnung, die die Patienten mit dem neuen Medikament verbinden, oder auf die Suggestionskraft des Untersuchers, der von seiner neuen Behandlungsmethode begeistert ist. Es wäre deshalb sicherer, wenn der Patient selbst nicht wüsste, ob er das neue Medikament erhält oder nicht. Die Patienten in der Kontrollgruppe erhalten deshalb eine gleich aussehende Tablette wie die in der Behandlungsgruppe, sie enthält jedoch nicht den neuen Wirkstoff, sondern nur z. B. Zucker. Sie erhalten ein Scheinmedikament, ein *Placebo.* Vor Beginn der wissenschaftlichen Untersuchung werden die Patienten natürlich darüber informiert, dass der Zufall entscheidet, ob sie ein Medikament oder ein Placebo erhalten, und dass ihnen während der Untersuchung nicht mitgeteilt wird, ob sie den Wirkstoff oder das Placebo erhalten. Schneidet nun die mit dem Wirkstoff behandelte Gruppe besser ab als die mit Placebo behandelte, so wäre ein weiterer Einwand, dass die beiden Gruppen sich gar nicht wirklich unterscheiden, sondern der Studienleiter bewusst oder unbewusst die Besserung in der Behandlungsgruppe überschätzt hat. Um Besserungen der Depression messbar zu machen, kommen bestimmte Skalen mit Fragen zu Stimmung, Antrieb, Schlaf und anderen Symptomen der Depression zum Einsatz, die vom Patienten (Selbstrating-Skala) oder vom Untersucher (Fremdrating-Skala)

auszufüllen sind. Besonders bei letzteren Skalen wäre mit solchen Fehlerquellen zu rechnen. Auch könnte er auf die Patienten, die das neue Medikament erhalten, eine größere Zuversicht ausstrahlen als auf die Patienten, die nur Placebo erhalten, den Patienten unbewusst mehr Hoffnung einflößen und so einen stärkeren Rückgang der Depression anstoßen. Um diese Einflüsse auszuschalten, wird der Untersucher, der die Skalen ausfüllt, ebenfalls *verblindet,* d. h., er wird ebenso wie der Patient in Unwissenheit darüber gehalten, ob der von ihm beurteilte Patient in der Behandlungsgruppe oder in der Kontrollgruppe ist.

Werden die obigen Kautelen berücksichtigt, spricht man von einer *randomisierten, placebo-kontrollierten doppelblinden Studie* – «doppelblind», weil weder der Patient noch der Untersucher während der Behandlung wissen, ob der Patient das neue Medikament oder ein Placebo erhält. Erst nach der Behandlung, für die Auswertung, wird entblindet. Zeigt sich dann, dass sich die Krankheit bei den Patienten, die das neue Medikament erhalten haben, im Schnitt deutlicher besserte als in der Placebo-Kontrollgruppe, und ist dieser Vorsprung in der Wirksamkeit so groß, dass er nicht nur durch Zufall erklärt werden kann, d. h. statistisch signifikant, so können wir recht sicher sein, dass wir ein wirksames Medikament in der Hand haben. Dies ist der härteste Prüfstein für die Wirksamkeit einer Behandlung. Für neue rezeptpflichtige Medikamente, die auf dem Markt zugelassen werden sollen, wird in der Regel gefordert, dass ihre Wirksamkeit mit mehr als einer derartigen methodisch strengen Studie belegt wird. Dies gilt entsprechend auch für die Antidepressiva.

Von der evidenzbasierten Medizin werden deshalb vor allem Therapieverfahren empfohlen, für die derartige methodisch strenge Belege für die Wirksamkeit vorliegen. Natürlich werden hierbei auch noch eine Reihe anderer Aspekte wie z. B. die Sicherheit bei versehentlicher oder absichtlicher Überdosierung oder Art, Häufigkeit und Schwere möglicher Nebenwirkungen berücksichtigt.

Für nichtmedikamentöse Therapieverfahren wie z. B. bestimmte Psychotherapien ist es oft nur teilweise möglich, alle Fehler- und Selbsttäuschungsquellen auszuschalten, da es schwieriger ist, eine Kontrollgruppe analog zu der Placebo-Kontrollgruppe in Medikamentenstudien zu bilden oder gar zu verblinden. Die Patienten würden meist merken, ob ihr Therapeut eine echte Psychotherapie oder nur eine Scheinbehandlung durchführt, und auch der Therapeut weiß natürlich, ob er eine «richtige» oder nur eine Scheinbehandlung durchführt. Doch auch hier gibt es manche Möglichkeiten, Fehlerquellen zu reduzieren und so zu brauchbaren Aussagen über die Wirksamkeit zu gelangen.

Warum die Autoren dieses Buches der naturwissenschaftlich geprägten Medizin gegenüber alternativen Methoden den Vorzug geben, lässt sich demnach folgendermaßen auf den Punkt bringen: Die Erfahrung und der gesunde Menschenverstand sagen uns, dass weder die Begeisterung und das Charisma der Vertreter und Anhänger bestimmter Therapien noch Einzelberichte über überraschende oder gar sensationelle Behandlungserfolge eine wirkliche Orientierungshilfe bei der Auswahl einer Behandlungsform im Dschungel des Psychomarktes bieten. So gut wie alle Verfahren haben begeisterte Anhänger, obwohl es unwahrscheinlich ist, dass alle gleich gut wirken. Wahrscheinlich ist dagegen, dass manche nicht oder nur bei wenigen der behandelten Patienten helfen oder sogar nachteilig sein können. Allein die naturwissenschaftlich geprägte Medizin gibt hier eine recht sichere Orientierungshilfe an die Hand. Besteht die Wahl zwischen einer Behandlung, deren Wirksamkeit durch eine methodisch strenge Studie belegt ist, und einer anderen, für die derartige Belege nicht vorliegen, warum sollte man nicht die erstere Therapie vorziehen?

Dieses Vorgehen im Sinne einer «evidenzbasierten Medizin» bevorzugt zurzeit Behandlungsverfahren, für die Mittel und Möglichkeiten zur Durchführung entsprechender Wirksamkeitsstudien zur Verfügung stehen. Bezüglich Antidepressiva ist die Pharmaindustrie gezwungen, große Summen in derartige Studien zu investieren, und diese Mühe ist auch für einige pflanzliche Medikamente wie Johanniskraut aufgewendet worden. In anderen Bereichen stehen die nötigen Mittel nicht bereit, oder die Einsicht in die Notwendigkeit derartiger Forschungsanstrengungen und die Bereitschaft dazu sind begrenzt.

Grenzen der naturwissenschaftlich geprägten Medizin

Gerade für Anhänger der naturwissenschaftlichen Medizin ist es wichtig, sich auch der Grenzen dieses Ansatzes bewusst zu bleiben.

Das verbreitete Unbehagen gegenüber der rationalen, wissenschaftlich geprägten Medizin ist nicht unbegründet und ernst zu nehmen. Hier drückt sich ein Unbehagen gegenüber der ganz speziellen Emotionalität aus, die die Wissenschaft seit ihren allerersten Anfängen begleitet und geprägt hat. Auch Rationalität hat eine im weiten Sinne emotionale Basis, die als Distanzierung, als Kälte wahrgenommen wird. Weiter ist es das Ziel des Wissenschaftlers, Erklärungen zu finden, und diesem Ziel, seiner Leidenschaft, opfert er nötigenfalls auch den Gegenstand seiner Untersuchung. Dieser Gegenstand wird zerlegt, seziert, analysiert, klassifiziert. Der Wissenschaftler «liebt» demnach nicht den Gegenstand seiner Untersuchung, sondern das Finden einer stimmigen Erklärung, seine Wahrheit, die Wahrheit. Hieraus erklärt sich die «kalte Luft», die die Wissenschaft meist begleitet und die sie bei vielen Menschen suspekt macht. Dies gilt auch für die naturwissenschaftlich geprägte Medizin insgesamt, auch wenn hier das noch lebendige ärztliche Ethos des Arzt-Patienten-Verhältnisses mit Verantwortung und fürsorglicher Zuwendung einen Ausgleich schaffen kann.

▪ Die Schulmedizin mit ihrer Sachlichkeit und Rationalität vernachlässigt und unterschätzt in der Regel die Bedeutung von Suggestion, Autosuggestion, Mitgefühl, Zuwendung, Hoffnungsvermittlung und andere unspezifische Aspekte für den Behandlungserfolg. Derartige Effekte werden dagegen von den meisten der alternativen Heilmethoden virtuos genutzt. Eine Fülle von Zeremonien, Ritualen, gruppendynamischen Prozessen, Techniken der direkten Suggestion und Autosuggestion kommen zum Einsatz. Die Wirkung derartiger unspezifischer Effekte bei einer medikamentösen Behandlung der Depression ist beträchtlich. Dies zeigt sich schon darin, dass sich in placebokontrollierten Untersuchungen typischerweise 50–70 Prozent der depressiven Patienten unter einer vierwöchigen Antidepressiva-Behandlung bessern, jedoch immerhin auch 30–50 Prozent der Patienten, die lediglich Placebo erhalten haben. Dies mag zum Teil Folge der spontanen Besserung sein, zum Teil jedoch auch auf die oben genannten Faktoren zurückzuführen sein. Die gezielte Verstärkung und Nutzung derartiger Effekte zum Wohle der Patienten fällt der heutigen Medizin schwer. In wissenschaftlichen Untersuchungen zur Wirksamkeit von Therapien werden derartige Faktoren abgewertet und meist nur als Störfaktoren gesehen.

▪ Die naturwissenschaftlich geprägte Medizin hat die Tendenz, ihr Blickfeld einzuengen, sich auf Aspekte der Krankheit und Behandlung zu fokussieren, die gut erfassbar und messbar sind, und andere Bereiche des Lebens auszublenden. Erst in den letzten Jahren wird der Aspekt der Lebensqualität mehr berücksichtigt. Auch beeinflusst das enge methodische Korsett wissenschaftlicher Studien bereits das Ergebnis, sodass sich die Frage stellt, ob z. B. ein bestimmtes Therapieverfahren, das sich im Rahmen einer Studie als wirksam erwiesen hat, auch im Alltag wirksam ist. Diese Fragen werden unter dem Stichwort «Generalisierbarkeit», d. h. der Übertragbarkeit von Studienergebnissen auf die «freie Wildbahn», die tägliche Versorgungssituation, diskutiert. Viele Fragen sind hier offen.

- Für sehr viele Behandlungsfragen liegen zudem keine streng wissenschaftlich belegten Antworten vor, und Plausibilitäten, Schulmeinungen, Behandlungsgewohnheiten, Statements von «Autoritäten», persönliche Überzeugungen und vieles andere fließen auch hier in die Behandlungsentscheidungen ein. Spötter sprechen von «eminenzbasierter» statt «evidenzbasierter Medizin». Ganz selbstverständlich werden in allen guten psychiatrischen Kliniken zudem auch Beschäftigungstherapie, Arbeitstherapie, Kunsttherapie, Musiktherapie und Entspannungstherapie als ergänzende Maßnahmen zur Psycho- und Pharmakotherapie durchgeführt, auch wenn hierfür keine harte Evidenzbasis vorliegt.

Neuestes aus der Therapieforschung

Unser Kenntnisstand über Ursachen und Behandlung depressiver Erkrankungen hat sich in den letzten Jahrzehnten deutlich verbessert. Der Fortschritt ist seit Entdeckung der TZA in den 1950er Jahren nicht in großen Sprüngen, aber stetig verlaufen. In den 1960er Jahren wurde die antidepressive Wirkung der MAO-Hemmer entdeckt und seit den 1980er Jahren die der SSRI und weiterer neuerer Antidepressiva. Keine Frage ist aber auch, dass es noch viel zu verbessern gibt. Beispielsweise sind Antidepressiva, die erst nach einer quälend langen Zeit von ca. zwei Wochen zu wirken beginnen – und dies zunächst nur bei 50–70 Prozent der Patienten –, nichts, womit Betroffene und Behandler zufrieden sein können. Dass es prinzipiell auch besser geht, zeigt der Schlafentzug (siehe S. 150 f.), der ohne Wirklatenz seine positiven Effekte entfaltet. Intensiv wird nach weiteren Verbesserungen der vorhandenen und nach ganz neuen Behandlungsansätzen geforscht. Erste positive Ergebnisse werden publiziert und wecken oft große Hoffnungen bei den Patienten, denen mit den vorhandenen Möglichkeiten nicht optimal geholfen werden konnte. Oft werden diese Hoffnungen jedoch enttäuscht.

Denn wenn der Fortschritt in der Depressionsbehandlung in den letzten 50 Jahren medizinhistorisch äußerst rasant war, so ist er bezogen auf ein einzelnes Krankenschicksal doch nur eine Schnecke.

Einige der neueren Forschungsansätze werden im Folgenden kurz skizziert. Bei allen diesen Ansätzen ist die Wirksamkeit bisher nicht ausreichend belegt. Erst weitere Forschung wird zeigen, ob diese Verfahren zu empfehlen, unwirksam oder vielleicht sogar nachteilig sind. Erste Wahl sollten immer die Therapieverfahren sein, die ihre Wirksamkeit und Verträglichkeit in strengen wissenschaftlichen Studien belegt haben.

Transkranielle Magnetstimulation (TMS) Durch Anlegen einer Spule mit einem starken Magnetfeld an die Kopfhaut können durch den Schädelknochen hindurch gezielt Ströme in bestimmten Hirngebieten induziert werden. Auch wenn dadurch kein Krampfanfall wie bei der Elektrokrampfbehandlung (EKT) ausgelöst wird (obwohl dies möglich ist), bestand ursprünglich die Hoffnung, dass hierdurch die EKT bei Patienten mit schweren therapieresistenten Depressionen ersetzt werden könnte. Diese Hoffnung hat sich jedoch nicht erfüllt. Untersucht wird zurzeit von verschiedenen Forschergruppen, ob die Strominduzierung in Hirnregionen, die in der Depression eine Unterfunktion aufweisen, bei zumindest bestimmten Depressionsformen ein wirksames Behandlungsverfahren darstellt. Auch wenn einzelne positive Studienergebnisse vorliegen, ist die Frage nach der Bedeutung dieses Verfahrens für die Betroffenen offen. Es handelt sich zurzeit noch um ein reines Forschungsinstrument ohne überzeugenden Wirksamkeitsnachweis.

CRH-Rezeptor-Antagonisten Bei einem Teil der depressiv Erkrankten bestehen eine Überaktivität und eine veränderte Reaktionsbereitschaft der Stresshormonachse. Eine besondere pathogenetische (krankheitsverursachende) Bedeutung könnte dem im Hypothalamus gebildeten Corticotropin-Releasing-Hormon (CRH) zukommen (siehe S. 92). CRH entfaltet seine Wirkungen nicht nur innerhalb der Stresshormonachse, sondern beeinflusst über CRH-Rezeptoren auch andere Hirnstrukturen und kann bei Tieren depressionsähnliches Verhalten mit Appetit- und Libidoabnahme, Rückzugstendenzen und ängstliches Verhalten auslösen. Erhöhte CRH-Spiegel, wie sie im Nervenwasser depressiver Patienten gefunden wurden, könnten möglicherweise das Auftreten depressiver Symptome erklären. Wenn eine CRH-Überaktivität als mögliche Ursache der Depression angesehen wird, dann ist ein nahe liegender Therapieansatz, die CRH-Rezeptoren zu blockieren. Derartige CRH-Rezeptoren-Antagonisten sind entwickelt und erste Behandlungsversuche bei depressiv Erkrankten durchgeführt worden. Der entscheidende Durchbruch ist bisher jedoch nicht gelungen. Eine Studie musste wegen Nebenwirkungen abgebrochen werden, sodass aussagekräftige Studien, die die Wirksamkeit derartiger Substanzen belegen, fehlen.

Beeinflussung der Cortisol-Wirkung Ebenfalls an der Stresshormonachse setzen Versuche an, durch Hemmung der Cortisolbildung oder der Cortisolwirkung mittels Cortisol-Rezeptorenblockade eine antidepressive Wirkung zu erzielen. Dieser Ansatz ist einerseits nicht unplausibel, da ein Teil der depressiv Erkrankten erhöhte Werte des Stresshormons Cortisol aufweist und dieses möglicherweise die depressiven Symptome mit verursacht. Andererseits steht er in gewissem Konflikt mit dem oben skizzierten Ansatz der CRH-Rezeptorenblockade. Es ist nämlich zu erwarten, dass durch eine Reduzierung der Cortisolwirkung auch die negative Rückkoppelung des Cortisols auf das CRH-System wegfällt und so die möglicherweise depressiogene CRH-Wirkung verstärkt wird. Bisher gibt es nur wenige und insgesamt noch nicht überzeugende Belege für die Wirksamkeit dieser neuen Therapieansätze.

Vagusnerv-Stimulation Der Nervus vagus gehört zum vegetativen Nervensystem und beeinflusst zahlreiche Körperfunktionen inklusive der Funktion von Hirnarealen wie dem limbischen System, die für die Emotionalität bedeutsam sind. Der Nerv läuft seitlich am Hals entlang und kann hier stimuliert werden. In der Neurologie wird die chronische Vagusnerv-Stimulation erfolgreich eingesetzt, um das Auftreten epileptischer Anfälle zu unterdrücken. Die Hoffnung war nun, dass die Vagusnerv-Stimulation auch antidepressive Wirkungen hat. Im Rahmen einer Operation wird der Nerv an der linken Halsseite freigelegt und mit einem Stimulationsgerät verbunden, das, ähnlich wie ein Herzschrittmacher, unter der Brusthaut angebracht wird und den Nerv in regelmäßigen Abständen stimuliert. Bisher liegen nur wenige Beobachtungen zur Wirksamkeit vor, und in der methodisch besten Studie konnte die Wirksamkeit nicht belegt werden. Hinzu kommt das Problem, dass bei den Patienten, die nicht ansprechen, eine zweite Operation zur Entfernung des Schrittmachers nötig ist. Dieses Verfahren ist deshalb nach gegenwärtigem Kenntnisstand kaum zu empfehlen.

Omega-3-Fettsäuren Epidemiologische Untersuchungen weisen darauf hin, dass Herzinfarkte und auch Depressionen in Ländern mit hohem Fischkonsum seltener zu sein scheinen als in anderen Ländern. Eine Erklärung hierfür könnte in den Omega-3-Fettsäuren liegen. Diese langkettigen, mehrfach ungesättigten Fettsäuren sind besonders in Fischen wie Lachs, Sardinen, Tunfisch und auch Schalentieren enthalten. Diese werden in die Zellwand von Körperzellen und auch Hirnnervenzellen eingebaut und beeinflussen die Funktion dieser Nervenzellen sowie die Funktion des serotonergen Systems. Sie sind in den Zellen mancher depressiver Patienten in geringerem Maße vorhanden. Einige Untersuchungen weisen nun darauf hin, dass die alleinige Gabe von Omega-3-Fettsäuren oder die zusätzliche Gabe zu Antidepressiva antidepressive Wirkungen entfaltet. Auch ein günstiger Einfluss auf den Krankheitsverlauf über vier Monate bei Patienten mit bipolaren affektiven Erkrankungen wurde beschrieben. Nicht ausreichend untersucht ist bisher jedoch, welche der unterschiedlichen Omega-3-Fettsäuren für den antidepressiven Effekt verantwortlich ist. Auch wenn die bisherigen Studien lediglich an relativ kleinen Patientengruppen mit 20–35 Patienten durchgeführt wurden und nicht alle Studien einen antidepressiven Effekt nachweisen konnten, so sind die bisherigen Ergebnisse doch recht interessant. Nichts spricht jedenfalls dagegen, öfter mal ein gepflegtes Fischgericht zu genießen.

Depression und Kunst – Kunst in der Depression?

Die Depression ist ein biografischer Ausnahmezustand – er kann Tage andauern, aber auch Monate und Jahre. Er kann sich uns für kurze Zeit in den Weg stellen oder gänzlich aus der gewohnten Lebensbahn werfen, er mag sogar – und dann können wir von Glück sprechen – den Effekt haben, uns gleichsam im Zeitraffer reifen und wachsen zu lassen.

Die Depression hat viele Gesichter. Eines ist das der Imagination, eine Grenzerfahrung, die jeder von uns schon einmal erlebt hat: Nachts allein im Wald sehen wir in Laub- und Astwerk Dämonengesichter oder tanzende Nebelgestalten. Wir können, wenn wir uns unserer Nervenstärke sicher sind, also ohne wirklich Angst zu haben, diesen Zustand spielerisch provozieren, gleichsam Äste und Blätter die schaurigsten Schreckensbilder oder die süßesten Elfen malen lassen – oder aber es tritt die gänzlich gegenteilige Wirkung ein: Im Zustand von Angst und Bedrückung, also in der Depression, beginnt in demselben Wald unser Herz vor furchtbarer Erregung gleichsam zu zerspringen, der Puls rast, Wahn und Sinn streiten um die Macht in unserer Wahrnehmung, kalkulierbare Realität und die nicht mehr zu zügelnde Phantasie liegen in tödlichem Streit. Ein unerträglicher Zustand. Lebensbedrohend. Und wenn wir uns ihm nicht durch die Ratio entziehen, also uns selbst an die Hand nehmen und Mut machen, diesen Schock der übersteigerten Phantasie mit klarem Kalkül zu überwinden, können wir an einem solchen Erlebnis auch traumatisch zerbrechen – es wird uns mit vielen bizarren Gesichtern immer wieder einholen und den Schlaf rauben, der uns, dem Kranken, in der Depression als temporärer Tod doch so willkommen ist. In der depressiven Episode sind Phantasie, Ängste und Imagination nicht mehr verlässlich beherrschbar, ihre einst klaren Konturen beginnen sich aufzulösen, und dem Kranken entgleitet die Realität. Selbst der ersehnte Schlaf verspricht keine erlösende Ruhe.

Ausufernde Phantasien und intendierte Imaginationen lassen sich aber auch positiv gestalterisch umsetzen, und gerade wenn sie besonders weit von der Realität entfernt liegen – das Charakteristikum des Surrealismus und der informellen Malerei –, bergen sie die Potenz ungewöhnlich kreativer Eruption. Dies ist die Stunde des Künstlers. Er macht sich seine Imaginationen motivisch zu Nutze, manipuliert und kombiniert sie zu phantasievollen Artefakten. Der an der Depression furchtsam Leidende dagegen empfindet seine verstörend bildhaften Phantasien als Zeichen seiner eigenen Nicht-Normalität, als etwas, das er trotz möglicher Linderungs- oder gar Heilungsaussicht angstvoll kappt, weil es nicht in sein biografisches Selbstverständnis passt und ihn scheinbar vom rechten Weg abbringen will. Das phantastisch Fremde stellt eine Gefahr für unsere Lebensstabilität dar. Janusköpfig bietet das Schicksal die Optionen an: die Phantasie als kreative Potenz oder als alles Ich in uns verstörendes Monster.

Depression und Kreativität

Wenn wir eines mit der Depression nicht assoziieren, dann ist es Kreativität. Anders verhält es sich mit der Melancholie, die gern als unbedingte Voraussetzung der Kreativität verstanden wurde und wird. Auch hier wird ein Klischee bedient.

Depression und Melancholie lassen sich in ihrem Einfluss auf die Kreativität relativ leicht auseinander halten. Depression bedeutet die Beschreibung eines Krankheitszustandes und nicht einer intellektuell gefärbten Reflexion der Welt, als die wir die Melancholie verstehen. Depression mag sich ähnlich äußern wie die Melancholie, ist aber etwas grundlegend anderes. Die Inaktivität der Melancholie ist vorübergehend, in der Depression wird sie zur destruktiven Starre. Melancholie ist in unserem heutigen Verständnis noch immer positiv besetzt im Gegensatz zum allgemeinen Begriffsgebrauch der Depression (vgl. S. 9).

Wenn der amerikanische Kunsthistoriker Erwin Panofsky Dürers Stich «Melencolia I» als geistiges Selbstporträt beschreibt, dann verweist der Begriff nicht nur auf das intellektuelle Bewusstsein des Melancholikers, sondern vor allem auf sein geistig-seelisches Instrumentarium, die in der Melancholie gewonnenen Erkenntnisse und Einsichten in irgendeiner Form bewältigen und kreativ, im besten Falle sogar visionär, in Kunst umsetzen zu können – die Melancholie als unerschöpflicher Steinbruch einer programmatisch-konstruktiven Kreativität, deren unverzichtbares Ausgangsmaterial die großen unbehauenen Themenquader Weltsicht, Einsicht, Sensibilität, Ahnung, Obsession und Vision sind.

In der Melancholie streifen wir die Sinnfrage, verzagen aber nicht an ihrer Unbeantwortbarkeit. Stattdessen suchen wir neuen festen Grund in einer vorläufigen Antwort und der Hoffnung, dass uns weitere Einsicht einst das Weltverständnis, nach dem wir letztlich alle suchen, schenken wird. Melancholie ist als Teil des kreativen Prozesses ein Innehalten und Bilanzieren, ein Zustand der Inaktivität, ein tatenloses Witterungaufnehmen der eigenen seelischen Disposition. Es folgen dann fast halluzinatorisch in der selbstgewählten Abkehr vom Alltagsgeschehen die Einsichten in bisher verschlossene seelisch-intellektuelle Zusammenhänge, die sich schließlich in der Vision – bescheidener könnte man es Thema nennen – eines Kunstwerks als Antwort Bahn brechen.

Es ist kein Zufall, dass wir die Melancholie der Kunst im Laufe der Geschichte nur so lange als Muse an die Seite stellten, wie handwerkliches Können, Perfektion und innovative Meisterschaft unabdingbare Voraussetzung künstlerischer Entäußerung waren. Mit der globalen Erschütterung und dem bisher nicht gekannten Grauen des ersten den Globus umspannenden «Weltkriegs» – eine vorher nie verwendete Wortschöpfung – verlässt die Melancholie als Metapher der kreativen Kontemplation mit den beiden letzten verbindlichen Stilrichtungen, dem Surrealismus und der Neuen Sachlichkeit, die Bühne als Quelle der Inspiration. Es ist dies die Geburtsstunde eines völlig neuen Wertesystems in der Kunst, eines alles atomisierenden futuristischen Individualismus, der bewusst und kraftvoll mit den über Jahrhunderte gültigen Traditionen bricht, gleichzeitig aber – von wenigen herausragend innovativen Künstlerpersönlichkeiten und deren auch ökonomischer Wertschätzung abgesehen – schließlich doch der Fragilität und Hilflosigkeit anheim fällt, als sei den großen Themen der Kunst nichts mehr hinzuzufügen. Als hätten wir verlernt, uns auf das Tröstende der Melancholie zu besinnen, beschleicht uns die Hilflosigkeit der Depression. Aber ist nicht auch zur Melancholie und ihrer leidvollen Steigerungsform, der Depression, bildlich bereits alles gesagt, wenn auch oft in ganz anderem Zusammenhang, wie den vielfältigen Höllendarstellungen des jüngsten Gerichts, dem von Dämonen gepeinigten «Heiligen Antonius» von Martin Schongauer (Abb. 20) oder in Francisco de Goyas Grauen erregendem Gemälde «Saturn»? Wer im Geiste die über Jahrhunderte entstandenen Bildmotive des Schreckens und der Peinigung zu einer großen Collage zusammenfügte, kann für sich und andere – wenn er über die Innensicht der Depression verfügt – wortlos auf eine gültige Pathosformel der eigenen Befindlichkeit verweisen: die Hölle im Diesseits. Dabei ist es unerheblich, oft auch gar nicht nachzuweisen, ob ein Künstler, der sich der Thematik «Angst», «Grauen», «Verzweiflung» oder «Melancholie» widmet, selbst Opfer der Depression war – beim späten Goya kann es vermutet werden, Michelangelo wird es nachgesagt, bei Chaim Soutine, dem heute hochgeschätzten Maler, dagegen ist es belegt (Abb. 21). Viel wichtiger ist, dass es dem jeweiligen Künstler gelungen ist, das Existenzielle der Thematik darzustellen, sich also in seiner Bildsprache glaubhaft auf die Gefühlswelt des Bildmotivs einzuschwingen. Dann, und nur dann, wird sich der Kranke auf einem solchen Bild im eigenen Schmerz und seiner Verzweiflung wiederfinden und verstanden fühlen. Das Kunstwerk wird

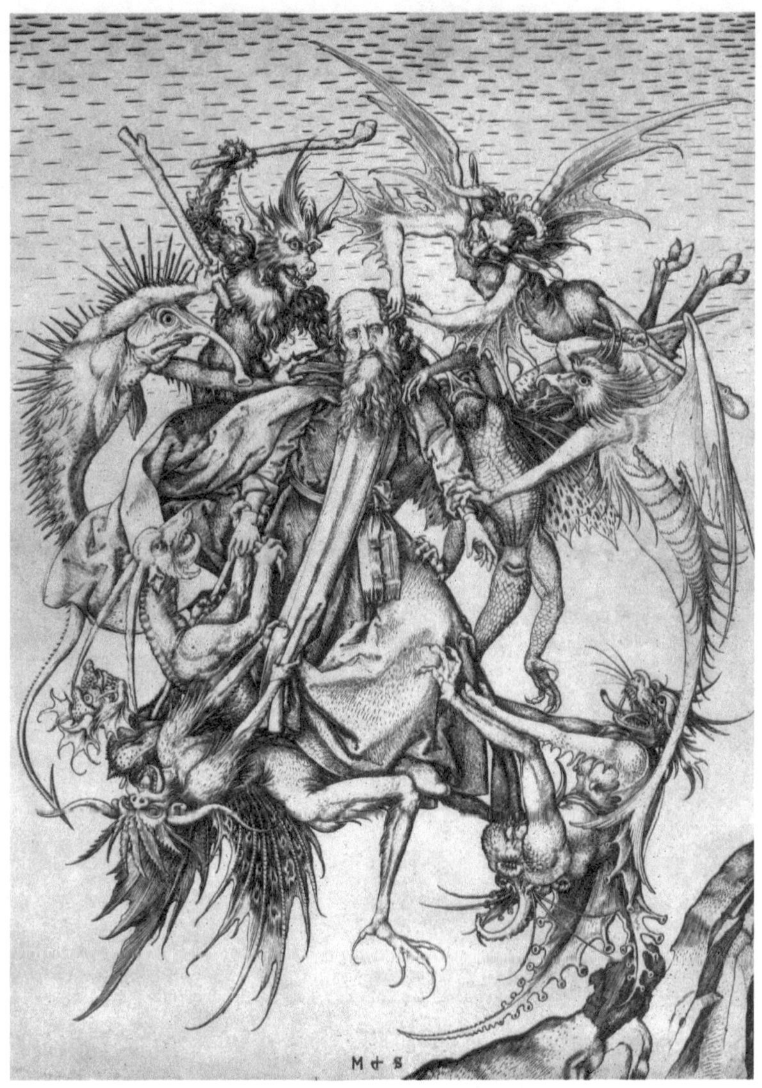

Abb. 20: Martin Schongauer: «Der heilige Antonius von Dämonen gepeinigt», 1485

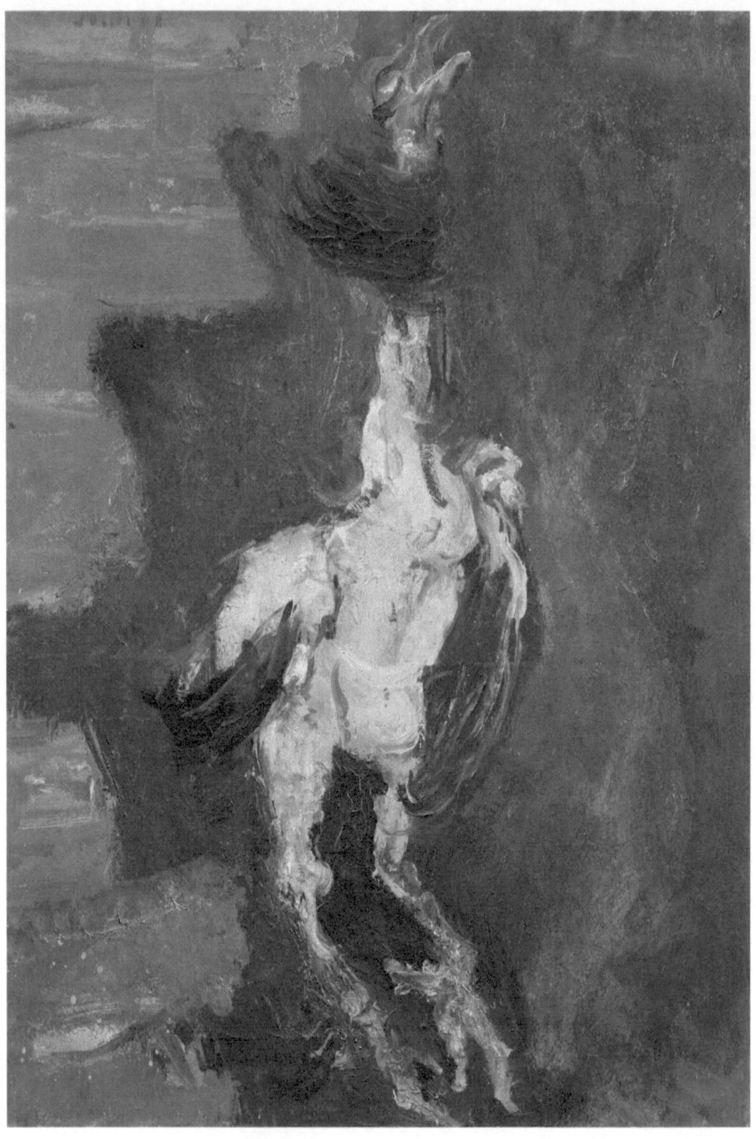

Abb. 21: Chaim Soutine: «Hähnchen an einer Ziegelmauer hängend», um 1924

zum tröstenden Komplizen der eigenen Befindlichkeit – eine Bedeutungsebene, die sich in ihrer emotionalen Wucht nur dem Geschundenen erschließt.

Ist ein melancholisches Grundgefühl oft Quelle von Innovation und Kreativität, weil das Leiden an der Hässlichkeit der Welt und selbst der Weltekel nicht automatisch in die Depression führen, so hat das Abbild einer individuell erlebten Depression eher etwas protokollhaft Redundantes. Wer in der Depression malt oder plastisch formt – Patient, nicht Künstler –, versucht zuerst einmal der eigenen Sprachlosigkeit zu entkommen. Wer sollte auch zuhören, wem wollten wir uns noch verständlich machen, wenn wir uns in der Krankheit selbst nicht mehr verstehen? Das Abbild dagegen schafft belegbare Klarheit. Wer sich als gekreuzigt malt, wessen Bildsprache um die Todessymbolik kreist oder wer die eigene Unvollkommenheit als gespaltenen Schädel darstellt, protokolliert gleichsam 1 : 1 seine seelische Verfassung, der wirkliche Künstler dagegen beschränkt sich nicht auf das Protokollieren, er sucht nach subtileren Ausdrucksformen, motivischer Vielfalt. Daher ist es auch so schwer, im Nachhinein glaubhaft zu belegen, ob ein Bild vor, in einer eher leichten oder nach überwundener Depression gemalt wurde. Aber ist das überhaupt wichtig?

Wo der Melancholiker sein geistiges Selbstporträt schafft, malt der Depressive nur sein verengtes Seelenabbild, das nicht auf den komplexen Kosmos der Persönlichkeit verweist, sondern auf das Grauen der seelischen Amputiertheit. In der Depression sucht der Malende nicht den Außenkontakt, nicht die Anerkennung, weiß er doch, dass die Ergebnisse seines Tuns nicht einmal der eigenen Wertschätzung standhalten. Für das Kompetitive fehlt die Kraft, sodass Bilder, die in der Depression entstehen, oft motivisch wiederkehrende Momentaufnahmen sind, nicht mehr als Selbstvergewisserungen, dass doch noch ein Rest Leben in uns steckt.

Kann es also wirkliche Kunst in der Depression geben? Nein, bestenfalls in dem seelisch-geistigen Grenzbereich einer als bedrückend erlebten, kontemplativ schauenden Melancholie, die aber noch nicht ihr Abgleiten in die Depression erlebt hat. Alles andere hieße, die Depression zu verharmlosen. Die kreative Arbeit des Depressiven gleicht einer Überlebensstrategie bei begrenztem thematischen Proviant. Sie ist ein Seelenprotokoll, keine primär künstlerische Entäußerung. Dass diese Notrationen am Ende doch immer als wichtig erachtet werden, schränkt das Gesagte nicht ein. Ein wirklich künstlerischer Prozess kann erst dann einsetzen, wenn die redundanten Motive der geschundenen Seele überwunden sind. Dann ändert sich auch die Thematik. Aus dem Grauschwarz der in der Depression dominanten, auf das Motiv Leid eingeschränkten inhaltlichen Palette kann sich geradezu eruptiv das ganze Spektrum künstlerischen Wollens und Ausdrückens entwickeln – das melancholische Grundmotiv wird immer faszinierend bleiben, aber jetzt symbolisiert es Welteinsicht, Erfahrung und visionäre Kraft. Es ist die willkommene Rückkehr in die ausgestreckten Arme des Lebens. Nein, eine Depression ist nicht heilsam, heilsam ist nur das wieder angenommene Leben. Es ist daher nur allzu verständlich, dass viele Patienten – nicht Künstler –, die in der Depression das Medium Kunst als Ausdrucksmittel ihrer seelischen Verletzungen genutzt haben – auf welchem Niveau auch immer –, nach der Genesung sich dieses einst lebensrettenden Werkzeugs nie wieder bedient haben. Die Notwendigkeit der nonverbalen Entäußerung hat sich verflüchtigt – und damit auch der gestaltend-kreative Impuls. Die Quelle der Schmerzthematik ist versiegt. Ein gutes, hoffnungsvolles Zeichen.

Die Depression als Bildinhalt und diagnostische Botschaft des Kranken

Mit welchen Bildinhalten versuchen Depressive ihrer Not Ausdruck zu verschaffen? Natürlich verfügt ein erkrankter, aber ausgebildeter Künstler über ein anderes, komplexeres Motivrepertoire als der Laie, der vielleicht im Rahmen seiner Therapie zum ersten Mal Gelegenheit bekommt, sich malend oder gestaltend auszudrücken. Auch werden die Ergebnisse bei jemandem, der über umfangreiche kunsthistorische Kenntnisse verfügt, wiederum ganz andere Facetten zeigen, weil er mit den ikonologischen Feinheiten der Bildsprache vertraut ist und gleichsam eindeutige Form-Vokabeln bekannter Melancholiemotive zur Verständigung einsetzen kann.

So unterschiedlich auch die Hintergründe und der jeweilige Kenntnisstand des Kranken sein mögen, so ähnlich und motivisch eingeschränkt wird am Ende das gestalterische Ergebnis sein. Vor allem aber ist es geradezu formelhaft eindeutig. Warum? Weil jeder von uns, Gesunder und Kranker gleichermaßen, mit dem ganz persönlichen Seelenzustand Hoffnungslosigkeit, Einsamkeit, Angst, Kraftlosigkeit, Verzweiflung und schließlich, wenn das eigene Leben als Hölle im Diesseits empfunden wird und nur der Tod noch Erlösung schaffen

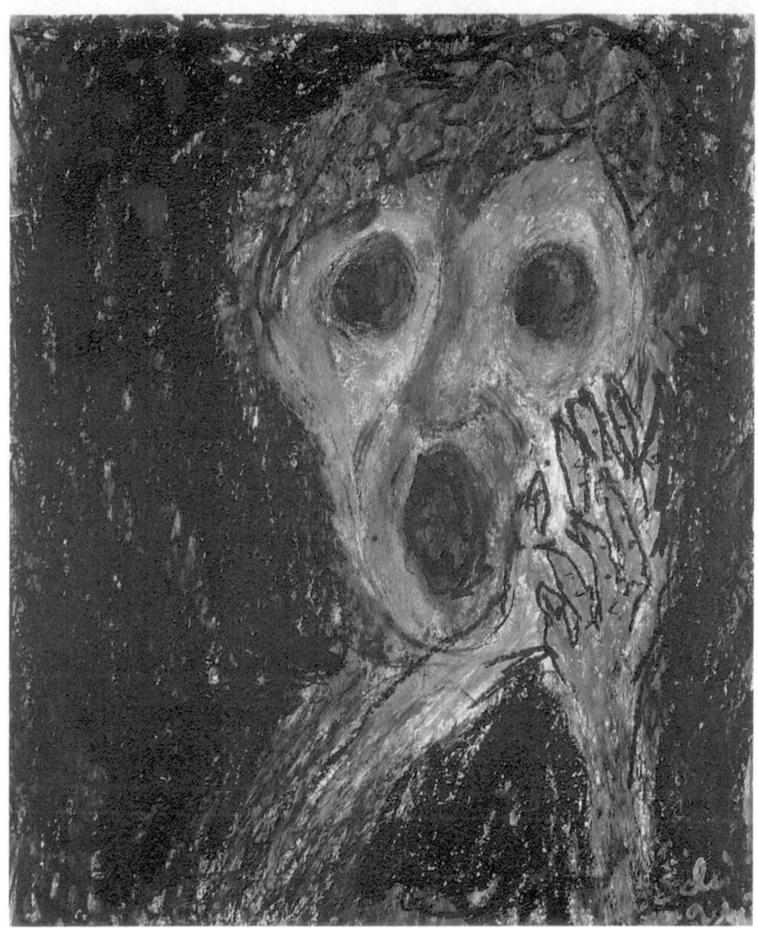

Abb. 22: Susanne Schirmeyer: «Rückblick, Blick nach vorn: Entsetzen», 1991

kann, Bildmotive assoziiert, die alles ausklammern, was wir motivisch oder im Kolorit mit erfülltem Leben, Lebensglück und Lebensfreude verbinden.

In einem formal-motivischen Ausschlussverfahren greift der Kranke auf ein Themenspektrum zurück, das wir eindeutig mit den geschilderten Restempfindungen in der Depression verbinden: Es geht jetzt nicht mehr um die verschachtelt kunstvollen Sätze, die unser Seelenleben beschreiben wollen, sondern nur noch um den einzelnen, verzweifelten Schrei, den durchdringend lauten Ruf nach Hilfe, der sich im Bildmotiv des weit aufgerissenen Mundes verständlich machen will (Abb. 22). Wer dagegen keine Hilfe mehr erwartet, artikuliert seinen hoffnungslosen Schmerz entweder in der Geste des zusammengekauert Hingesunkenen oder gar schon in der alle Verzweiflung bündelnden Metapher des skelettierten Totenschädels oder des Gekreuzigten. Sollen Todessehnsucht und Todesangst in Form des Schädels das Motiv der zerrissenen Seele verdeutlichen, so steht die dunkle Farbpalette für das verlöschende Licht des Ich. Schlangen, Kraken oder die Symbolform der Einsamkeit – der von allen und aller Hoffnung verlassene Mensch – stehen für die eigene Rat- und Hilflosigkeit den Mächten und dunklen, grausamen Kräften gegenüber, die nach uns greifen, die unser Leben und unseren Tod wollen. Der am Noch-in-der-Welt-Sein Verzweifelnde sucht in diesen Motiven Ausdrucksformen für das Unaussprechliche, es sind letztverfügbare Botschaften des Kranken und Bildinhalte des nicht mehr kontrollierbaren Wahn-Sinns, weil sich die Sinnhaftigkeit des eigenen Seins längst verflüchtigt hat.

Wer in der Depression statt der Sprache das Bild oder die modellierte Form als Ausdrucksmittel des Schmerzes wählt, ist gar nicht primär an einer künstlerischen Entäußerung interessiert, sondern versucht, die eigene Sprachlosigkeit zu einer letztmöglichen Botschaft zu kanalisieren. Flüchtig zwar, aber in seiner Eindeutigkeit bedrohend wirkt jeder verbalisierte Hilferuf des Depressiven auf sein Gegenüber, weil uns spontan die den Kranken, aber auch die uns selbst entlastenden Antwortmuster auf seine verzweifelten Gesten fehlen. Lang anhaltend eindringlich und überzeugend kann dagegen ein vom Patienten bildnerisch skizzierter Seelenzustand sein. Vor allem fehlt ihm das Überraschende und Schockierende des Augenblicks und der direkten Konfrontation. Die Bildbotschaft gibt dem Betrachter die Gelegenheit zu einem längeren Innehalten, Verstehen und Einlassen auf den Kranken (Abb. 23).

Gemaltes Leid ist uns allen aus der christlichen Ikonografie der Kreuzigungsdarstellungen seit Jahrhunderten vertraut. Wer vor dem Isenheimer Altar von Matthias Grünewald im Unterlindenmuseum in Colmar steht (Abb. 24), erlebt als Betrachter die Wirkung des geschundenen Körpers des Gekreuzigten als derart schaurig, dass wir im Angesicht des Bildes selbst zu leiden, selbst körperlichen Schmerz zu empfinden beginnen – ein Schmerz, dem sich auch der Künstler im Angesicht seines entstehenden Werkes über Wochen ausgesetzt hat, den er vielleicht selbst in der Weltreflexion empfunden hat. Ertragen

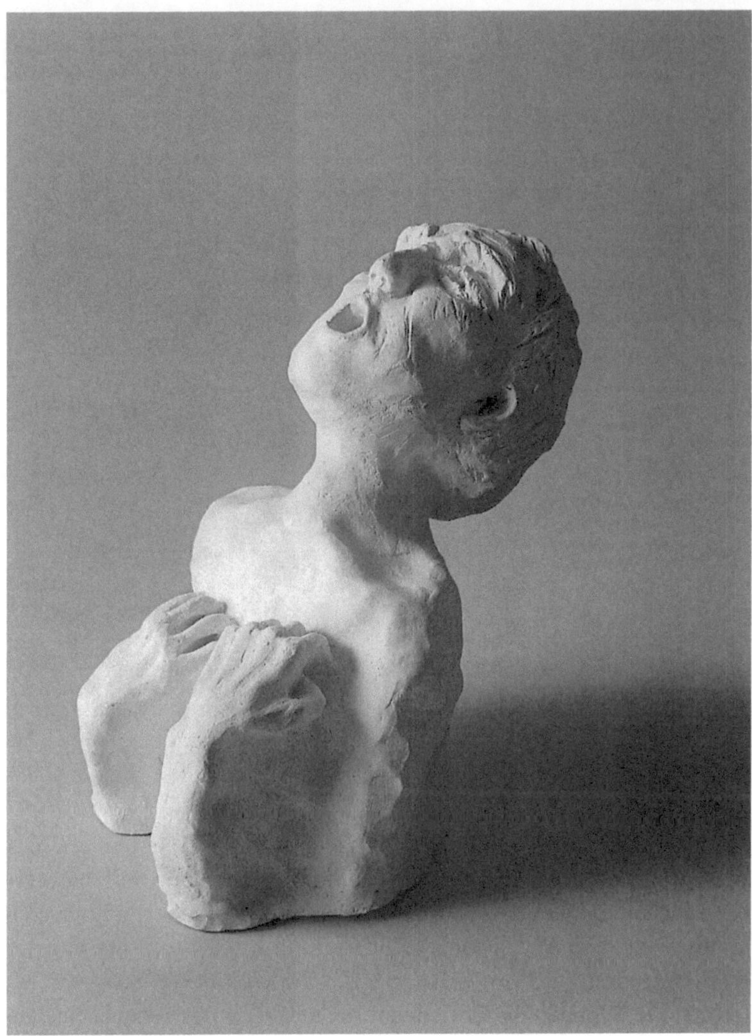

Abb. 23: Susanne Schirmeyer: «Qual», 1992

wir die Bildwirkung des Gekreuzigten nicht länger, können wir uns abwenden, wir können uns aber auch der Faszination der Darstellung aussetzen und den Schmerz als erschütternde Botschaft des Leidens und der Erlösung aufnehmen – können mitfühlen, mitleiden und Anteil nehmen an einem Geschehen, das in seinem Wirkungseffekt auch nach 2000 Jahren nichts von seiner Faszination verloren hat.

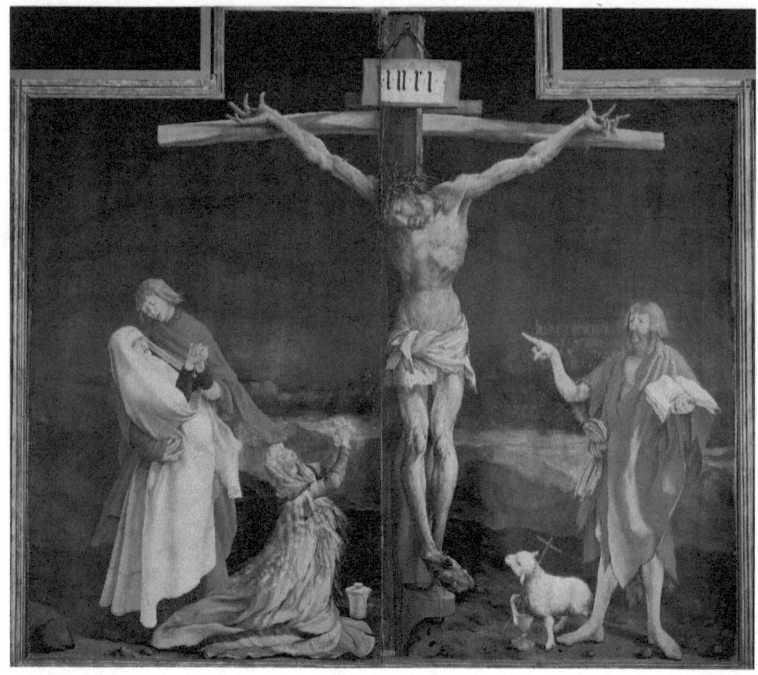

Abb. 24: Matthias Grünewald: «Kreuzigung Christi», Mittelteil der ersten Schauseite des Isenheimer Altars in Colmar, 1512–1515

Ähnlich verhält es sich mit dem bildnerisch artikulierten Leid des Kranken, der uns und der Welt die für ihn so bedeutsame Botschaft seines nicht mehr zu ertragenden Schmerzes überbringen will. Zuerst allerdings dient der Malakt eines Depressiven der Selbstversicherung des Noch-da-Seins, Noch-im-Leben-Seins. War Grünewald beseelter Interpret der Kreuzigung Christi, so ist der an Depressionen Leidende autobiografischer Interpret der eigenen Befindlichkeit. Unabhängig von der «künstlerischen» Qualität der Darstellung werden uns die einzelnen Fragmente der visualisierten Depression als Botschaft ganz unmittelbar erreichen, wir werden als Betrachter den Schmerz fühlen, die Einsamkeit verstehen, das Zerrissensein und die Hoffnungslosigkeit in der Verzweiflung spüren. Und das umso eindringlicher, je länger der Kranke in seiner Depression an der Möglichkeit, sein Leiden malerisch zu bewältigen, festhält: Die Motive wiederholen sich, es entstehen Motivreihen immer gleichen Inhalts, die Bildthemen werden geradezu formelhaft repetiert, als sei es irgendwann allein der Akt des wiederholenden Gestaltens, der ein wenig Erleichterung im Schmerz verschafft, nicht mehr das Bildmotiv selbst.

Sind Therapeut und Patient befähigt, dieses Instrument der bildnerisch protokollierten Depression zu nutzen, so können sie beide auch kleinste Ausschläge der Seelenverfassung registrieren, sei es in der Themenwahl, im Kolorit oder im Duktus, dessen Ausschläge von zögerlicher Mattigkeit bis zur aggressiven Expressivität reichen können – die zerstörte Bildoberfläche als Synonym der geschundenen Seele. Damit können die künstlerischen Protokolle zu äußerst hilfreichen Datenträgern eines komplexen Seelenprofils werden. Im therapeutischen Gespräch stehen sie auf der einen Seite autonom für sich selbst, können auf der anderen Seite aber ebenso gut auch als Auslöser herangezogen werden, um dem Unsagbaren doch noch sprachlichen Ausdruck zu verleihen – nicht nur für die Diagnose, sondern auch für das Behandlungskonzept eine unverzichtbar wertvolle Hilfe: das Bild als Katalysator der eigenen Befindlichkeit, der die Kraft und der Mut zur Verbalisierung längst fehlen.

Ein interessanter Aspekt in diesem Zusammenhang ist, dass der Kranke – anders als der Künstler – seine thematischen Seelenprotokolle stets abrufbar zur Verfügung hat. Bedarf der Künstler der Inspiration und des kreativen Schubs, so folgt der malende Kranke auf Abruf gleichsam einem gestalterischen Automatismus. Ihm geht es nicht um Visionen, um neue Themen oder Ausdrucksformen, ihm geht es allein um das visualisierte Dokument des eigenen Schmerzes, und da dieser unablässig seine Folterwerkzeuge gegen die eigene Seele einsetzt, bedarf es keiner umfänglichen Motivauswahl und keiner Visionen. Daher ist es nicht verwunderlich, dass der sich selbst therapierende, malende Kranke in dem Augenblick, da er sich aus der Depression befreit hat, einer Schlange gleich, die sich häutet: Was gestern noch motivisch das zentrale Thema war, Schädel, Kreuz, Einsamkeit und Schrei, wird abgestreift und nie wieder als Thema angefasst. In der Retrospektive werden die vielen Zeugnisse der eigenen kreativen Entäußerung zu autobiografisch wichtigen Protokollen, sie werden aber auch – und das ist besonders tröstlich – zu dem, was wir gern im Archiv der eigenen Biografie ablegen. Wir wollen es nicht vernichten, nicht leugnen, aber doch als Beleg der Krankheitsüberwindung dokumentiert wissen. Der Lebensabschnitt Depression ist abgeschlossen.

Es ist viel über die künstlerische Qualität von Arbeiten psychisch

Kranker diskutiert worden. Es gibt berühmte Sammlungen, die sich ausschließlich den Werken dieser Menschen und ihrem künstlerischen Tun widmen. Es sind in ihrer thematischen, handwerklichen, ikonologischen und materiellen Form oft ganz ungewöhnliche und rätselhafte Bilddarstellungen, die in ihrer Fremdheit nach Deutung und Entschlüsselung rufen. Ihre Ästhetik ist einzigartig. Der oft geheimnisvolle Formenkanon fasziniert uns, weil er das bisher noch nicht kunsthistorisch Dokumentierte repräsentiert, er ist plakativ fremd und dabei äußerst aufmerksamkeitswirksam.

Aber liegt die bildnerische Qualität wirklich im Künstlerischen? Hat sie nicht vielmehr eine eigene, von allen Kategorien freie, ganz isolierte Qualität? Wenn wir den Mut aufbringen, den künstlerischen Lebenszeugnissen Kranker unsere ganze Aufmerksamkeit zu schenken, sie aber nicht den Qualitäts- und Marktkriterien der Kunstbetrachtung und des Kunsthandels zu unterwerfen, werden wir dem gerecht, was die Kranken ganz ursächlich wollen: unsere Aufmerksamkeit als Betrachter, unser Verständnis, unsere Zuwendung und Begleitung, unsere Hilfe. Die sichtbaren Zeichen der Krankheit, emotionale Starrheit, resignierte Körpersprache, Kraftlosigkeit und Verzweiflung und die oft verstörenden Bilder oder Plastiken, die in der Depression entstanden sind, wollen die Genesenen doch alle nur zu gern hinter sich lassen – den sezierenden Blick darauf überlassen wir den vermeintlichen Magiern des Intellekts, die sich gern auf Ikonologie und Ikonografie konzentrieren, also auf Bildinhalt und Motiv, die aber nur selten Zugang zur tiefen, fragilen emotionalen Welt eines seelisch Kranken und seinen Ausdrucksformen finden. Für diesen zählt allein der Weg zurück ins Leben – mit oder ohne autobiografische Zeugnisse. So wie die Depression eine Episode ist, ist es häufig auch das Interesse, bildhaft zu formen. Es bleibt auf die Krankheitsphase beschränkt und ist oft flüchtig. Über den Umgang mit den intimsten Zeugnissen, die in der Krankheitsphase entstanden sind, hat jeder ganz eigene Vorstellungen. Von meinen eigenen, in der Depression entstandenen Bildern – Hunderte – habe ich nur die typischen aufgehoben. Es sind wenige Erinnerungsstücke, bei denen ich nur zu gut den schmerzhaften Malakt erinnere, die aber heute nicht mehr über die Kraft verfügen, mich erneut seelisch zu erschüttern.

Die selektive Wahrnehmung von Kunst in der Depression

Ist es die Reduktion auf das Formelhafte, die die Bildmotive des gestaltenden Kranken kennzeichnet, so gilt dies auch für den an Depressionen leidenden und Linderung im Schmerz erhoffenden Kunstbetrachter. Er sucht in der Auseinandersetzung mit spezifischen Bildinhalten weniger Halt als Bestätigung – in der präferierten Motivwelt von Schmerz, Einsamkeit, Angst, Hoffnungslosigkeit und Tod als visualisiertem Spiegel der klagenden und gleichzeitig Trost suchenden eigenen Befindlichkeit. Gregor der Große, Papst in den Jahren 590–604, fasste mensch- und welterfahren dieses bis heute unverändert gültige Phänomen gleichsam als Therapieempfehlung in dem überlieferten Ausspruch zusammen, dass einem dunklen Gemüt nur durch den Anblick des Leidens geholfen werden kann. Eine Einschätzung, die tiefes Verständnis für die Situation des an Depressionen Leidenden zeigt. Es bedarf keiner therapeutischen Empfehlung dieser Art, will doch der leidgeplagte Betrachter selbst nichts anderes als die Seelensymbiose mit dem die Tiefe der menschlichen Existenz auslotenden Künstler – ein Aufdrängen der Thematik dagegen würde er als unsensibel und besserwisserisch empfinden und ablehnen. Nicht die Konfrontation durch fremde Hand hilft, sondern das Sich-selbst-Suchen in den Metaphern des Leidens. Es bedarf sicher einer ausgeprägten Hingabe an die bildende Kunst, sich gerade dieser Thematik aussetzen zu wollen. Ich selber habe in der Depression, wann immer ich die Kraft aufbringen konnte, Trost in der Leidensthematik gesucht, entsprach sie doch meinen eigenen Bildmotiven. Andere Patienten präferieren Literatur, Musik oder auch den Film zur eigenen seelischen Identifikation, das Ausgangsinteresse ist stets dasselbe.

Die Fluchtpunkte der geschundenen Seele in der Kunstbetrachtung heißen Identifikation und Aggressivität. Jedwede Bildformel, die um das Phänomen Einsamkeit und Ausgeschlossensein kreist, schafft dem kranken Betrachter die Gewissheit der Zugehörigkeit. Er kann sich im Leid oder der Einsamkeit des Dargestellten wiedererkennen und gleichsam in der Beschäftigung mit dem Bildthema die eigene Sprachlosigkeit überwinden. Viel weiter gehend dient die Bildbotschaft dazu, sich immer wieder den eigenen Schmerz zu vergegenwärtigen, ihn sich selbst seelisch und körperlich quälend neu auszulösen, um sich daran zu erinnern, doch noch zu den Lebenden zu gehören. Dabei ist es nicht wichtig, ob die seelische Verfassung des Künstlers zum Zeitpunkt des

Schaffensakts der des verzweifelten Betrachters ähnelte – der Kranke sucht hier keine Komplizenschaft, sondern allein die Identifikation mit der Botschaft. Für ihn sind alle Bildelemente wichtig, die Schmerz evozieren. Der empfundene Schmerz ist neben dem gespürten Herzschlag die letzte lebenserhaltende Kraft. Nur im Schmerz spürt sich der Kranke noch selbst.

Es ist daher nicht verwunderlich, dass er sich nur zu gern gerade mit den Darstellungen des gekreuzigten Christus beschäftigt, die uns in der unmittelbaren Grausamkeit der Darstellung ebenso schockieren, wie sie uns in der Glaubwürdigkeit des dargestellten Leides an der Schwelle des Todes faszinieren. Der am Kreuz Sterbende ist genau die Pathosformel, die sowohl für Identifikation steht, weil sie stellvertretend für den Kranken fragt: «Warum habt ihr mich verlassen?», als auch das Ausmaß des eigenen Schmerzes im Angesicht des ersehnten Todes beschreibt. Die Identifikation ist die Vorstufe der gegen das Selbst gerichteten Aggression: des Todes von eigener Hand.

Ebenso ambivalent ist die Bildwirkung des Totenschädels in den vielfältigen Vanitas- und Memento-Mori-Darstellungen oder die der furchteinflößenden und mahnenden Bildgeschichten der Totentänze, deren verwesende oder skelettierte Akteure immer dann ihre Faszination ausüben, wenn die Verzweiflung am Leid ins hoffnungsvolle Sehnen nach dem eigenen Tod umschlägt. Der knochige Schädel ist in der Bildbotschaft eindeutig: Genau das wird die Verwesung eines Tages nach dem ersehnten, aber gewaltsamen Ende auch aus mir machen, genauso endlos starr und ohne jedes Zeichen von Leben werden sich die Augenhöhlen darbieten, die uns jetzt in der Betrachtung des Kunstwerks nach dem Wesen des Todes fragen. Denn vor dem Tod steht das Sterben.

Aber sterben will der Kranke nicht, sterben soll das Leid, sterben soll der Schmerz, sterben sollen allein Einsamkeit und Hoffnungslosigkeit. Die Konfrontation mit dem Angesicht des Todes in der Darstellung des Künstlers zeigt uns das ganze Ausmaß der Hilflosigkeit des Kranken, in die Welt der Lebenden zurückkehren zu können. Seine Position ist in diesen prekären Momenten noch unentschieden, es gibt weder das Bekenntnis zum Leben noch ein Einlassen auf die so süße Verlockung des Todes (Abb. 25).

Wer sich in derartiger Intensität mit dem eigenen Sterbenwollen beschäftigt, wem Kunst also als willkommener Katalysator zwischen Sehnen und Handeln dient, wandert auf einem schmalen Grat – schon

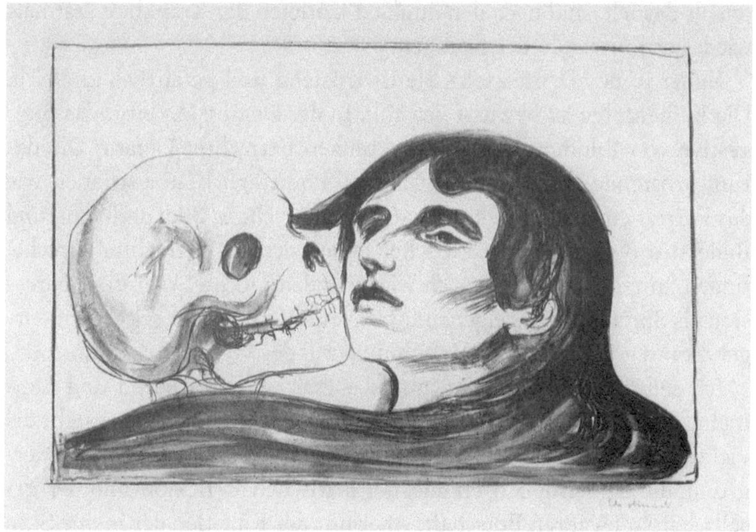

Abb. 25: Edvard Munch: «Todeskuß», 1899

ein leiser, letzter Windhauch kann das Gleichgewicht ins Wanken, kann den Tod bringen. Die Bildbotschaft wird zur Handlungsanweisung. Dieselbe Intensität der Reflexion kann den Kranken aber auch ins Leben zurückbringen, kann den Tod abwehren. Wer den Tiefpunkt seiner Krankheit durchschritten und in der Bildwelt von Leid und Tod seine Entsprechung gefunden hat, sucht plötzlich nach dem Abbild des Lebens – und irgendwann das Leben selbst. Was den Wandel in der eigenen Sichtweise verursacht, wissen wir nicht. Das gerade noch im Fokus der Betrachtung Stehende weicht einer anderen, ganz unerwartet neuen Perspektive. Nicht der Harlekin ersetzt dann den tanzenden Tod als Bildmotiv, sondern jede Thematik, die die eigene, noch verletzbare Feinfühligkeit in Übereinstimmung mit den kleinen und großen Schönheiten des Lebens bringen möchte. Die Todesthematik wird nicht als zukünftiges Tabu weggeschlossen, sie wird vielmehr zur biografischen Zwischenstation – die Spur der erlebten Depression lässt sich nicht auslöschen. Aber zu erleben, dass auf die eindimensionale Betrachtungsweise der Leidperspektive die Sehnsucht nach Komplexität folgt, dass das Auge nach Grau und Schwarz, nach Leid und Tod plötzlich alle Facetten des Lebens sucht, dass Aggressivität gegen sich selbst der Versöhnung weicht, dass die anderen mehr Aufmerksamkeit erhalten als das Ich, sind nach den dunklen Untiefen der Krankheit erstmals wieder ermutigende Erfahrungen.

Kunst in der Depression? Sie ist tröstend und gefährlich zugleich. Die Reihenfolge ist bewusst gewählt. In der Depression birgt das Suggestive von Bildmotiven für den kranken Betrachter Gefahr: Die das Kind tröstende Mutterhand ist ebenso unerträglich anzuschauen wie das Porträt eines allzu selbstbewussten Herrschers. Bildverehrung und Bildersturm sind die Pole, zwischen denen sich der Betrachter zurechtfinden, innerhalb deren er sich wiederfinden möchte. Wer die Depression als Sprengsatz des eigenen Lebens erfahren hat, der sehnt sich – irgendwann genesen – nach Versöhnung mit der Welt und dem Kosmos.

Ich selbst habe die Kunst immer – malend, betrachtend und sammelnd – als Zünder ebenso wie als Balsam empfunden. Heute steht die viel wichtigere, lebenserhaltende und gestaltende Funktion im Vordergrund: die der visuellen Freude, der kritischen Reflexion und der gesellschaftsrelevanten Botschaft. Aber nur der Künstler, der meine Sinn suchende Seele erreicht, nur das Bildmotiv, das das Leben feiert, ohne es zu bagatellisieren, findet Zugang zur eigenen kritischen Reflexion. Die Kunst ist ein Medium unter vielen. Es gibt die Todeserotik in der Malerei, der Bildhauerei und der Musik ebenso wie in der Literatur und der uns allen vertrauten Alltagssymbolik sowie im Film. Zu spüren, was als medialer Informationssplitter die lebensbedrohende Seelenentzündung auslöst und was als kreativer Impulsgeber wirkt, bleibt vorerst ein Geheimnis. Aber: Wer in Bildern denkt, kann auch angeregt werden, in Bildern zu sprechen. Liegt darin vielleicht das Geheimnis der Depression und einer der vielen Schlüssel zur Behandlung?

4.
Suizidalität bei depressiven Erkrankungen

Der Akt der Selbsttötung ist so alt wie die Menschheitsgeschichte. Philosophen und Gelehrte haben sich damit über Jahrtausende immer wieder befasst. Unsere abendländische Auffassung des Suizids war dabei lange Zeit vor allem von der strikten Ablehnung durch die christliche Kirche geprägt. Suizid galt als Todsünde, die ewige Höllenqualen nach sich zog. Im Mittelalter wurde Suizid meist ähnlich stark sanktioniert wie Mord. Zur Zeit der Aufklärung trat langsam ein Wandel der Bewertung ein, aber erst im Laufe des 20. Jahrhunderts haben sich zunehmend medizinische, psychologische und soziologische Betrachtungsweisen durchgesetzt, die die Selbsttötung eines Menschen vor allem als Folge schwerer Krisensituationen und psychischer Erkrankungen beschreiben.

Es war kurz vor vier, als mein Telefon läutete. Draußen wartete bereits die nächste Patientin. Ich hob unwillig den Hörer ab in der Absicht, das Gespräch kurz zu halten. Es war eine Kollegin aus früheren Tagen. Wir hatten zahlreiche Therapiegruppen gemeinsam geleitet. «Tut mir leid, dich zu stören. Aber ich dachte, es wäre gut, dass du es erfährst. Robert ist tot. Er hat sich vergiftet. Ich bin immer noch ganz fassungslos ...»

Robert hatte unter einer bipolaren Störung gelitten. Phasen tiefster Depression und größter Euphorie wechselten sich ab. Er war nie mein Patient gewesen, sondern ich hatte ihn im Rahmen einer Veranstaltung über Selbsthilfe bei Depression kennen gelernt. Er war auf mich zugekommen und hatte mir von seinen Plänen, eine eigene Selbsthilfegruppe zu gründen, erzählt. Robert wirkte auf mich sympathisch, voller Tatendrang und fast ein wenig aufgekratzt. Ich gratulierte ihm zu seinem Entschluss und wünschte ihm alles Gute für den Start der Gruppe. Er lachte mich an und sagte, er würde mich anrufen, um mich auf dem Laufenden zu halten. Alle vier bis sechs Monate meldete er sich bei mir. Manchmal schien er bedrückt und wortkarg, meist war er aber voller Zuversicht und Enthusiasmus für neue Projekte. Von Zeit zu Zeit sahen wir uns bei öffentlichen Veranstaltungen und Vorträgen. In meinen Augen war er ein junger Mann, der auf der Suche nach seinem eigenen Lebensweg war. Es war interessant, sich mit ihm zu unterhalten, aber ich war froh, nicht sein Therapeut zu sein. Ich vermied es bewusst, die Rolle des Behandlers einzunehmen und allzu viele Fragen zu seiner Erkrankung zu stellen.

Ich legte den Hörer auf. Vor der Tür wartete noch immer die Patientin. «Du hättest es wissen können!», schoss es mir durch den Kopf. Tatsächlich hatte ich mich nie genauer nach seinem Befinden erkundigt. Mir gingen die Bilder unserer letzten Begegnung durch den Kopf. Robert war offensichtlich in einer Manie gewesen, lachte viel und erzählte von großen Plänen, die er nächstens mit mir genauer besprechen wollte. Ich hatte zu dieser Zeit viel mit meinen eigenen Patienten zu tun gehabt und war dankbar gewesen, dass Robert seine charmante manische Leichtigkeit zeigte und seine depressiven Stimmungen vor mir verbarg. War er damals noch in psychiatrischer oder psychotherapeutischer Behandlung? Ich weiß es nicht. Vier Monate später hatte Robert sich im Zustand tiefster Depression getötet. Genauso wie ein großer Teil der 11 000 anderen Menschen, die sich in Deutschland jährlich das Leben nehmen. Suizidalität und Depression sind eng miteinander verbunden. Ein Großteil der depressiven Patienten quält sich mit Suizidgedanken. Viele haben bereits Suizidversuche hinter sich. 10–15 Prozent der Betroffenen, die unter schweren Depressionen leiden, sterben im Krankheitsverlauf durch Suizid. Bei keiner anderen Erkrankung ist die Selbsttötungsgefahr so hoch. Auch Robert hatte zu dieser Risikogruppe gezählt. Meine Gedanken wanderten zu seiner Familie, seinen Freunden. Ich ahnte den Schmerz und auch den Schock, den sein Tod bei ihnen ausgelöst hatte. Er hatte einen Abschiedsbrief hinterlassen, in dem er alle von Schuld freisprach und seinen freien Entschluss betont hatte. Doch wie frei war diese Entscheidung wirklich?

Darf ein Mensch sich töten? Ist Suizid Ausdruck von Selbstbestimmung? Oder anders gefragt: Darf oder muss ein Mensch abgehalten werden, wenn er aus dem Leben scheiden will?

Es gibt Stimmen, die in jedem Falle die Selbstverantwortlichkeit des Menschen betonen und das uneingeschränkte Recht auf Suizid verlangen. Selbst dann, wenn der Todeswunsch nur Ausdruck einer temporären Depression ist. Jean Améry war einer der heftigsten Verfechter dieser Selbstbestimmung und hat seinem eigenen Leben durch Suizid ein Ende gesetzt. In seinem «Diskurs über den Freitod» verneint Améry das Recht der Medizin und Psychologie, über die Rechtmäßigkeit von Suizid zu entscheiden. Für ihn ist Suizid ein ebenso natürlicher Tod wie jede andere Todesart. Die Tatsache, dass sich Menschen vor allem vor dem Hintergrund schwerer psychiatrischer Erkrankungen das Leben nehmen, negiert er weitestgehend. Er betont vielmehr die souveräne Entscheidung, die einem jeden möglich sei. Damit mystifiziert er den Suizid und abstrahiert ihn von der Lebenswirklichkeit des Einzelnen.

Die philosophische Frage nach der freien Entscheidung über den Zeitpunkt des eigenen Todes führt aber letztlich weit weg von der konkreten Situation der meisten suizidalen Menschen. Die Diskussion, ob Selbsttötung unter bestimmten Umständen körperlicher oder psychischer Krankheit legitim ist, wirkt akademisch vor dem Hintergrund, dass die meisten Betroffenen nicht kühl Bilanz ziehen und ein «Für und Wider» abwägen können. Als Robert sich tötete, war er verzweifelt und inmitten einer alles überdeckenden Depression. Wer schwer depressive Menschen begleitet, der macht die erschütternde Erfahrung, wie stark diese Erkrankung die Persönlichkeit der Betroffenen verändert. Oft ist der andere buchstäblich kaum wiederzuerkennen; er ist seines Lebenswillens beraubt und sieht sich, seine Mitwelt und seine Zukunft nur mehr im Zerrbild der Depression. Die meisten Selbsttötungen geschehen dabei unter dem Eindruck völliger Hoffnungslosigkeit und Hilflosigkeit. Alle Beteuerungen der Ärzte und Angehörigen können bedeutungslos werden, wenn der Depressive überzeugt ist, dass er unrettbar verloren ist. Kann ein Mensch in so einer Situation eine selbstverantwortete Entscheidung treffen? Hat er tatsächlich eine freie Wahl?

Wenn ich an Robert denke, dann erinnere ich mich an seine freundliche, offene Art, auf Menschen zuzugehen. Er war voller Phantasie und Kreativität. Ich wünschte, ich hätte damals erkannt, in welch gefährlichem Zustand er sich befand. Sein ganzes Leben war noch voller Möglichkeiten. Wie bei jedem Suizid stellte ich mir unwillkürlich die Frage: Hätte Roberts Tod verhindert werden können?

Das Tabu um den Suizid

Ich erinnere mich gut an meine erste Begegnung mit einer suizidalen Patientin. Ich absolvierte damals während meines Psychologiestudiums ein Praktikum in einer psychosomatischen Klinik und war noch ein echter «Frischling», der sich an der Universität zwar fleißig belesen hatte, dem die praktische Erfahrung mit Patienten aber gänzlich fehlte. Meine Aufgabe bestand u. a. darin, Fragebögen zu erheben, in denen auch nach Suizidalität gefragt wurde. Bis dato hatten das – Gott sei Dank – alle von mir interviewten Patienten immer verneint. Anders war dies, als mir Margot S. gegenübersaß. Sie war Mitte vierzig und litt unter starken wiederkehrenden Depressionen. Auf die Frage, ob sie derzeit unter Suizidgedanken leide, antwortete sie prompt: «Ich denke jeden Tag an meinen Tod. Mein Zustand ist so unerträglich, dass ich nicht weiterweiß. Wenn sich das nicht ändert, dann bin ich bereit zu sterben.» Ich war erschrocken und wandte unwillkürlich meinen Blick ab. Vergeblich versuchte ich, das einzuordnen, was ich da eben gehört hatte. Was sollte ich sagen? Ich fühlte mich völlig hilflos.

Die Vorstellung, dass der Mensch neben uns daran denkt, sich selbst zu töten, und dies vielleicht sogar auch tun wird, ist ein erschreckendes Phänomen, das wir am liebsten nicht wahrnehmen möchten. Suizidalität ist ein Tabu. Darüber spricht man nicht. Auf der anderen Seite hat das Thema einen dunklen und faszinierenden Aspekt. Literatur, Zeitungen und Filme sind voll von Darstellungen über Suizid. Entsprechend dem Muster von «Sex and Crime» werden dramatisierende, detailliert ausgeschmückte Berichte über die Massenmedien verbreitet. Diese Form der Darstellung und Berichterstattung über Suizid befriedigt offensichtlich ein Bedürfnis nach Sensation und Nervenkitzel. Zeitungen und Illustrierte fesseln ihre Leser damit und nutzen dies zur Steigerung der Auflage. Diese mediale Darstellung des Themas «Suizidalität» erlaubt einen voyeuristischen Blick aus sicherer Distanz, solange gilt: Nicht wir sind betroffen, nicht unsere Angehörigen und Freunde, sondern Fremde. Die Darstellung des Suizids und der Begleitumstände geschieht dabei in einer meist fragwürdigen und im besten Fall vereinfachenden, wenn nicht gar grob falschen Form. Dies ändert jedoch nichts daran, dass diese Berichte die «Konsumenten» fesseln und uns eine von der eigenen Existenz abgekoppelte und somit vermeintlich ungefährliche Berührung mit dem Thema erlauben.

Ganz anders sieht es jedoch im privaten und persönlichen Bereich aus. Wer hat schon einmal mit seinem Partner, seinen Freunden oder Kollegen über das Thema gesprochen? In den allerseltensten Fällen findet hier eine offene und direkte Kommunikation statt. Obwohl wir aus ärztlicher und therapeutischer Erfahrung wissen, dass viele Menschen im Laufe ihres Lebens an einen Punkt gelangen, wo sie sich aktiver mit der Frage des eigenen Todes und vielleicht sogar der Frage der

Selbsttötung beschäftigen, geschieht dies in aller Regel im allerprivatesten Bereich, ohne dass selbst die nächsten Angehörigen und Freunde mit einbezogen werden. Die Phantasien über den eigenen Tod haben offenbar etwas Anrüchiges, sie verletzen «Sitte und Anstand», ähnlich wie dies vielleicht auch sexuelle Phantasien tun können. Die Auseinandersetzung mit dem Thema «Suizidalität» scheint somit zwiespältig zu sein. Zum einen finden wir eine sensationslüsterne Berichterstattung in den Medien, die unbewusste Bedürfnisse befriedigt; auf der anderen Seite erscheint dieses Thema kaum kommunizierbar und stellt buchstäblich eine Grenze menschlichen Daseins dar.

Wenn jemand sagt: «Ich kann nicht mehr, ich möchte sterben», dann löst das bei den allermeisten Menschen zunächst Schrecken, Furcht und schließlich vor allem Hilflosigkeit aus. «Das darf doch wohl nicht wahr sein. An so etwas darf man doch nicht einmal denken! Das kannst du uns doch nicht antun.» Die erste spontane Reaktion ist wie ein deutliches und lautes «Nein». «Nein, ich will nicht, dass es so ist! Ich will nicht, dass du daran denkst! Ich will nicht, dass du so etwas tust! Ich will gar nicht daran denken, dass überhaupt die Möglichkeit dazu besteht …» Genauso war es mir mit Frau S. gegangen. Ich hielt es nicht aus, dass sie über das Ende ihres eigenen Lebens nachdachte. Die Tatsache, dass hier offenbar jemand daran dachte, sich selbst in den Tod zu befördern, mobilisierte bei mir starke Kräfte der Abwehr und Verleugnung. Ich reagierte, wie viele andere auch reagieren würden. Ich versuchte ihr die Gedanken an den Tod «auszureden». «Sie sollten jetzt nicht an Ihren Tod denken! Sie werden sehen, dass es Ihnen bald wieder besser geht. Sie ziehen sich nur selbst mit Ihren schlechten Gedanken runter. So schwarz, wie Sie es heute sehen, ist es sicher gar nicht! Das hat doch keinen Sinn, wenn Sie ständig drüber nachgrübeln. Sie müssen nur einfach ein bisschen zuversichtlicher sein.»

Es ist die erlebte oder auch nur befürchtete Hilflosigkeit, die Menschen dazu treibt, auch bei konkreter Suizidgefahr die Augen zu verschließen. Ich wollte damals einfach nicht, dass Frau S. an ihren Tod dachte. Es war mir unangenehm, und ich wollte das Thema möglichst schnell beenden. Ich hatte Angst, allein das Sprechen über Suizidalität könnte die Suizidgefahr verstärken. Für Frau S. war meine Angst wenig förderlich und führte zunächst dazu, dass sie sich innerlich zurückzog und zu diesem Thema gar nichts mehr sagte. Zum Glück war ich damals nur Co-Therapeut, und die eigentliche Behandlung von Frau S. fand bei einer erfahrenen Therapeutin statt. Bei der folgenden Therapiesitzung (bei der ich als Zuhörer dabei sein durfte) erlebte ich, wie offen und genau die Therapeutin mit dem Thema Suizidalität umging. Sie ermutigte Frau S., mehr davon zu erzählen. Der Patientin tat das sichtlich gut, und sie schien dankbar dafür. Ich war beeindruckt und hatte eine wichtige Lektion gelernt: Das «Wegschauen» scheint ungeeignet, die unter Selbsttötungsgedanken leidenden Menschen zu unterstützen. Einsamkeit und das Gefühl des «Abgeschnittenseins» sind eng mit den Todesgedanken verquickt. Menschen, die ihren eigenen Tod wünschen, schämen sich oft dafür. Häufig suchen sie daher nicht das Gespräch mit anderen; sie tragen ihre Last alleine und ziehen sich zurück. Aber gerade das offene und direkte Ansprechen von Suizidalität scheint oft mit einer Erleichterung des Patienten verbunden zu sein. Wer über seine Gedanken an den Tod sprechen darf, tritt aus der Einsamkeit heraus und begibt sich wieder in Beziehung.

Was ist Suizidalität?

In der Alltagssprache wird statt von Suizid häufig von «Selbstmord» gesprochen. Dieser Begriff wird von fachlicher Seite, aber auch von Angehörigen von Suizidopfern meist abgelehnt, impliziert der Begriff «Mord» doch Heimtücke, Vorsatz und Hinterhältigkeit und zeigt die enge Assoziation zu «Sünde», die jahrhundertelang bestand. Der Begriff «Freitod» suggeriert eine freie Entscheidung des Individuums, die aber im Falle suizidaler Krisen meist nicht gegeben ist. Die Begriffe Suizid (aus dem Lateinischen von caedere: töten, fällen; sui: seiner selbst) oder Selbsttötung beinhalten dagegen kein moralisches Urteil.

Suizidales Handeln im engeren Sinne ist ein nur dem Menschen mögliches Verhalten. Suizid setzt die Vorstellung des eigenen Todes voraus. Der Tod als die Negation des Lebens ist dabei ein hochgradig abstrakter Begriff. Es ist nicht davon auszugehen, dass Tiere die eigene Endlichkeit und den eigenen Tod reflektieren und bedenken können. Somit ist die absichtsvolle Selbsttötung, aus welchen Gründen auch immer sie geschieht, ein menschliches Phänomen.

Unter den Begriff der Suizidalität fallen in erster Linie Handlungen, die bewusst den eigenen Tod herbeiführen sollen. Wissenschaftler sind sich aber nicht immer einig, wie weit «Suizidalität» zu fassen ist. Gerade die Frage, inwieweit suizidales Verhalten sich letztlich auf ein absichtsvolles Verhalten beschränkt oder auch unbewusste Aspekte beinhaltet, wurde immer wieder diskutiert. Sind Menschen, die Risikosportarten ausüben, suizidal? Oder Menschen, die extrem schnell Auto fahren? Sind möglicherweise sogar starke Raucher suizidal, da sie trotz der drastischen Gesundheitsrisiken weiterrauchen? Wie ist lebensgefährliches Essverhalten im Rahmen von Magersucht einzuordnen? Oder chronische Drogen- und Alkoholexzesse?

Der renommierte Suizidexperte und Psychiater Manfred Wolfersdorf beschreibt Suizidalität als «die Summe von Denk- und Verhaltensweisen von Menschen, die durch aktives Handeln oder durch passives Unterlassen den eigenen Tod anstreben oder billigend in Kauf nehmen». Er setzt somit das «Sterbenwollen» oder die bewusste Inkaufnahme des Todes voraus und unterscheidet Risikoverhaltensweisen von suizidalem Verhalten. Bemerkenswert an dieser Definition ist, dass Suizdalität hier nicht erst mit der Ausführung suizidaler Handlungen beginnt, sondern sich schon im Denken manifestiert. Bereits das Herbeisehnen des eigenen Todes fällt darunter. «Es wäre gut, morgen nicht mehr aufzuwachen», «Am liebsten würde ich nicht mehr da sein, einfach tot sein, nie mehr denken müssen, nie mehr fühlen müssen.» In der Fachsprache nennt man derartige Gedanken «passive Todeswünsche».

Theoretisch lassen sich verschiedenste Motive und Umstände unterscheiden, warum Menschen suizidale Handlungen beginnen. Nicht immer ist es die primäre Absicht zu sterben. Viele möchten vielmehr einen unerträglichen Zustand – wie auch immer – beenden, auch unter Inkaufnahme des eigenen Todes. In manchen Fällen ist eine suizidale Handlung vor allem auch eine Botschaft an andere. So war das auch bei einem jungen Patienten von mir, nachdem er von seiner Freundin verlassen worden war. Er war von der Trennung bitter enttäuscht, und in seiner Verzweiflung nahm er eine Überdosis Schlaftabletten ein. Anschließend rief er seine ehemalige Freundin an und erzählte ihr alles. Die war natürlich schockiert und verständigte sofort den Notarzt. Der junge Mann konnte gerettet werden, der Suizidversuch hatte aber bei Freundin und Eltern für viel Aufregung gesorgt. Er war offensichtlich ein Hilfeschrei und letzter vergeblicher Versuch, seine Freundin doch noch für sich zu gewinnen.

Meist vollziehen sich suizidale Handlungen vor dem Hintergrund großer Hoffnungslosigkeit und im Rahmen psychischer Erkrankungen. Auf der anderen Seite töten sich Menschen jedoch auch aus ganz anderen Motiven. Selbstmordattentäter oder Märtyrer versuchen durch das Opfern ihres Lebens ganz bestimmte Ziele (für andere) zu erreichen. Nicht zuletzt wäre zumindest theoretisch auch denkbar, dass sich Menschen ohne spezifischen Leidensdruck auf der Basis einer rationalen Entscheidung für den Tod entschließen. Suizide als Märtyrerhandlung oder als Bilanzsuizide auf der Basis rationaler Überlegung umfassen jedoch nur einen verschwindend kleinen Bruchteil realer Fälle.

Wenn im Folgenden von Suizid und Suizidalität die Rede ist, dann beziehen sich diese Überlegungen insbesondere auf Suizidalität im Rahmen von Depression oder anderen psychischen Erkrankungen.

Die Häufigkeit suizidaler Handlungen

Derzeit kommen jährlich weltweit rund eine Million Menschen durch Suizid ums Leben. Im Jahr 2020 werden es nach Schätzungen über 1,5 Millionen sein. Damit sterben laut WHO weltweit mehr Menschen durch Selbsttötung als durch Unfälle, Krieg und Mord zusammen. In Deutschland wurden 2002 11 136 Suizide amtlich registriert (13,5 Suizide pro 100 000 Einwohner im Jahr). Durch Suizid verlieren 50 Prozent mehr Menschen ihr Leben als durch Verkehrsunfälle. Das sind erschreckende Zahlen, die selbst bei Ärzten und Psychologen oft Erstaunen auslösen.

Die mit Abstand häufigste Suizidmethode in Deutschland ist «Erhängen» (rund 50 Prozent), gefolgt vom «Sprung in die Tiefe». Männern verwenden «härtere» Methoden als Frauen, und suizidale Handlungen enden somit bei ihnen viel häufiger tödlich. Die Wahrscheinlichkeit eines Suizids über die gesamte Lebensspanne liegt für Männer bei rund 1,5 Prozent, für Frauen bei 0,7 Prozent. Bei den Todesursachen der unter 40-Jährigen liegt Suizid gar an zweiter Stelle. In jedem vierten Todesfall in dieser Altersgruppe sind die Betroffenen durch Suizid gestorben.

Betrachtet man die Suizide je 100 000 Menschen einer Altersgruppe, dann zeigt sich, dass insbesondere bei den älteren Menschen das Suizidrisiko deutlich zunimmt (Abb. 26). Bei Männern ist diese Entwicklung besonders ausgeprägt. Männer über 80 Jahren haben ein 6–9-mal höheres Suizidrisiko als die Durchschnittsbevölkerung.

Während über die Anzahl vollzogener Suizide zumindest halbwegs verlässliche Daten vorliegen, gilt dies für Suizidversuche nicht. Hier werden nur wenige Fälle aktenkundig, und die tatsächliche Zahl der Suizidversuche kann nur geschätzt werden. Insgesamt dürfte die

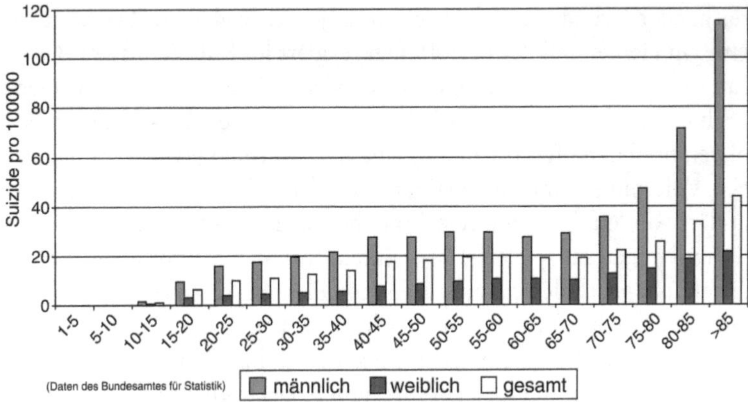

Abb. 26: Suizidraten in Deutschland 1998

Häufigkeit von Suizidversuchen mindestens zehnmal höher liegen als die von Suiziden, wobei hier junge Frauen die Hauptrisikogruppe bilden.

Ursachen und Risikofaktoren

Nach einem meiner Vorträge über Depression kam ein Mann um die fünfzig auf mich zu und erzählte mir vom Suizid seines Sohnes. Er hatte sich im Alter von 23 Jahren vor einen Zug geworfen. Das Ganze sei nun schon einige Jahre her, erklärte mir der Vater, und trotzdem verfolge ihn immer wieder die eine quälende Frage: «Warum hat er das getan?» Ich blickte in sein bekümmertes Gesicht, und es war offensichtlich, dass sich damit für ihn eine weitere grundlegende Frage verband: «Bin ich schuld?» Es wurde ein längeres Gespräch, und die Antworten waren eher geprägt von meinem Mitgefühl als von wissenschaftlichen Tatsachen. Warum im Einzelfall ein Mensch sich entschlossen hat zu sterben, ist im Nachhinein schwer zu klären.

Zu den genauen Ursachen von Suizid gibt es viele offene Fragen. Verschiedene Disziplinen (Medizin, Psychologie, Soziologie, Biologie) haben sich um Erklärungen bemüht. Suizidale Handlungen werden häufig im Zusammenhang schwieriger Lebenssituationen begangen. In der Mehrzahl der Fälle findet man im Vorfeld des Suizids äußere Ereignisse wie Schulden, Vereinsamung, Arbeitslosigkeit, chronische Erkrankungen oder Trennungen. Der Annahme, dass dies allein ein hinreichender Grund für Suizid sei, muss jedoch widersprochen werden. Nur ein kleiner Teil der Betroffenen reagiert im Falle derartiger Belastungen suizidal, während die große Mehrheit in der Lage ist, diese «Schicksalsschläge» zu verarbeiten. Nach neueren Forschungsergebnissen bestehen offenbar biologische und psychologische Veranlagungen. Allerdings kann Suizidalität auch damit bisher nur ansatzweise erklärt werden. Eine zentrale Rolle bei Suiziden scheinen psychische Erkrankungen zu spielen. Diese Erkenntnis stammt vor allem aus so genannten psychologischen Autopsiestudien. Bei diesen meist in Skandinavien durchgeführten Untersuchungen wurde bei Hunderten von Suiziden versucht, eine genaue «Rekonstruktion» der Umstände vorzunehmen, die zum Suizid geführt hatten. Dazu wurden z. B. staatsanwaltliche Akten ausgewertet und Interviews mit den Angehörigen sowie den behandelnden Ärzten durchgeführt. Die Ergebnisse dieser Studien zeigten übereinstimmend, dass bei 90 Prozent der vollendeten Suizide eine psychische Erkrankung im Vorfeld nachzuweisen war. In 40–70 Prozent der Fälle handelte es sich dabei um eine depressive Erkrankung, aber auch Suchterkrankungen und Psychosen spielten eine wichtige Rolle.

Die Vorstellung eines Freitods oder eines Bilanzsuizids auf der Basis rationaler Entscheidung ist mit diesen Erkenntnissen schwer vereinbar. Dass Menschen kühl den eigenen Tod planen, stellt – falls überhaupt existent – die seltene Ausnahme dar. Wenn sie sich das Leben nehmen, tun sie dies im Allgemeinen unter schwerstem Leidensdruck und bei subjektiv erlebtem Verlust jeglicher Wahlmöglichkeiten. Menschen mit psychischen Störungen sind dabei zwar die Hauptrisikogruppe, dennoch gilt auch hier, dass nur ein Teil der Betroffenen ernsthaft gefährdet ist. Wenn allerdings weitere Risikofaktoren (Tab. 7) sowie akute Krisen hinzukommen, muss eine akute Suizidgefahr immer in Betracht gezogen werden.

Tab. 7: Risikogruppen und Risikomerkmale

- Für Suizid: ältere Männer (rund 6–9-mal höheres Risiko als der Bevölkerungsdurchschnitt)
- Für Suizidversuch: junge Frauen (14–24 Jahre)
- Menschen mit psychiatrischen Erkrankungen, insbesondere mit
  - Depressionen
  - Suchterkrankungen
  - Psychosen (z. B. Schizophrenie)

- Akute krisenhafte Ereignisse (z. B. Arbeitslosigkeit, Schulden, Scheidung, Inhaftierung, Verlusterlebnisse, Traumatisierung)
- Mangelnde Unterstützung durch Angehörige oder Freunde; keine Einbindung in feste Strukturen
- Zeit nach der Entlassung aus stationär psychiatrischer Behandlung
- Chronische körperliche Erkrankungen
- Soziale Isolierung, Vereinsamung und fehlende enge Bindungen
- Suizidversuche in der Vorgeschichte
- Suizide und/oder Suizidversuche in der Familiengeschichte
- Starke Verleugnungstendenz und mangelndes Hilfesuchverhalten («Mir geht es gut; ich brauche keine Hilfe ...»)

Wann wird Suizidalität gefährlich?

Petra R. hatte ihren Sohn vor neun Monaten durch einen Verkehrsunfall verloren. Er war alkoholisiert und mit erhöhter Geschwindigkeit von der Straße abgekommen und gegen einen Baum gefahren. Weinend und voller Schmerz berichtete sie mir von den Umständen seines Todes und wie sehr dieses Ereignis ihr Leben verändert habe. Schließlich erzählte sie, dass sie seit dem Tod ihres Sohnes selbst oft ans Sterben denke. Es gebe Tage, an denen würde sie am liebsten einfach nicht mehr aufwachen. «Ich weiß genau, dass ich mir nie etwas antun würde, schon allein wegen meines anderen Sohnes. Trotzdem ist immer mal wieder diese Vorstellung da. Halten Sie das für sehr krank?» Als ich ihr versicherte, dass ich dies nicht als Zeichen von Krankheit ansähe, sondern dass es sehr nachvollziehbar sei, sich in Zeiten großen Schmerzes auch mit der Frage des eigenen Todes zu beschäftigen, schien sie zunächst erstaunt und begann dann, genauer über ihre Todesgedanken zu sprechen. Offensichtlich erleichterte es sie sehr, darüber reden zu dürfen und sich nicht verstellen zu müssen.

Dieses Beispiel zeigt, dass Reflexionen über den eigenen Tod und eine vorübergehende Todessehnsucht keineswegs immer mit einer akuten Gefährdung verbunden sind. Gerade nach schweren Verlustsituationen stellen sich bei sehr vielen Menschen derartige Gedanken ein. Solch gravierende Lebensereignisse erfordern oft eine Neuorientierung im Leben und sind mit tiefen Trauerprozessen verbunden. Für viele Betroffene kann es in einer solchen Zeit wichtig sein, sich auch mit der Möglichkeit des eigenen Todes zu beschäftigen. Für einige ist es sogar ein tröstlicher Gedanke, dass ihnen – wo sie doch so vieles verloren haben – wenigstens die Möglichkeit des eigenen Todes bleibt. Fast immer wird Suizidalität auf der gedanklichen Ebene bleiben, ohne dass es zu konkreten Planungen oder gar suizidalen Handlungen kommt. Meist ist den Betroffenen selbst auch die Unterscheidung von gedanklicher Ebene und Handlungsebene sehr klar. «Ja, ich denke in letzter Zeit öfter mal daran, dass ich meinem Leben ein Ende setzen könnte, aber ich weiß genau, dass ich es nicht tun würde.»

Für Ärzte, Therapeuten, Berater, aber auch Angehörige und Freunde stellt sich dennoch immer wieder die Frage, wann Suizidalität gefährlich wird. Wie kann man genau feststellen, ob nicht doch eine akute Gefahr vorliegt? Um es vorwegzunehmen: Hundertprozentige Sicherheit bei der Beantwortung dieser Frage ist nicht möglich.

Es gibt ein paar ebenso hartnäckige wie falsche Vorurteile zu dieser Thematik. So hält sich das Gerücht, dass Menschen, die bereits einmal vergeblich versucht haben, sich das Leben zu nehmen, nicht wirklich gefährdet seien («... sonst hätten sie's ja damals so gemacht, dass es klappt!»). Ein weiteres Vorurteil lautet: «Wer von Suizid und Schlussmachen spricht, will nur drohen und macht es doch nicht.» Wenn man die Fallberichte von Suizidopfern auswertet, ergibt sich ein anderes Bild. Ein Suizidversuch in der Vorgeschichte ist ein wichtiges Risikomerkmal für einen späteren Suizid. Ein großer Teil der Suizide war zudem mündlich oder schriftlich angekündigt worden.

Gefährlich wird Suizidalität meist im Zuge einer sich zuspitzenden Krise und vor dem Hintergrund einer psychischen Erkrankung, die die Wahrnehmung, das Denken und das Verhalten der betroffenen Person einschränkt. Eine Krise ist dadurch geprägt, dass keine Ressourcen und Bewältigungsmöglichkeiten für aktuelle Problemkonstellationen zur Verfügung zu stehen scheinen. Die Person erlebt sich als machtlos und gefangen. Ob das Problem dabei «real» ist (z. B. hoher Schuldenstand) oder nicht, spielt keine wichtige Rolle. Entscheidend ist vielmehr, dass der Betroffene das Problem als schwerwiegend, bedrohlich und unlösbar ansieht. Bisher erfolgreiche Lösungsversuche erweisen sich als unbrauchbar und führen zu keiner Veränderung. Als Folge erlebt der Betroffene einen unerträglichen Spannungszustand, der von Angst, Panik, Wut, Entfremdungsgefühlen, Verwirrtheit und großer Hilflosigkeit geprägt sein kann. In solch einem Zustand kann das Suizidrisiko schnell dramatisch ansteigen. Der eigene Tod erscheint dann als eine radikale und endgültige Lösung für die ansonsten nicht zu bewältigende Situation. Je größer dabei der Handlungsdruck für die entsprechende Person ist («Ich halte das nicht mehr aus; das muss ich irgendwie ändern; irgendwie so oder so, das muss aufhören ...»), desto größer ist die Gefahr, dass es zu radikalen und finalen Lösungen kommt.

Menschen, die in akuter Suizidgefahr sind, müssen dabei keineswegs primär verzweifelt wirken. Es ist auch durchaus möglich, dass sie sehr gereizt, vielleicht sogar aggressiv reagieren. In manchen Fällen kommt es sogar vor, dass sie innerlich ruhiger und ausgeglichener wirken, nachdem sie für sich einen Entschluss zum Suizid gefasst haben. Die Umwelt kommt dann zum trügerischen Schluss, es ginge mit der betreffenden Person wieder aufwärts, und ist umso schockierter, wenn wenig später die Selbsttötung stattfindet.

Wie erkennt man akute Gefährdung?

In den vergangenen Jahrzehnten haben unterschiedliche Forscher verschiedene Fragebögen entwickelt, um Suizidalität «messen» zu können. Auch wenn dies in manchen Fällen hilfreich sein kann, so gibt es doch fast nie präzisen Aufschluss über die akute Gefährdung. Die

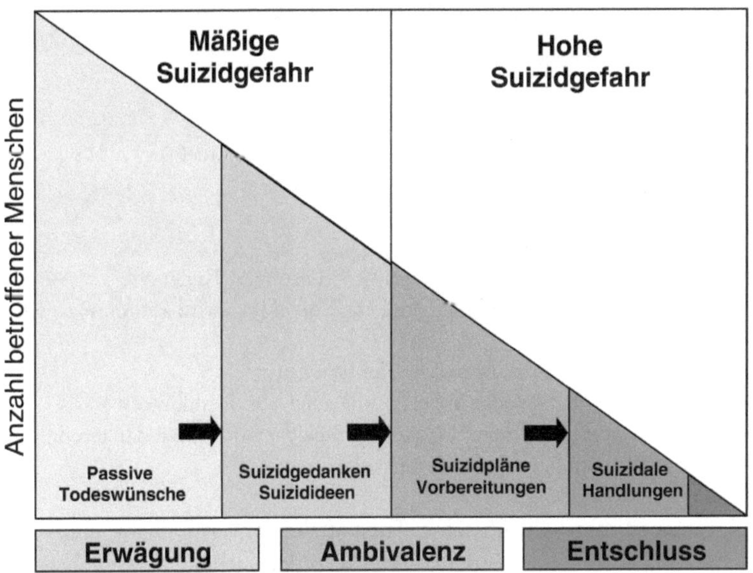

Abb. 27: Die Unterteilung in Erwägungsphase, Ambivalenzphase und Entschlussphase stammt von Pöldinger. Sie ist hilfreich zur Einschätzung des akuten Suizidrisikos.

meisten Ärzte und Psychologen sind sich deshalb einig, dass das persönliche Gespräch mit dem Betroffenen (und den Angehörigen) die bestmögliche Abschätzung der Suizidgefahr zulässt. Bei der Abklärung des aktuellen Suizidrisikos hat es sich bewährt, verschiedene Phasen von Suizidalität zu unterscheiden: eine Erwägungs-, eine Ambivalenz- und eine Entschlussphase. Abb. 27 zeigt schematisch diese verschiedenen Ausprägungen von Suizidalität, die sich auch unter dem Gesichtspunkt der akuten Gefährdung einordnen lassen. Wie aus der Abbildung zudem hervorgeht, erlebt der weitaus größere Teil der Betroffenen Suizidalität nur in Form von Todeswünschen und Suizidgedanken. Lediglich eine Minderheit plant konkrete Handlungen, und noch seltener kommt es zur Umsetzung der Pläne. Während Erwägungsphase und Ambivalenzphase Wochen, Monate und mitunter sogar Jahre dauern können, ist die Zeitspanne vom Entschluss bis zur suizidalen Handlung in aller Regel sehr kurz und beträgt oft nur wenige Stunden.

Die nachfolgende Tab. 8 fasst einige wichtige Indikatoren für akute Suizidalität zusammen.

Tab. 8: Indikatoren für eine erhöhte Suizidgefahr

- Drängende Suizidgedanken
- Große Hoffnungslosigkeit
- Starke Schuldgefühle
- Starker Handlungsdruck («Ich halte das nicht länger aus!»)
- Zunehmender sozialer Rückzug
- Verabschiedung von Menschen
- Verschenken von Wertgegenständen
- Regelung letzter Dinge (Testament, Versicherungen, Papiere)
- Offene und verdeckte Ankündigung von Suizid («Es wird aufhören, so oder so …»)
- Patient reagiert gereizt, aggressiv oder ist agitiert
- Konkrete Suizidpläne oder Vorbereitung suizidaler Handlungen
- Keine Distanzierung von Suizidideen/Suizidversuch nach längerem Gespräch («Warum lasst ihr mich nicht sterben …?»)

Nur eine direkte einfühlsame Thematisierung ermöglicht eine Abschätzung bestehender Suizidalität. Dabei darf sich der Gesprächspartner nicht scheuen, auch sehr präzise und detailliert die Beschaffenheit der Suizidgedanken, den Planungsstand suizidaler Handlungen und die vorbereitenden Maßnahmen zu erfragen. Folgender Interviewausschnitt veranschaulicht knapp, wie ein aktives Fragen nach Suizidalität zur Abklärung der gegenwärtigen Gefährdung aussehen kann. Herr M. ist Klient einer Eheberatungsstelle. Trotz Beratung wurde er von seiner Frau und seinen Kindern nach einer anhaltenden Ehekrise verlassen.

Berater: Herr M., wir sprechen nun seit 15 Minuten über Ihre gegenwärtige Situation, und ich merke, unter welch großem Druck Sie sich heute fühlen. Noch stärker als sonst berichten Sie davon, wie sehr Sie diese Sache getroffen hat. Sie machen auf mich heute einen sehr verzweifelten und hoffnungslosen Eindruck.

Herr M.: … ich halte diese Einsamkeit einfach nicht mehr aus … (Schweigen)

B: Was meinen Sie konkret damit, wenn Sie sagen, Sie halten das nicht mehr aus?

M: … ich kann einfach nicht mehr …

B: Herr M., ich versuche, genau zu verstehen, was Sie damit meinen könnten. Sie sagen, Sie können einfach nicht mehr?

M: (schweigt)

B: Herr M., ich denke immer noch darüber nach, was Ihnen durch den Kopf geht, wenn Sie sagen, Sie halten das nicht mehr aus. Ich frage mich dann, ob Sie daran denken, dass Sie lieber tot wären …

M: (schweigt und nickt)

B: Sie denken zurzeit manchmal daran, dass Sie lieber nicht mehr leben möchten. Ist das richtig?

M: (nickt).

B: Herr M., können Sie mir dazu mehr erzählen?

M: (längeres Schweigen, M. wirkt sehr aufgewühlt, knetet seine Finger)

B: Ich merke, dass dies ein Thema für Sie ist, bei dem es schwer ist, Worte zu finden. Ich will Sie deshalb ganz direkt und offen fragen: Denken Sie manchmal auch daran, sich selbst zu töten?

M: (nimmt Blickkontakt auf) Ganz ehrlich gesagt, verfolgt mich diese Frage seit einiger Zeit. Ich denke immer wieder daran, dass dann endlich alles vorbei wäre. Dass ich es einfach hinter mir hätte. (Längeres Schweigen)

B: Dann wäre alles vorbei … ich merke, wie schwer es im Moment für Sie ist, die Hoffnungslosigkeit und Einsamkeit zu ertragen.

M: (ringt mit den Tränen) … ich mache mir so große Vorwürfe. Ich bin schuld, dass alles so gekommen ist! Ich fühle mich so schlecht …

B: …. Sie haben den Eindruck, all das sei Ihre eigene Schuld.

M: (weint)

B.: Herr M., ich bin froh, dass Sie so offen zu mir sind und mir davon berichten. Ich denke, es ist sehr wichtig, dass wir all das ganz genau besprechen. Um genauer zu verstehen, was in Ihnen vorgeht, würde ich zunächst gerne noch einige weitere Fragen dazu stellen, wenn ich darf.

M.: (nickt)

B.: An was denken Sie konkret, wenn Sie den Gedanken haben, dass Sie sich töten könnten?

M.: Ich weiß es nicht so genau, manchmal denke ich, ich würde alle Medikamente aus dem Arzneischrank auf einmal einnehmen … ich weiß es nicht.

B.: Haben Sie denn Medikamente gesammelt, um sich zu töten? Was sind das für Medikamente in Ihrem Schrank?

M.: Ich habe keine Ahnung, Schmerzmittel und so. Ich habe nichts gezielt gekauft. Ich weiß auch gar nicht, wie viel ich da nehmen müsste. Es ist ja nur immer mal wieder so ein Gedanke.

B.: Wie geht es Ihnen jetzt, während Sie mir davon berichten?

M: Es ist seltsam … ich schäme mich irgendwie, ich will das gar nicht denken. Auf der anderen Seite tut es auch gut zu wissen: Ich kann einfach Schluss machen. Ich denke dann, das kann ich immer noch tun, wenn gar nichts mehr geht. Das beruhigt mich irgendwie.

B: Das beruhigt Sie, dass es diese Möglichkeit gibt.

M: Alles andere scheint so hoffnungslos. Da denke ich, wenigstens töten kann ich mich. Das bleibt mir.

B: Haben Sie eine Vorstellung, wie lange Sie diesen Zustand aushalten werden? Haben Sie für sich eine Frist gesetzt, ein Ultimatum?

M: Nein, so konkret habe ich da nicht dran gedacht. Ich habe da keinen genauen Plan oder so.

B: Haben Sie mit anderen Menschen über diese Frage gesprochen? Weiß jemand, wie es Ihnen wirklich geht? Ihre Familie?

M: Nein, das weiß niemand …

B: Verstehe ich Sie richtig, dass diese Gedanken, sich selbst zu töten, Ihnen zurzeit zwar immer wieder durch den Kopf gehen, dass Sie aber bisher keine konkreten Pläne dazu haben oder Vorbereitungen getroffen haben?

M: Konkret habe ich gar nichts gemacht … will ich denn sterben? Ich weiß es oft selbst nicht; manchmal bin ich so hin- und hergerissen.

B.: Da gibt es einen Teil in Ihnen, der wäre lieber tot. Auf der anderen Seite möchten Sie auch leben. Ich glaube, es wird wichtig sein, dass wir uns für dieses Thema viel Zeit nehmen …

Herr M. berichtet von Suizidgedanken, ohne genaue Pläne oder Vorbereitungen getroffen zu haben. Er zeigt starke Gefühle und kann sich auf das Gespräch mit dem Berater einlassen. Er ist offensichtlich sehr verzweifelt und beschäftigt sich mit dem Thema Suizid seit einiger Zeit. Akute Suizidalität scheint zwar nicht vorzuliegen, dennoch empfiehlt es sich dringend, weitere Hilfe hinzuzuziehen, sofern der Berater kein echter Experte für Suizidalität ist.

B: Ich habe den Eindruck, dass Sie im Augenblick noch mehr Unterstützung brauchen. Ich mache mir Sorgen um Sie, und ich möchte, dass Sie optimale Hilfe erhalten können, und ich weiß nicht, ob meine Unterstützung alleine ausreichend ist. Ich würde gerne einen weiteren Spezialisten bei dieser schwierigen Problematik hinzuziehen.

So sollte z. B. eine fachärztliche Abklärung erfolgen, ob möglicherweise eine Depression oder eine andere Erkrankung vorliegt, damit rasch eine zielführende Behandlung (z. B. Psychotherapie und antidepressive Medikation) begonnen werden kann. Langfristig kommt der Therapie der zugrunde liegenden psychischen Störung eine zentrale Bedeutung zu.

Hilfe in akuten suizidalen Krisen

Auch wer als Laie mit suizidalen Menschen zu tun hat, kann in kritischen Situationen wichtige Unterstützung leisten. Um hier tätig zu werden, ist es nicht wichtig, profunde therapeutische Kenntnisse zu haben, sondern allein schon das Angebot zu einem Gespräch und die Bereitschaft, geduldig zuzuhören, können entscheidende Hilfen darstellen. Dabei ist empfehlenswert, folgende Punkte zu beachten:

1. *Versuchen Sie, Zeit zu gewinnen.* Suizidalität ist in der Regel kein Dauerzustand mit immer gleicher Intensität. Eine akute suizidale Krise kann vielmehr auch in relativ kurzer Zeit wieder abklingen. Insofern ist die simpel anmutende Strategie des Zeitgewinns von fundamentaler Bedeutung. Kann eine suizidale Handlung verzögert werden, so erhöhen sich deutlich die Chancen, dass der Mensch überlebt. Dies gilt insbesondere für Situationen, in denen ein Mensch bereits alle Vorbereitungen zum Suizid getroffen hat.
2. *Hören Sie geduldig zu.* Dabei muss der Zuhörer gar keine Lösungsvorschläge unterbreiten können, sondern allein das geduldige und verständnisvolle Zuhören ist für viele Betroffene eine Entlastung.
3. *Ziehen Sie zusätzliche Hilfe hinzu.* Welche Hilfen das genau sein können, hängt von der konkreten Situation ab. Gibt es (oder gab es) einen behandelnden Psychiater oder Psychotherapeuten? Besteht ein Vertrauensverhältnis zum Hausarzt? Welche Beratungsstellen gibt es vor Ort? Wo ist die nächste psychiatrische Klinik oder Notfallambulanz? Natürlich wäre es grundsätzlich sinnvoll, gemeinsam

mit dem Betroffenen zu überlegen, wo konkret Hilfe gesucht werden könnte. Im Falle akuter Suizidalität ist der Mensch in der Krise dazu oft nicht mehr in der Lage. Das kann dann heißen, dass das Gegenüber selbst in Aktion treten und Verantwortung übernehmen muss und ihn zum Arzt oder in die Klinik fährt.

Beispiel Thomas Vogel ist Polizist. Er und sein Kollege werden informiert, dass ein ca. 35-jähriger Mann auf dem Geländer einer hohen Eisenbahnbrücke sitzt. Es ist 5.30 Uhr am Morgen, und weder ein Krisendienst noch der psychologische Dienst der Polizei sind kurzfristig verfügbar. Die Polizeibeamten kommen zur Eisenbahnbrücke, die inzwischen für den Zugverkehr gesperrt wurde. Während sich einer der Beamten darum kümmert, die Brücke zu sichern und den Einsatz zu koordinieren, versucht sein Kollege, Kontakt zu dem jungen Mann aufzunehmen. Er hat keinen genauen Plan. Er weiß nur, dass er irgendwie ins Gespräch mit dem Mann kommen muss.

Polizist: Hallo, können Sie mich hören, mein Name ist Thomas Vogel. Kann ich näher zu Ihnen kommen? Das sieht sehr gefährlich aus, wie Sie dort auf dem Brückengeländer sitzen. Darf ich ein wenig näher kommen?

Junger Mann: (reagiert nicht)

P: (nähert sich langsam bis auf zehn Meter an) Ich weiß nicht genau, ob Sie mich gehört haben, Sie haben sich da einen sehr gefährlichen Ort ausgesucht. Mir wäre es lieber, Sie würden von diesem Brückengeländer wieder runterkommen.

JM: Gehen Sie weg, ich will mit niemandem sprechen.

P: Jetzt bin ich aber erleichtert, dass Sie mich gehört haben, ich war mir nämlich nicht ganz sicher, ob ich mich verständlich machen kann. Hier bläst ein ganz schöner Wind.

JM: Gehen Sie fort, sonst springe ich.

P: Sie müssen keine Angst haben, ich werde nicht näher kommen. Aber so einfach weggehen, das kann ich nicht, ich mache mir wirklich Sorgen um Sie. Darf ich hier stehen bleiben, wenn ich Ihnen verspreche, nicht näher zu kommen?

JM: Gehen Sie fort, sonst springe ich.

P: Ich möchte nicht, dass Sie da runterspringen. Wie weit soll ich weggehen? Schauen Sie mal her; bin ich jetzt weit genug weg? (Polizist hat sich um zwei Meter entfernt) Ist es für Sie in Ordnung, wenn ich hier stehen bleibe?

JM: (schweigt)

P: Darf ich Sie fragen, wie Sie heißen?

JM: (schweigt)

P: Ich kann jetzt nicht einfach weggehen, das müssen Sie verstehen. Ich mache mir da einfach zu große Sorgen um Sie. Ich frage mich, was der Grund ist, dass Sie sich entschlossen haben, hier oben zu sitzen.

JM: (schweigt)

P: Ich kann mir vorstellen, dass Sie sehr verzweifelt sein müssen, sonst säßen Sie hier nicht. … Ist das so?

JM: Ich habe Ihnen schon gesagt, ich will nicht mit Ihnen sprechen.

P: Ja, das haben Sie schon mal gesagt, das kann ich verstehen. Gibt es denn irgendeine andere Person, mit der Sie jetzt sprechen möchten … gibt es vielleicht einen Bekannten oder einen Arzt oder irgendjemand anderen, den wir jetzt holen könnten, damit Sie mit ihm sprechen?

JM: Ich will mit niemandem sprechen.

P: Da müssen Sie aber sehr wütend sein, dass Sie mit gar niemandem sprechen wollen, und ich frage mich wirklich, was passiert ist, was Sie dazu gebracht hat, sich hier auf dieses Geländer zu setzen. … Mich macht das nervös, Sie da sitzen zu sehen, und mir wäre am liebsten, Sie würden sich einfach ein klein wenig zurücksetzen, solange wir miteinander reden. Ich verspreche Ihnen, nicht näher zu kommen.

JM: (reagiert nicht und schweigt)

P: Wenn Sie so gar nichts sagen, bin ich mir immer nicht sicher, ob Sie mich eigentlich gut hören und verstehen können. … Möchten Sie eine Zigarette rauchen? Soll ich Ihnen das Päckchen rüberwerfen? Nein? Haben Sie was dagegen, wenn ich eine rauche? Nein? Gut, dann zünde ich mir einfach mal eine an. … Wissen Sie, ich frage mich immer noch, was es wohl ist, dass Sie so verzweifelt sind und hier oben stehen. Sie haben sich ja nicht zum Spaß auf das Geländer gesetzt, und dann überlege ich mir, ob es nicht irgendetwas gibt, was Ihnen helfen könnte.

JM: Mir kann niemand helfen.

P: Hm, das weiß ich nicht. Dazu weiß ich zu wenig.

JM: (schweigt)

P: Möchten Sie mir nicht erzählen, was da passiert ist, dass Sie sich entschlossen haben, hier auf die Brücke zu gehen? … Das muss ja was sein, was Ihnen total den Boden weggezogen hat … ich versuche mir irgendwie vorzustellen, was das sein könnte, und habe den Eindruck, dass Sie im Augenblick wirklich nicht mehr weiterwissen. Und deshalb überlegen Sie, ob es nicht das Beste wäre, da runterzuspringen. Ist das so?

JM: (nickt)

P: Ich möchte mit Ihnen ganz offen reden: Weder ich noch irgendjemand kann Sie davon abhalten, da runterzuspringen. Letztlich ist das ganz allein Ihre Entscheidung, und ich kann Sie da nicht hindern. … Ich will aber vor allem nicht, dass Sie irgendwas überstürzen. Sie haben alle Zeit der Welt, sich das zu überlegen. … Was halten Sie davon?

JM: (schweigt)

P: … Gibt es denn jetzt irgendwelche Menschen, die sich Sorgen machen um Sie? Haben Sie Familie? Eine Frau, eine Freundin oder Eltern?

JM: Nur meine Eltern.

P: Und was machen die gerade? Wissen die, dass Sie hier oben stehen? Ich kann mir vorstellen, dass die sehr viel Angst um Sie haben.

JM: (schweigt)

P: Wissen Sie, meine Mutter ist 65 und mein Vater 72. Irgendwie könnte man denken, die würden sich keine Sorgen mehr machen. Aber die machen sich immer noch Sorgen, egal, wie alt man ist. Machen sich Ihre Eltern auch Sorgen um Sie?

JM: (nickt)

(Eine Ambulanz mit Blaulicht parkt am Rand der Brücke.)

JM: Wenn die kommen, springe ich!

P: Keine Sorge, hier kommt überhaupt niemand näher. Niemand wird Sie unter Druck setzen. Ich möchte vor allem, dass Sie so eine Entscheidung nicht schnell treffen müssen, sondern in Ruhe darüber nachdenken können. Vielleicht müssen Sie jetzt auch gar keine endgültige Entscheidung treffen. Ich sag denen jetzt per Funk erst mal, dass niemand näher kommt. Sind Sie einverstanden? (Der Polizist nimmt sein Funkgerät und spricht mit dem Kollegen.) Gut, das geht klar. Von denen wird niemand kommen. Es besteht also überhaupt kein Zeitdruck. … Kann ich mich ein wenig näher setzen? Es ist so anstrengend, sich auf so große Distanz zu unterhalten. … Ich komme jetzt ein klein wenig näher, wenn Sie einverstanden sind. Sie können einfach sagen, bis wohin ich kommen kann. (nähert sich auf ca. sechs Meter). Ist das so in Ordnung? Kann ich hier bleiben?

JM: (nickt unscheinbar)

P: Ich habe den Eindruck, dass Sie irgendwie schon ganz gerne sprechen würden und es da einiges gibt, was Sie gerne loswerden würden. … Darf ich Sie fragen, wie Sie heißen? Ich heiße Thomas Vogel – und Sie, wie heißen Sie?

JM: (zögert) … Matthias Knapp …

P: Herr Knapp … ich denke, wir beide dürften so ungefähr ein Jahrgang sein. 1967?

JM: 1971 …

P: Herr Knapp, was geht Ihnen durch den Kopf? Sie sehen so aus, als wenn Sie schwer am Grübeln sind.

JM: (schweigt)

P: … Manchmal ist es nicht so einfach, wie man anfangen soll … lassen Sie sich Zeit …

JM: … Für meine Familie wäre es das Beste, ich wäre einfach nicht mehr da. Ich habe völlig versagt.

P: Hm.
JM: … Ich bin für meine Eltern nur eine einzige Last.
P: Was meinen Sie damit?
JM: Ich weiß einfach nicht weiter. Das ist doch alles so total hoffnungslos …
P: Ja? … Was ist denn so hoffnungslos?
JM: Alles … Das geht jetzt schon so lange, und ich sehe einfach kein Land mehr. Als zuletzt auch noch meine Beziehung in die Brüche gegangen ist …
P: (nickt) hm …
JM: Vor drei Wochen endgültig. Wir waren sieben Jahre lang zusammen, sie hat das einfach nicht mehr ertragen … meine Depressionen und alles … es war ihr zu viel. … Sie war das Einzige, was ich noch hatte …
JM: (beginnt zu erzählen) …

Droht unmittelbar ein Suizid, ohne dass es möglich ist, die Gefahrensituation risikolos zu beenden, dann ist die Strategie des Zeitgewinns noch essenzieller als sonst. Beim hier geschilderten Fall ist dies so. Hier gilt es, einen langen Atem zu haben und geduldig zu bleiben, bis der gefährdete Mensch von sich aus bereit ist, das Brückengeländer zu verlassen. Erst dann sind weitere Schritte wie beruhigende Medikamente möglich. Die zentrale Frage lautet: Wie stelle ich Kontakt her? Die größte Gefahr bestünde angesichts der Ablehnung des Gegenübers darin, sehr schnell ebenfalls zu verstummen und sich zurückzuziehen. Wenn es aber gelingt, eine Beziehung herzustellen, so bedeutet das auch immer, die Verbindung zum Leben zu stärken und Zeit zu gewinnen. Das Gespräch zwischen dem jungen Mann und dem Polizeibeamten ist somit in diesem Augenblick per se bereits suizidpräventiv, ohne weitere Lösungen für vermeintliche Probleme erzeugen zu müssen.

Aber muss man dabei wirklich so vorgehen wie in diesem Beispiel? Sollte man denn sagen, wie alt man ist? Ist es notwendig, von den eigenen Eltern zu sprechen? Sollte man das Angebot machen, andere Gesprächspartner dazuzuholen, die dann möglicherweise gar nicht zur Verfügung stehen? Im Detail wären sicherlich auch andere Vorgehensweisen denkbar. Der Beamte sucht nach Anknüpfungsmöglichkeiten und scheut sich dabei nicht, auch persönlich zu werden. Er zeigt Interesse am anderen und bietet sich als Zuhörer an. Genau dadurch gelingt es ihm, ins Gespräch zu kommen, und das ist das Entscheidende.

Um das Vertrauen des anderen zu gewinnen, ist es hilfreich, ihm die Kontrolle zu überlassen. Er darf bestimmen, er hat das Steuer in der Hand. Dies kann paradoxerweise eher dann gelingen, wenn die Wahr-

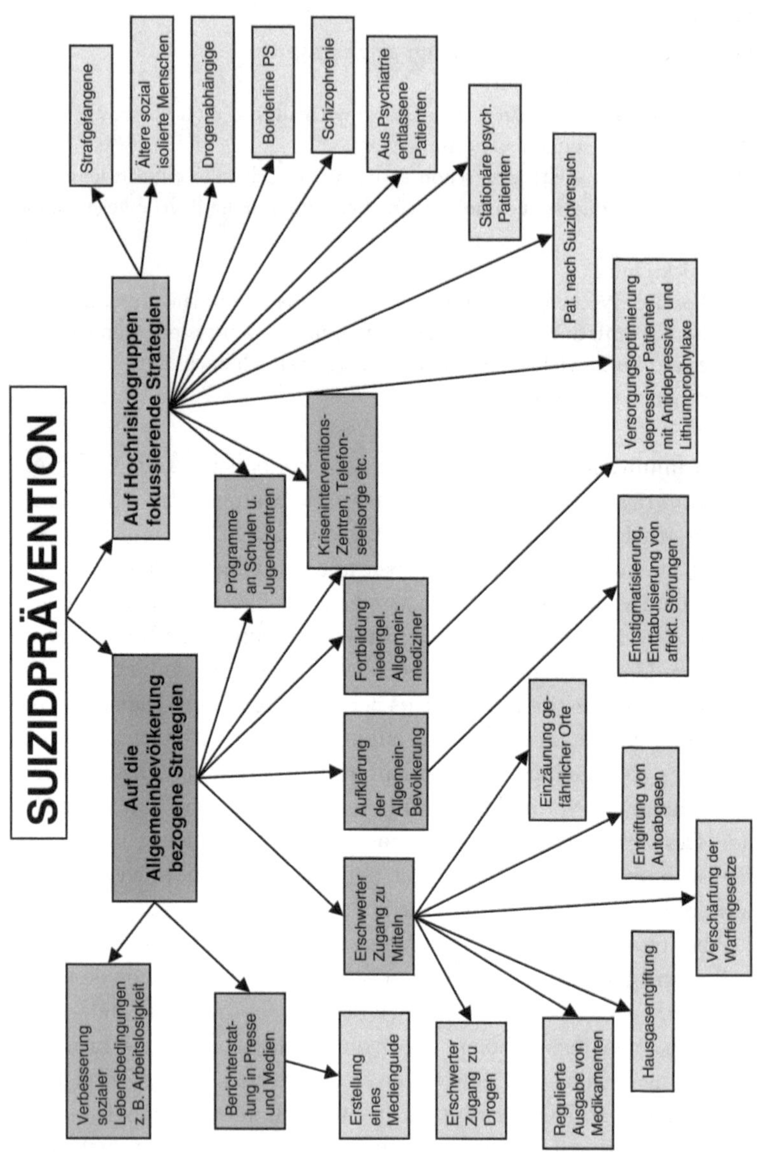

Abb. 28: Verschiedene Ansätze zur Suizidprävention

nehmungen des Betroffenen ernst genommen werden. Gegen sie anzureden oder Beschwichtigungen zu äußern, schafft dagegen Distanz. Empathisch zuzuhören, bedeutet keineswegs, das Gegenüber zu ermutigen oder gar aufzufordern, sich das Leben zu nehmen. Es erfordert eher die Bereitschaft, die Verzweiflung und das Gefühl der Ausweglosigkeit des anderen auszuhalten. Druck sollte dagegen vermieden werden, weil er das Bedürfnis nach Kontrolle beim anderen bedroht. Es empfiehlt sich vielmehr, die Grenzen des Gegenübers zu respektieren und auch dessen Bedürfnis nach Autonomie anzuerkennen. Sich einer zum Sprung bereiten Person gegen deren Willen zu nähern, erhöht den Druck unnötig und ist überaus riskant. Solch ein Verhalten kann beim anderen fälschlicherweise den Eindruck vermitteln, sich schnell entscheiden zu müssen zwischen Leben und Tod. Es ist nicht wichtig, wie lange solch ein Gespräch dauert. Entscheidend ist einzig, dass ein Suizid vermieden werden kann.

Beispiele für gesellschaftliche Suizidprävention

Die Prävention von Suizid ist ein vergleichsweise junges Forschungsgebiet. Zwar hat es im Laufe der Geschichte immer wieder einzelne Versuche gegeben, Suizide und suizidale Handlungen durch verschiedene Maßnahmen zu verhindern. Die im Mittelalter verhängten drakonischen Strafen für Suizidenten und deren Hinterbliebene sind ein Beispiel für einen drastischen Versuch, Suizidalität entgegenzuwirken, indem die Menschen mit brutalen Mitteln abgeschreckt werden sollten. Auch die Drohung von Sanktionen gegen die Angehörigen nach einem Suizid sollte suizidpräventiv wirken. Inwieweit dies erfolgreich war, ist nicht bekannt.

Blickt man in die jüngere Vergangenheit und vergleicht die finanziellen Mittel für Suizidprävention mit den enormen Ressourcen, die in den vergangenen Jahrzehnten in andere Präventivmaßnahmen geflossen sind, so zeigt sich ein eher stiefmütterlicher Umgang mit dem Thema. Man denke nur an die Entwicklungen für mehr Sicherheit im Straßenverkehr. Selbst Kleinwagen sind heutzutage hochelaborierte, ausgeklügelte Maschinen, die im Vergleich zu den 1950er Jahren trotz höherer Geschwindigkeit und höherem Verkehrsaufkommen viel größere individuelle Sicherheit gewährleisten. Kein Neuwagen in Deutschland wird mehr ohne Airbags oder ABS ausgeliefert. Ein Ergebnis dieser Maßnahmen zeigt sich im starken Rückgang der Verkehrstoten auf derzeit rund 7000 Fälle pro Jahr in Deutschland. Für Suizidprävention hingegen stehen trotz der jährlich 11 000 Opfer vergleichsweise klägliche Summen zur Verfügung. Der Grund dafür ist trivial: Suizidale Menschen haben keine Lobby, sie sind kein primärer Wirtschaftsfaktor, mit ihnen lässt sich kein Geld verdienen. Ob ein Mensch weiterlebt oder durch Suizid gestorben ist, mag für das betroffene Familiensystem von herausragender Wichtigkeit sein – unter marktwirtschaftlichen Gesichtspunkten ist es dagegen eher zu vernachlässigen. Umso erfreulicher ist die Tatsache, dass 1999 in Deutschland das vom Bundesministerium für Bildung und Forschung geförderte «Kompetenznetz Depression, Suizidalität» ins Leben gerufen wurde. Seit dem Jahr 2002 gibt es zudem ein Nationales Programm für Suizidprävention (siehe Adressteil). Abb. 28 zeigt eine Übersicht verschiedener Vorgehensweisen innerhalb der Suizidprävention, die in den vergangenen Jahrzehnten in verschiedenen Ländern versucht wurden. Im Wesentlichen lassen sich zwei Ansätze unterscheiden:

1. Maßnahmen für Risikogruppen

Zu den Risikogruppen, die ein höheres Suizidrisiko aufweisen, gehören, wie bereits gezeigt, in erster Linie Menschen mit psychischen Erkrankungen (insbesondere mit Depression und Suchterkrankungen), Menschen, die bereits einmal einen Suizidversuch unternommen haben, Gefängnisinsassen, vereinsamte ältere Menschen, Drogenkonsumenten etc. Die Grundidee bei dieser Form der Prävention liegt darin, den speziellen Risikogruppen bessere und frühzeitigere Behandlung und Unterstützung zukommen zu lassen und auf diese Weise eine suizidale Zuspitzung zu verhindern. Medikamente oder Therapien, die einen sicheren Schutz vor Suizid darstellen, gibt es allerdings nicht. Lithium gehört zu den ganz wenigen Substanzen, für die bei Patienten mit affektiven Störungen ein suizidpräventiver Effekt nachgewiesen ist. Für Antidepressiva ist solch ein direkter Effekt zwar ebenfalls plausibel, aber bislang nicht bewiesen. Andererseits ist Suizid meist der Endpunkt einer falsch – oder gar nicht behandelten psychischen Krankheit, insbesondere von Depression. Für die meisten psychischen Erkrankungen – für Depression gilt das in besonderem Maße – gibt es inzwischen gute Behandlungsmöglichkeiten. Im Falle von Depression wissen wir jedoch, dass ein großer Teil der Betroffenen keine psychiatrische oder psychotherapeutische Hilfe aufsucht, sondern sich – wenn überhaupt – in hausärztliche Behandlung begibt. Daher müssten Hausärzte in die Lage versetzt werden, Depression besser zu erkennen und geeignete Therapien einzuleiten oder zu überweisen. Die diagnostische Kompetenz des Hausarztes ist oft das «Nadelöhr»; sie entscheidet, ob es zu einer geeigneten Therapie kommt. Sein Urteil bestimmt häufig über den langfristigen Behandlungsweg. In der Optimierung von Diagnose und Behandlung der Depression liegt also ein großes präventives Potenzial, das sich letztlich auch auf die Suizidraten auswirken müsste.

2. Maßnahmen, die auf die Allgemeinbevölkerung abzielen

Im Folgenden seien einige Beispiel für ein solches Vorgehen erläutert:

Einschränkung der verfügbaren Suizidmethoden Es ist bekannt, dass Suizide in den USA in der Mehrzahl mit Handfeuerwaffen verübt werden. Erschießen als Suizidmethode ist in der Bundesrepublik mit einem Anteil von unter fünf Prozent viel seltener. Hauptursache dafür sind die unterschiedlichen Waffengesetze in Deutschland und den USA. Hierzulande ist es nicht möglich, ohne einen gewissen Aufwand an eine Waffe zu kommen. In vielen Fällen ist davon auszugehen, dass eine akute suizidale Zuspitzung sich innerhalb von wenigen Stunden ereignet. Insofern ist das Vorhandensein einer potenziell tödlichen, schnellen und sicheren Suizidmethode ein wichtiges Kriterium, ob tatsächlich eine suizidale Handlung begonnen wird. Es ist bekannt, dass die Suizidraten von Personen, die leichten Zugang zu Feuerwaffen haben, im Vergleich erhöht sind. Weltweit sind sich die meisten Experten einig, dass allein die Erschwerung des Zugangs zu spezifischen Suizidmethoden bereits einen suizidpräventiven Effekt hat. Eines der historisch berühmtesten Beispiele dazu bezieht sich auf eine Studie über Vergiftungen mit Hausgas in den 1960er Jahren in England. Damals wurde ein erheblicher Teil der Suizide dort (und auch in der Bundesrepublik!) mit dem damals noch giftigen Hausgas verübt. Nachdem es zu einer Entgiftung des Hausgases gekommen war, zeigte sich ein starker Rückgang der Suizide. Dies galt nicht nur für Suizide, bei denen diese Methode zum Einsatz kam, sondern es konnte insgesamt ein Rückgang bei den Suizidraten festgestellt werden. Wer sich möglicherweise mit Hausgas vergiftet hätte, wählte nach Entgiftung des Hausgases nicht automatisch eine andere Suizidmethode. Ganz offensichtlich ist die

Methodenwahl für unterschiedliche Personen nicht beliebig. Auch wenn ein Teil der Gefährdeten auf andere Selbsttötungsarten zurückgreifen wird, so scheint dies keineswegs für alle zu gelten. Darüber hinaus besteht bei der Verwendung einer anderen Methode (beispielsweise Vergiftung durch Medikamente) möglicherweise eine größere Überlebenschance. Während Hausgasvergiftungen zu einem erheblichen Anteil tödlich verliefen, wissen wir, dass nur rund fünf Prozent von Medikamentenvergiftungen tödlich enden.

Ein erschwerter Zugang zu Suizidmethoden dokumentiert sich neuerdings auch in einer Vielzahl kleiner baulicher Maßnahmen. Während es früher ohne weiteres möglich war, auf die Dächer hoher Gebäude zu gelangen oder auch auf Brücken und Türme, so ist heutzutage ein großer Teil durch Absperrungen oder Zäune gesichert. Weitere Möglichkeiten innerhalb dieses suizidpräventiven Ansatzes beziehen sich auf die Entgiftung von Autoabgasen, auf die Erschwerung des Zugangs zu bestimmten Medikamenten (u. a. kleinere Packungsgrößen), auf einen erschwerten Zugang zu Drogen sowie auf eine Verschärfung der Waffengesetze (insbesondere in den USA).

Entstigmatisierung und Aufklärung Entstigmatisierung psychischer Erkrankungen durch Aufklärung der Öffentlichkeit ist ein weiterer suizidpräventiver Ansatz. Die Angst vor einer psychiatrischen Diagnose ist in unserer Gesellschaft noch immer immens. In die «Klapsmühle» zu kommen heißt, «verrückt» zu sein. Wer offen über seine psychische Störung spricht, riskiert, ins Abseits gedrängt zu werden. Es gibt viele ungerechtfertigte Vorbehalte gegen psychisch Kranke. In Fernsehfilmen werden sie klischeehaft häufig als Bösewichte und Täter dargestellt und fälschlich als gefährlich bewertet. Als Folge dieser Stigmatisierung versuchen viele Betroffene, so lange wie möglich mit ihrer Erkrankung alleine fertig zu werden. Auch die Angst vor Psychopharmaka ist enorm. Aus Unwissenheit werden sie häufig pauschal mit «Abhängigkeit» und «Persönlichkeitsveränderung» gleichgesetzt. Professionelle Hilfe durch Psychiater wird daher oft gar nicht oder erst sehr spät in Anspruch genommen. Eine offensive Aufklärung darüber, was psychische Krankheit ist, was die Symptome, die Ursachen und die Therapiemöglichkeiten sind, wäre damit ein wichtiger Schritt. So könnten künftig mehr Betroffene frühzeitig angemessene Unterstützung erhalten und chronische, manchmal unumkehrbare Verläufe verhindert werden. Um dies zu erreichen, wäre neben der Aufklärung der breiten Öffentlichkeit auch die Schulung von Berufsgruppen notwendig, die oft tagtäglich mit psychisch kranken Menschen umgehen, ohne dafür aber eine spezielle Ausbildung zu besitzen. Wenn beispielsweise Pfarrer, Lehrer, Apotheker, Polizeibeamte, Heilpraktiker, Berater und Pflegekräfte besser in der Lage wären, psychische Störungen zu erkennen und gegebenenfalls an geeignete Stellen weiterzuverweisen, könnten Behandlungen oft früher und somit auch erfolgreicher durchgeführt werden.

Medienberichterstattung über Suizid Ein spezieller Bereich der Suizidprävention befasst sich mit der Art der Berichterstattung über Suizidalität in den Medien. Ausgangspunkt für diesen Ansatz ist ein Phänomen, das als «Werther-Effekt» in die Geschichte eingegangen ist. In seinem frühen Roman «Die Leiden des jungen Werther» erzählt Johann Wolfgang von Goethe die Geschichte eines unglücklich verliebten jungen Mannes, der sich am Ende in seinem Kummer mit einer Pistole in den Kopf schießt und sich so tötet. Dieser Sturm-und-Drang-Roman traf damals auf eine äußerst aufnahmebereite und in Teilen sicherlich auch suggestible Leserschaft. Schon bald nach Erscheinen des Romans kam es zu zahlreichen Suiziden, die offensichtlich von Goethes Romanfigur inspiriert worden waren. Mit gleicher Kleidung, mit der Pistole an der Schläfe und mitunter sogar dem Roman im Arm suchten sie den eigenen Tod. Goethe selbst soll äußerst erschrocken reagiert haben, als er davon erfuhr, dass die von ihm geschaffene Figur so starke Nachahmung bewirkte. Dies veranlasste ihn, nachträglich die Zeile «Folget mir nicht nach» in den Roman einzufügen, um so weiteren Suiziden vorzubeugen. Dieser Imitationseffekt von suizidalen Handlungen konnte auch in anderen Kontexten immer wieder nachgewiesen werden. Für Wien konnte gezeigt werden, dass die Häufigkeit von so genannten «U-Bahn-Suiziden» in einem engen Zusammenhang mit der Berichterstattung in den Zeitungen stand. Eine hochdramatisierende, personalisierende und verallgemeinernde Darstellung der Suizide mit vielen Berichten auf den Titelseiten, unter Zurschaustellung von Fotos und Details zu verstorbenen Personen, schien ein entscheidender Auslöser dafür zu sein, dass sich weitere Personen in ähnlicher Art das Leben nahmen. Nachdem in enger Kooperation mit den lokalen Medien diese Form öffentlicher Darstellung der U-Bahn-Suizide eingeschränkt werden konnte, nahm auch deren Zahl wieder deutlich ab. Doch nicht nur auflagensteigernde Berichte in Boulevard-Zeitungen können Imitationseffekte nach sich ziehen, sondern auch pädagogisch wohlbegründete, vermeintlich aufklärerische Darstellungen.

Ein erschütterndes Beispiel dafür ist die in den 1980er Jahren in mehreren Folgen ausgestrahlte Fernsehserie «Tod eines Schülers». Dieses Fernsehspiel versuchte, die Umstände der Selbsttötung eines Jugendlichen unter verschiedenen Perspektiven zu beleuchten (zum Beispiel aus der Perspektive der Mitschüler, der Perspektive der Eltern etc.). Die Eingangssequenz für jede der unterschiedlichen Folgen war identisch: Ein junger Mann legt sich in der Dunkelheit auf die Gleise und wird von einem Zug überrollt. Im Anschluss an die unterschiedlichen Folgen dieser Fernsehsendung konnten die Wissenschaftler Heinz Häfner und Armin Schmidtke nachweisen, dass die Anzahl der Eisenbahnsuizide in den Wochen nach Ausstrahlung der Sendung deutlich zugenommen hatte. Dies galt umso mehr für die Gruppe, die dem dargestellten Opfer am ähnlichsten war: junge Männer. Gerade bei diesen zeigte sich eine drastische Erhöhung der Suizide mit identischer Methode. Unter Fachleuten gilt dieser Imitationseffekt seit langer Zeit als erwiesen. Suggestible und insbesondere junge Menschen können in bestimmten Problemsituationen derartige Darstellungen als Problemlösungsmuster aufgreifen. So kann es dazu kommen, dass bei einzelnen Menschen eine derartige, mit starker Identifikation verbundene Darstellung des Suizids vermeintlich wie ein Schlüssel zum Schloss der eigenen Probleme passt. Die Selbsttötung erscheint dann als Lösung einer als unlösbar betrachteten Situation. Aus diesem Grunde plädieren Fachorganisationen seit einiger Zeit an den deutschen Presserat und an die Medien, bei der Berichterstattung über Suizid zurückhaltender zu sein. Ausgearbeitete Empfehlungen und Richtlinien machen dabei deutlich, welche Art der Berichterstattung zu bevorzugen wäre. Im Rahmen der derzeit gültigen Pressegesetze können in Deutschland Fortschritte bei der Berichterstattung über Suizidalität nur auf der Basis von Selbstverpflichtung stattfinden. Von journalistischer Seite werden derartige Hinweise allerdings in vielen Fällen, wenn überhaupt, nur halbherzig aufgegriffen. So scheute sich beispielsweise ein Privatsender nicht davor, die Serie «Tod eines Schülers» nach einigen Jahren noch einmal auszustrahlen, obwohl Experten den Sender explizit und ausführlich auf die Gefährdung durch gerade diese Sendung hingewiesen hatten. Erneut kam es in der Folge zu einer Zunahme entsprechender Suizide.

Die Wirksamkeit von Suizidprävention Die Wirksamkeit einzelner suizidpräventiver Maßnahmen ist schwer zu beziffern. Sicher wird man niemals alle Suizide verhindern können, und mit einer einzelnen Präventionsstrategie sind nicht alle Probleme zu lösen. Daher wird es notwendig sein, auf vielen Ebenen nach Veränderungen zu streben. Jeder Suizid ist für die betroffene Familie ein Erdbeben, aber auch der Freundeskreis, die Mitschüler oder Kollegen sind oft nachhaltig erschüttert. Jeder einzelne Suizid, der verhindert werden kann, erspart unendliches Leid, Schmerz und Schuldgefühle. Eine verbesserte Behandlung depressiv erkrankter Menschen stellt einen wichtigen Beitrag dar, um dieses Ziel zu erreichen.

5.
Ausblick

Die Depression ist überwunden – ändert sich jetzt das Leben?

Unabhängig davon, wie lange eine depressive Episode andauert, und ebenso unabhängig davon, wie gravierend der Verlauf war, verändert eine Depression das eigene Leben – so wie jede ernste Erkrankung einen Einschnitt mit Folgen für die weitere Lebensführung bedeutet, und wenn es nur die Erfahrung der unerwarteten Zäsur war. Erst Krankheit macht uns bis in die Tiefen der eigenen Existenz bewusst, wie selbstverständlich wir den Zustand der körperlichen und seelischen Gesundheit jeden Tag voraussetzen. Wer die Hälfte seines Lebens nie ernsthaft krank war, kann sich eine dramatische Verschlechterung der Lebensqualität während und nach einer Erkrankung oft gar nicht vorstellen – bis vielleicht eine heftige, aber eher harmlose Sommererkältung einem plötzlich die Grenzen der eigenen Kräfte aufzeigt. Eine Erkältung! Wer sich dagegen mit einer wirklich schweren körperlichen Erkrankung und ihren Folgen für die zukünftige Lebensführung auseinander setzen muss, wird an die Grenzen seines menschlichen Daseins gelangen. Ist ihm das Glück der Genesung vergönnt, wird diese auch von den liebenden Angehörigen als erlösend empfunden und jede vielleicht notwendige Hilfe und Unterstützung ganz selbstverständlich gewährt. Anders stellt sich die Situation häufig für den einst an Depressionen Leidenden und seine Lebensumgebung dar.

Wen die Depression an den Abgrund des Lebens geführt, wer an der Schwelle der Selbstaufgabe gestanden hat, war in der depressiven Episode gezwungen, sich auch mit den Abgründen des eigenen Seins zu beschäftigen. Wer diesen Angriff auf das Ich überstanden hat, das ständige, zermürbende Hin- und Hergeworfensein zwischen dem als aufgezwungen empfundenen Lebensanfang und dem ersehnten Lebensende, weiß um die unzähligen quälenden Schattierungen des Daseins: die Depression als Zeitraffer der Lebenserfahrung, wie lange sie auch andauern mag.

Die Zeit nach der überwundenen Depression hat ihre ganz eigene Qualität, im besten Fall kann uns die Krankheit überraschend die Augen für den grenzenlosen Kosmos des Lebens öffnen, wenn wir uns den in der Depression gewonnenen Erkenntnissen stellen, uns ihnen auch beugen, sie gleichzeitig als Herausforderung begreifen und dem Ruf der inneren biografischen Verpflichtung zu folgen bereit sind. Die Erfahrung der Depression macht demütig. Wer in der Krankheit die Unumgänglichkeit erfahren hat, sich den Ausprägungen des eigenen Seins, den Fähigkeiten ebenso wie den Begrenzungen und vor allem auch den Lebensumständen zu stellen und sich mit ihnen zu arrangieren, also Abschied nehmen musste von jedweden Lebensillusionen, wird die Chance haben, mit sich selbst Frieden zu schließen. Eine derart gravierende Um- oder gar Neuorientierung im Privatleben, im Beruf und im Umgang mit anderen, vor allem den Nächsten, kann durchaus für Irritationen sorgen. Der einst gut handhabbare Kranke mit seinen vertrauten und kalkulierbaren Wesenszügen und Handlungen hat sich nach überwundener Depression auf wunderbare Weise emanzipiert. Eine Wahrnehmung, die der einstige Patient positiv als Reifung im Zeitraffer erlebt, das Gegenüber aber sieht sich mit einer ganz ungewohnten Ich-Stärke konfrontiert. Die neu gewonnene seelische Autarkie befremdet, der wissende Blick des einst Hilflosen, seine Entschlossenheit, das Vertraute und Hergebrachte nicht nur in allen Facetten zu hinterfragen, sondern auch vehement Position zu beziehen, verstören mitunter das Gegenüber.

Der einst Kranke beginnt, einer Häutung gleich, von seinem früheren Leben Abschied zu nehmen und sich neu zu orientieren. Dabei reicht die Veränderungsspanne von kaum wahrnehmbaren Details bis zu verstörend radikalen Entscheidungen und Weichenstellungen.

Lagen die Krankheitsauslöser, die im Rahmen der Therapie freigelegt und in ihrem Wirkungsumfang entlarvt wurden, im persönlichen Beziehungsgeflecht – Vater-Sohn-Konflikt, Mutter-Tochter-Konflikt, Partner- oder Elternkonflikt –, kommt es nicht selten zu Brüskierungen, sogar zu Abkehr und Trennung. Ob diese oft als hartherzig und undankbar empfundenen Entscheidungen immer im rechten Maß erfolgen, hängt von den biografischen Erschütterungen ab, die der einst Depressive erlebt hat, aber auch von der Länge der Zeit, in der er das Leben als Stillstand empfunden hat, in der es für ihn keine Entwicklung, sondern nur Entbehrungen gab. Für gelebte Güte und verstehendes Verzeihen ist zu diesem Zeitpunkt oft noch keine Kraft verfügbar.

Es bleibt aber sicher eine der wesentlichen Lebensaufgaben für den einst Depressiven auf dem Weg zu seiner eigenen facettenreichen und vor allem selbst angenommenen Persönlichkeit, sich dem Verstehen zu stellen. Sich selbst anzunehmen und auch Defizite des Ich zu akzeptieren, ohne sich dabei klein zu machen, ist ein guter und erprobter Weg, den Gefährdungen erneuter depressiver Verstimmungen zu trotzen. Diese werden in unterschiedlicher Intensität immer wieder einmal auftauchen, aber aus eigenem Erleben über viele Jahre weiß ich heute sehr wohl zwischen Stimmung als unabwendbarer Lebensfacette und handhabbarer depressiver Bedrohung zu trennen. Stimmungen zu negieren, hieße nichts anderes, als sich der aufregenden Komplexität des Lebens zu entziehen. Den Gefährdungen durch die Depression dagegen muss sich der Angegriffene stellen, indem er die in der Therapie erfolgreich selbst erlebten und erprobten Mechanismen konsequent anwendet, seien es nun eine mit dem behandelnden Arzt abgestimmte, stringente Medikation zur Verhinderung eines Rezidivs oder die selbst verordneten Verhaltenstechniken, die sich bewährt haben, den Strudel der zersetzenden Gedanken zu durchbrechen. Ich selbst setze den Gefährdungen durch die Depression seit Jahren ein einfaches, aber für mich sehr hilfreiches Konzept entgegen: den morgendlichen Dauerlauf über eine knappe halbe Stunde oder zusätzlich immer dann eine kurze Phase körperlicher Betätigung in der Natur – gleichsam als Akutbehandlung –, wenn die Gemütsverfassung das tolerable Maß einer getrübten Stimmung zu überschreiten droht.

Nur zu verständlich beginnt nach der überwundenen Depression die Zeit zu drängen, das Versäumte und Vermisste nachzuholen: Die Zeit der falschen Kompromisse ist vorbei, jetzt gilt es, die vielleicht als brüchig empfundenen Fundamente des bisherigen Lebens zu überprüfen und gegebenenfalls durch neue zu ersetzen. Und da das Leben vor und in der Depression häufig dem starren Prinzip der Konfliktvermeidung und der reduzierten Aktivität gefolgt ist, einem oft über Jahre gepflegten, hochsensiblen Austarieren jeder einzelnen Lebenssituation mit ihren für Dritte kaum wahrnehmbaren Nuancierungen der Überlebensstrategie, verfügt der einst Kranke oft über eine ausgeprägte Sensibilität anderen gegenüber, die nun aber nicht mehr von Anpassung, sondern scheinbar plötzlich eher von Ab- und Ausgrenzung bestimmt ist.

Ist nicht die eigene Neuorientierung, also auch die für den gesunden Menschen – neue Partnerwahl, Berufsveränderungen, Wohnortwechsel –, stets auch mit kleineren oder größeren Ängsten verbunden? Für die nächsten Angehörigen erhält die überraschende Neuorientierung des gerade noch so unbeweglich erscheinenden Kranken zusätzlich die Qualität der als schroff empfundenen, brüskierenden Distanz: Das scheinbar intakte Beziehungsgeflecht wird hinterfragt und damit möglicherweise schon zerrissen, Wertvorstellungen und Lebensgewohnheiten werden nicht länger geteilt, oft sogar verworfen. Die Neuorientierung des ins Leben zurückkehrenden früheren Patienten wird somit zur bedrohlichen Konfrontation, die häufig aus Unverständnis dem Krankheitsgeschehen gegenüber mit Rückzug, Enttäuschung und der eigenen Abgrenzung beantwortet wird – der von beiden Seiten zu verantwortende Bruch ist da. Wir alle reagieren instinktiv sehr feinfühlig auf jedwede Veränderung in unserem Leben: Nur die selbst eingeleiteten Kurskorrekturen werden als Herausforderung positiv empfunden, die aufgezwungenen eher als verstörend oder gar Angst machend.

Wer eine Depression überwunden hat, sieht sich also ganz unterschiedlichen Fragen ausgesetzt: Wie weit darf und kann ich meine neue, ungewohnte Ich-Stärke ausleben, wie gehe ich mit den Reaktionen anderer um, wie bewahre ich meine seelische Stabilität, und wo liegen die Grenzen meiner Möglichkeiten? Kurz: Es gilt, die eigenen Lebenskonturen ganz neu zu definieren, das eigene Ich anzunehmen und zu formen und in der neu geschaffenen seelischen Stabilität in den Dialog mit der Welt zu treten – nicht mehr Anpassung ist Lebens- und Überlebensstrategie, sondern entschlossene Ich-Stärke, das Ausleben der eigenen Wünsche und Ziele. Diese Haltung kann von anderen durchaus unangenehm als praktizierter Egoismus empfunden werden, aber eine solche Unterstellung ist häufig nicht allein von Irritation, sondern auch von Neid und Missgunst bestimmt. All das gilt es auszuhalten. Dennoch ist auch ein einst Kranker kein isoliertes Lebewesen, sondern befindet sich im Geflecht der Welt und muss auszutarieren lernen, wann sein Egoismus die tolerablen Grenzen des anderen überstrapaziert: Grenzenlose Ich-Bezogenheit kann den Keim neuer Konflikte – und damit auch einer neuen drohenden Depression – bergen.

So faszinierend zunächst einmal die überwältigende Ich-Stärke auch sein mag, sie darf nicht in die Überheblichkeit führen zu glauben, die Welt auch allein schultern zu können. Ein wenig selbst auferlegte Toleranz, Großzügigkeit und Verständnis für das Wohl und Wehe der anderen, aber auch ein genuines Interesse am Gegenüber sind kluge Mechanismen, der eigenen Isolation vorzubeugen.

Das erstarkende Ich des einst Depressiven schafft ganz ungeahnte

Möglichkeiten in der Lebensgestaltung, die von minimalen Korrekturen des bisherigen Weges bis zu aufregenden Brüchen reichen können. In jedem Fall wird das Leben irgendwann wieder als Herausforderung erlebt – und nicht länger als Last. Mancher verspürt das Bedürfnis, sich mit seinen Erfahrungen in der Depression mitzuteilen, und es ist plötzlich interessant zu erleben, das der Teil des Ich, der von der Depression geprägt und oft über lange Zeit unterdrückt, negiert und versteckt wurde, als Katalysator zur Rückkehr ins Leben erfahren wird. In diesem Fall war die Depression nicht vergeblich, auch wenn der gezahlte Preis hoch war. Die Erfahrung der durchlebten und überwundenen Krankheit kann zum Kapital der eigenen Biografie werden: Dann erleichtert sie den Umgang mit anderen Menschen, macht ihn oft erst möglich, und die einst so ungeliebte eigene Person wird unvermittelt von anderen in ihrer Reife als attraktiv empfunden. Wer sich nach der Depression zu seinem erlebten Leid bekennt, wird viel Verständnis und Mitgefühl erfahren, aber auch erleben, wie bei anderen häufig hinter einer gerade noch konservierten Lebensfassade die Depression ihr hässliches Gesicht zeigt. Das ist oft der Moment, in dem der einst Kranke die Verpflichtung spürt, selbst helfen zu wollen und zu können. Aus dem einstigen Lebensdefizit hat sich hilfreiche Lebenskompetenz entwickelt.

Diese aus Erfahrung und eigenem Einsatz erwachsene Kompetenz mag für die einen zur gelebten Botschaft werden. Andere hingegen wollen nicht an die Schreckenszeiten der Depression erinnert werden oder sich erneut mit ihnen auseinander setzen. Ein nur allzu verständliches Verhalten, wenn es nicht von Verdrängen, sondern von Überwindenwollen getragen ist. Im Umgang mit der Krankheit muss jeder seinen eigenen Weg finden. Diesen auch zu akzeptieren, ist für das Gegenüber häufig nicht leicht.

Nach oft quälend langen Zeiten der Krankheit, in denen es undenkbar schien, erfährt der einst Depressive häufig gerade das besondere Glück, aus seinen eigenen Begabungen und Fähigkeiten endlich doch wieder ein lebenswertes und liebenswertes Leben gestalten zu können, Höhen und Tiefen zu durchleben und das Prinzip Lebensglück zu seinem ständigen Wegbegleiter zu machen, auch als Verpflichtung, dieses positive Lebensgefühl, wo immer es sinnvoll erscheint, zu kommunizieren.

Die Depression als Lebenschance zu bezeichnen, ist zynisch. Richtig ist vielmehr, dass das Leben auch für den Depressiven alle Chancen offen hält – wenn er denn die Krankheit überwunden hat. Um den faszinierenden Kosmos des eigenen Lebens zu erfahren, bedarf es nicht der

Erfahrung einer Depression, aber die Depression schließt diesen erwartungsvollen Kosmos auch nicht aus. Das ist vielleicht die tröstlichste Botschaft für ein Leben nach der Depression.

Ich selbst habe, wie andere Patienten auch, die Depression nicht nur als Einschnitt mit Folgen empfunden – viele Jahre von einer Krankheit gezeichnet zu sein, verändert jeden Menschen –, sondern ich habe mir vor allem die offensichtliche Sinnhaftigkeit meiner Krankheit zunutze gemacht. Die Depression hat nicht nur mein Leben über lange Zeit geprägt und schließlich verändert, sie hat es vor allem in eine für mich richtige, aber niemals in der Vergangenheit oder während der Krankheit vorstellbare Richtung gelenkt. Die Depression hat am Ende erst die Kräfte geweckt, die meinem Leben heute einen ganz eigenen biografischen Sinn geben.

Insofern wird erklärlich, dass die Krankheit Depression im Nachhinein häufig als besonders konstruktive Lebenskraft beschrieben wird, die aus Lebenssinnlosigkeit erst Sinnhaftigkeit gemacht hat – eine Qualität, die man in der Krankheitsphase nicht erkennen kann, die man aber auch nicht unbedingt erwarten darf. Schließlich verändert nicht jede überwundene Depression zwangsläufig auch das Leben. Die Weichen des Lebens können, sie müssen aber nicht neu gestellt werden.

Wenn die Depression ein lebensrettendes Abschiednehmen von den Illusionen gleichsam durch die Lebenserschütterung erzwingt, die Krankheit also einen wirklichen Sinn, ja geradezu eine biografische Berechtigung hat, dann sollten wir uns viel öfter fragen, wo im Einzelfall diese Sinnhaftigkeit liegen mag. Sie aufzuspüren, also nach dem wahren Hintergrund der Krankheit zu fragen, mag dazu führen, dass wir die Depression nicht nur als Störfall im Betriebsablauf des Lebens begreifen, sondern als ein Geheimnis, das wir um unserer selbst willen zu lüften haben. Diese Sichtweise auf die Krankheit kann nichts vom Schrecken des Betroffenseins nehmen, aber sie eröffnet uns die Möglichkeit, vom passiven Erdulden zu einer aktiven Spurensuche im Rollenverständnis des eigenen Lebens zu wechseln.

Wer die Depression überwunden hat, wird diese nachträgliche Sicht auf die Krankheit bestätigen. Warum sonst bekennen sich viele dieser einst Leidenden so vehement zu ihrer Erfahrung, warum werden sie so überzeugend offensiv, anderen unter Depressionen Leidenden helfen und Mut machen zu wollen – sie möchten durch den eigenen neuen Part, der ihnen ganz unerwartet die ersehnte Hauptrolle in ihrem Leben zurückgegeben hat, zeigen, dass sie die eigene Kurskorrektur nicht nur akzeptiert haben, sondern sich endlich auf einem für sie richtigen Lebenskurs befinden. Diese Botschaft habe ich selbst immer wieder als ungeheuer kraftspendend und konstruktiv erfahren – gesund werden heißt für den Depressiven irgendwann, das Leben annehmen zu können, wie es ist, ohne Vorbehalte, ohne Illusionen und vor allem: mit dem ungebremsten Willen der eigenen Akzeptanz. Sich selbst aushalten zu können, erscheint dem einst Kranken plötzlich als Synonym für die eigene seelische Gesundheit. Sich selbst annehmen zu können, ist für den selbstbewusst Gesunden eine Selbstverständlichkeit, der Zustand des sich selbst mit all seinen Stimmungsausschlägen nach der Depression Aushaltenkönnens, ja der gespürten Faszination dieser hinzugewonnenen Fähigkeit, sich stets neu mit sich selbst auch angstfrei konfrontieren zu können, ist vielleicht der deutlichste Hinweis auf die tatsächlich überwundene Depression.

Es liegt mir fern, die Schrecken der Depression zu verharmlosen, darum wende ich mich auch gegen jede Schönrednerei, wie sie in der Formulierung von der Krankheit als Lebenschance anklingt. Die ehrliche Botschaft kann nur sein: Es gibt ein Leben nach der Krankheit, und das ist geheimnisvoll, aufregend, lebens- und liebenswert – wenn dieses Leben einst wieder selbstbestimmt ist. Depressionen lassen sich nicht nur überwinden, es lässt sich auch mit der latenten Gefahr eines Rückfalls leben, weil der Umgang mit einem möglichen Rezidiv durchaus handhabbar ist. Vor allem aber lässt sich einem solchen Rückfall durch eine für sich selbst als individuell richtig empfundene Lebensführung – mit oder ohne Medikamente – gut vorbeugen. Auch wenn die Depression vielleicht jeden treffen kann, ihr Wiederauftreten ist nicht schicksalhaft, es lässt sich verhindern. Auch daran kann nicht oft genug erinnert werden. Diese Botschaft kann lebensrettend sein. Nur wer selbst am Abgrund stand, kann eine solche Erfahrung wirklich überzeugend vermitteln. Es ist besonders tröstlich, dass auch der in der Krankheit drohende Gedanke an die Selbsttötung im Leben nach der Depression immer mehr verblasst und irgendwann zum abstrakten intellektuellen Phänomen zusammenschmilzt – aus der Erinnerung an überwundene Schrecken ist das eigene lebensbejahende Bollwerk geworden, aus dem heraus sich vielleicht am überzeugendsten gegen die Versuchung zur Selbsttötung argumentieren lässt. All die, die die Depression überwunden haben, vermitteln diese Botschaft, indem sie leben und ihre Erfahrungen als berechtigte Hoffnung weitergeben. Macht es nicht Mut, dass es inzwischen viele, sehr viele sind? Sie alle mahnen: nicht aufgeben, nein, das Leben annehmen, leben, leben, leben!

Neun Empfehlungen von Betroffenen und Therapeuten

Die Konfrontation mit einer ernsthaften Diagnose löst Verunsicherung aus. Die eingespielten Lebensroutinen verlieren ihre Selbstverständlichkeit. Behinderungen, Schmerzen brechen in das Leben ein, und hinter aller bunten Geschäftigkeit wird unser unheimlicher Begleiter, der Tod, sichtbar. Wird bei einer Frau ein verdächtiger Knoten in der Brust festgestellt, bei einem Mann eine Wucherung im Dickdarm oder wird jemand durch einen Herzinfarkt aus dem vollen Berufsleben gerissen, so ist nichts mehr, wie es war. Die existenzielle Bedrohung führt zu Verzweiflung und Trauer und mobilisiert die Kräfte für den Kampf gegen die Erkrankung. Bei diesen genannten Erkrankungen bleibt die Identität, das Selbstgefühl der betroffenen Person intakt, da die Erkrankung meist eher als äußere Bedrohung erlebt wird. Gerade in unserer Kultur ist bei vielen Menschen das Selbstgefühl teilweise losgelöst vom Körper, der wie von außen betrachtet und in den korrigierend eingegriffen werden kann, etwa wenn er den Schönheitsansprüchen nicht genügt. Diese distanzierte Haltung ist jedoch bei der Depression und anderen Gehirnerkrankungen, die unser Erleben unmittelbar beeinflussen, zumindest anfänglich nicht möglich. Die Verunsicherung ist deshalb bei psychischen Erkrankungen wie der Depression tiefer gehend: Eine Depression wird von vielen als eine Bedrohung des Selbst, des Kerns der eigenen Identität erlebt. In der Depression ist man nicht mehr man selbst. Man kann seinem eigenen Erleben, seinen eigenen Gedanken, sich selbst nicht mehr trauen, die Depression hat das Heft in die Hand genommen. Aus dieser Bedrohung und Kränkung des Selbst, die mit einer Depression einhergehen, erklärt sich die Schwierigkeit vieler Menschen, die Diagnose und die Notwendigkeit einer längerfristigen Behandlung, insbesondere einer Pharmakotherapie, zu akzeptieren. Viele Patienten lehnen Antidepressiva insbesondere als Langzeitbehandlung zunächst ab, etwa mit den Worten: «Ich möchte selbst mit der Depression fertig werden.» Aus diesen tieferen, irrationalen Quellen gewinnt der Wunsch, ohne Antidepressiva auszukommen, eine Bedeutung und Dynamik, wie sie z. B. bei der medikamentösen Bluthochdruckbehandlung wohl kaum zu finden sind. Eine größere Akzeptanz findet im Allgemeinen die Psychotherapie. Hier rückt man selbst den Problemen zu Leibe und fühlt sich weiter als autonomes, verantwortlich handelndes Subjekt.

Jeder Betroffene durchläuft einen ganz individuellen Prozess, in dessen Verlauf sich eine innere Haltung gegenüber der Erkrankung herausbildet und der den Umgang mit der Erkrankung und damit den weiteren Krankheitsverlauf oft entscheidend beeinflusst. Bei Patienten mit rezidivierenden Depressionen können folgende drei Phasen beobachtet werden:

Die Diagnose Depression wird anfänglich von vielen Betroffenen abgelehnt, und nach Abklingen der depressiven Episode ist es ein nahe liegender Wunsch, den Alptraum möglichst schnell zu vergessen, möglichst wenig daran erinnert zu werden, auch nicht durch eine tägliche Medikamenteneinnahme. Die Depression soll als einmaliger «Ausrutscher» abgehakt werden, und der Betroffene sehnt sich wieder zurück in die relative Geborgenheit des alltäglichen Lebens.

Ein erster, manchmal langwieriger Prozess ist es deshalb zu akzeptieren, dass man an einer Depression erkrankt ist und dass dies auch für das weitere Leben ein erhöhtes Rezidivrisiko bedeutet.

Nach diesem ersten Schritt der Akzeptanz ist es jedoch auch hilfreich, als nächsten Schritt wieder innere Distanz zu gewinnen, die Depression nicht als persönliches Versagen aufzufassen. Manche Betroffene lernen im Laufe der Zeit auch, die Depression als einen wie von außen kommenden Feind anzusehen, den es zu bekämpfen gilt.

Als dritter Schritt ist bei manchen Betroffenen zu beobachten, wie in depressionsfreien Phasen die Erkrankung als ständige dunkle Wolke am Horizont präsent bleibt, vor der aber auch die Farben des gesunden Lebens besonders leuchten und die als Teil des persönlichen Schicksals akzeptiert und ins Leben integriert wird.

Den richtigen Umgang mit der Erkrankung Depression lernen viele Betroffene erst durch schmerzliche Erfahrungen. Nicht alle schmerzhaften Erfahrungen muss man selbst gemacht haben, um zu lernen. Deshalb im Folgenden neun Empfehlungen, die vielleicht hilfreich sein können.

1. Depression als Erkrankung akzeptieren. Depression ist eine Erkrankung wie andere auch. Sie geht mit Funktionsänderungen in bestimmten Hirnarealen und Ungleichgewichten in den Botenstoffen im Gehirn einher. Die Folge sind Antriebs-, Freud- und Hoffnungslosigkeit,

Zukunftsängste, Schuldgefühle, Minderwertigkeitsgefühle, Appetit- und Schlafstörungen sowie all die anderen Krankheitszeichen der Depression. Wird dies erkannt und akzeptiert, dann werden zum Beispiel diese negativen Gedanken und Gefühle zu Symptomen der Depression und sind nicht mehr realitätsgerechte Reaktionen auf die schwierigen Lebensumstände. Es wird dann leichter, sich zumindest zeitweise davon zu distanzieren und sich immer wieder geduldig und nüchtern klar zu machen, dass es sich um vorübergehende Symptome der Depression handelt. Die mehr oder weniger großen Probleme des Lebens schrumpfen nach Abklingen der Depression wieder auf Normalmaß und sind wieder bewältigbar. Die Depression als ernsthafte Erkrankung wahrzunehmen und zu akzeptieren, ist zudem Voraussetzung dafür, die nötige Konsequenz im Umgang mit dieser Erkrankung aufzubringen.

2. Die Depression und nicht man selbst ist der Feind. In der depressiven Phase besteht die Gefahr, sich selbst für die Erkrankung verantwortlich zu machen, da zum einen die Depression nicht so gut als «Feind» erkennbar ist wie z. B. ein entzündeter Blinddarm oder ein Tumor und zum anderen die Depression sowieso meist mit Selbstanklagen einhergeht. Um diesem Teufelskreis vorzubeugen, kann es für manche Patienten hilfreich sein, sich für die Depression als äußeren Feind, den es zu bekämpfen gilt, ein Symbol zu schaffen. Eine Patientin bezeichnete die Depression als eine manchmal übermächtig erscheinende Krake, die wieder in ihre Höhle zurückgescheucht werden muss.

3. Experte in eigener Sache werden. Depression ist eine ernsthafte, oft rezidivierend verlaufende Erkrankung und erfordert ein lebenslanges Krankheitsmanagement. Hierzu gehören ein intensives Sich-Beschäftigen mit der Erkrankung und ihrer Behandlung, Konsequenz in der Behandlung und oft auch Umstellungen in der Lebensführung.

4. Rückfallverhütung ist möglich. Überlegen Sie sich, welche *Frühzeichen* der depressiven Erkrankung bei Ihnen auftraten. Woran haben Sie zuerst bemerkt, dass etwas nicht stimmt? Manche Betroffenen berichten in diesem Zusammenhang von hartnäckigen Schlafstörungen, bei anderen stehen Grübelneigungen oder verstärkte Selbstkritik am Beginn einer Depression. Ein Patient berichtete, dass seine Gedanken plötzlich nur noch um die Vergangenheit kreisten, um das Wort «hätte»: «Hätte ich doch damals bloß nicht ...»; «Hätte ich doch anders reagiert.» Die Zukunft erschien ihm verschlossen. Versuchen Sie sich klar zu machen, ob sich die Depression bei Ihnen langsam über Wochen einschleicht oder sich innerhalb weniger Stunden einstellt. Schreiben Sie alle Frühzeichen der Depression auf. Überlegen Sie sich, wie Sie vorgehen, falls Sie diese Frühzeichen bemerken oder erneut in eine schwere Depression geraten sind. An wen können Sie sich wenden? Ist diese Person immer (auch nachts!) erreichbar? Wer muss sonst noch verständigt werden? Besonders bei rezidivierenden schweren Depressionen ist es wichtig, ein *Notfallpaket* zu schnüren, das zum Beispiel die wichtigen Telefonnummern, Schlafanzug und andere Utensilien für eine stationäre Behandlung, alte Arztbriefe und Befunde, Medikamentennamen, Versicherungskarte, Anweisungen und Schlüssel für die Nachbarn, die die Pflanzen und Haustiere versorgen, usw. enthalten kann. In der Depression wird es Sie sehr große Mühe kosten, notwendige organisatorische Schritte – etwa für eine stationäre Behandlung – zu unternehmen. Oft ist dann schon die Suche nach der Telefonnummer des behandelnden Arztes zu viel. Versuchen Sie, vielleicht auch im Gespräch mit Ihrem Arzt oder Psychotherapeuten, Ihre *speziellen Risikosituationen herauszufinden* (z. B. Überforderung im Beruf, Streit in der Familie, Prüfungsstress etc.). Überlegen Sie sich, ob und wie Sie derartige Situationen vermeiden beziehungsweise bewältigen können. Eine junge Frau mit schweren depressiven Episoden berichtete, dass dem Auftreten ihrer depressiven Episoden häufig das Eingehen neuer und enger Beziehungen mit den damit verbundenen Freuden, Erwartungen, Ängsten und Enttäuschungen vorausgegangen sind. Sie lernte daraus, sich in solchen Situationen vorsichtiger und zurückhaltender zu verhalten. Eine andere Betroffene übernahm immer bereitwillig in der Familie und im Beruf die Arbeit und Verantwortung für andere, vernachlässigte dabei ihre eigenen Wünsche und Interessen, manövrierte sich so in eine Überforderungssituation und rutschte in eine Depression, insbesondere auch dann, wenn ihr großer Einsatz ihr gar nicht gedankt wurde. Sie lernte schließlich, dass gelegentlich «Nein» zu sagen auf Wünsche anderer nicht bedeutete, dass sie die Zuneigung der Mitmenschen verlor, und sie begann sich jede Woche eine Massage oder ein Dampfbad zu gönnen. Derartige Schritte zu tun und so Überforderungssituationen zu vermeiden, ist viel schwieriger, als es zunächst erscheinen mag, und erfordert ein intensives Auseinandersetzen mit den eigenen Verhaltensmustern und Gefühlen. In den meisten Fällen ist psychotherapeutische Hilfe unerlässlich.

5. Machen Sie sich Gedanken, wie Sie mit Ihrer Erkrankung gegenüber anderen umgehen wollen. Eine generelle Empfehlung, wie offen Sie mit anderen Menschen über Ihre Erkrankung sprechen sollen, kann nicht gegeben werden. Es gibt Menschen, die sehr offen sprechen und damit gute Erfahrungen machen. Nach anfänglichem Erstaunen oder auch Verunsicherung bei den Mitmenschen entwickeln sich Verständnis und nach einiger Zeit auch ein selbstverständlicher Umgang wie bei anderen Erkrankungen auch. Oft wird auch die überraschende Erfahrung gemacht, dass so manche Mitmenschen ebenfalls persönlich oder indirekt von depressiven Erkrankungen betroffen sind. Andere behalten die Erkrankung für sich und sprechen über sie nur im intimsten Kreise, sei es, weil sie Nachteile im Beruf oder negative Reaktionen von Bekannten befürchten, sei es, weil sie keinen Grund sehen, Dritte in die eigenen Erkrankungen einzuweihen. Jeder sollte sich hier seinen Weg überlegen. Ziehen Sie es vor, Ihre Erkrankung für sich zu behalten, so können Sie sich für Nachfragen eine Standardantwort zurechtlegen.

6. Wie steht es mit der Fahrtauglichkeit. Die Fahrtauglichkeit kann bei schweren Depressionen allein durch die Erkrankung eingeschränkt sein. Antidepressiva mit beruhigender (sedierender) Eigenschaft und insbesondere TZA können die Reaktionsfähigkeit und Fahrtauglichkeit zusätzlich beeinträchtigen. Dies gilt noch verstärkt in der Phase der Aufdosierung und zu Beginn der Medikation.

7. Wie finde ich einen guten Arzt bzw. Psychotherapeuten? Wenn Sie an einer Depression erkrankt sind, sollten Sie sich unbedingt einen Arzt in Wohnortnähe suchen, zu dem Sie Vertrauen haben und mit dem Sie zusammen die Erkrankung meistern. Insbesondere bei hartnäckigen oder sehr schweren Depressionen oder wenn andere komplizierende Faktoren wie Begleiterkrankungen ins Spiel kommen, sollte dies ein Facharzt sein (Nervenarzt oder Psychiater oder Facharzt für Psychotherapie und Psychosomatik). Oft ist auch eine Behandlung durch einen psychologischen Psychotherapeuten zu empfehlen. Die Suche nach dem richtigen Arzt und/oder Psychotherapeuten ist ein unumgänglicher, oft jedoch gerade für den depressiv Erkrankten sehr beschwerlicher Weg. Nicht immer «stimmt die Chemie». Erkundigen Sie sich, welche Erfahrungen andere Betroffene gemacht haben. Für die Psychotherapie müssen Sie mitunter längere Anmeldezeiten in Kauf nehmen. Suchen Sie sich einen Psychotherapeuten mit kassenärztlicher Zulassung, da nur in diesem Falle die Krankenkasse die Kosten trägt. Die Adressen und Telefonnummern niedergelassener Allgemeinärzte, Nervenärzte, Psychotherapeuten, Psychiater und Fachärzte für Psychosomatik und Psychotherapie in Wohnortnähe erhalten Sie über die regionale Kassenärztliche Vereinigung. Sie können auch bei gemeinnützigen Trägern vor Ort (AWO, Caritas, Sozialpsychiatrische Dienste) nach einer entsprechenden Therapeutenliste fragen.

8. Ist die Kombination von Pharmakotherapie und Psychotherapie sinnvoll? Nicht immer ist eine Kombination nötig und der beste Weg. Hinsichtlich der Behandlung einer akuten depressiven Episode gibt es kaum wissenschaftliche Belege, dass eine Kombination der beiden Behandlungsansätze einer Behandlung nur mit einem der beiden überlegen ist. Bei leichteren Depressionen kann eine alleinige Psychotherapie oder Pharmakotherapie ausreichend sein. Bei schweren Depressionen steht meist die Pharmakotherapie im Zentrum, insbesondere in der akuten depressiven Episode, da hier die Betroffenen oft gar nicht in der Lage sind, sich aktiv z. B. an einer kognitiven Verhaltenstherapie zu beteiligen. Nach Abklingen der depressiven Episode kann dann aber auch bei diesen Patienten eine Psychotherapie zusätzlich zur Pharmakotherapie zu empfehlen sein, um Rückfälle zu verhindern. In einer Studie über drei Jahre an älteren Patienten schnitten Patienten, die sowohl mit Interpersoneller Therapie als auch einem Antidepressivum behandelt wurden, besser ab als die Patienten, die nur entweder die eine oder andere Behandlung erhielten. Die kombinierte Behandlung erscheint überdies dann sinnvoll, wenn auch nach Abklingen der depressiven Episode massive zwischenmenschliche Konflikte bestehen oder der Patient sich durch bestimmte Verhaltensgewohnheiten immer wieder in Überlastungssituationen manövriert. Auch Patienten, bei denen unter einer Pharmakotherapie die Depression nur teilweise abgeklungen ist, profitieren besonders von einer zusätzlichen Psychotherapie.

9. Ambulante Behandlung oder Klinikaufenthalt? Vor allem bei schweren Formen der Depression ist eine stationäre Behandlung oft empfehlenswert, da Sie dort rund um die Uhr professionell betreut werden. Das ist besonders dann wichtig, wenn Patienten unter Suizidgedanken leiden. Psychiatrische Stationen unterscheiden sich in modernen Kliniken nicht wesentlich von anderen medizinischen Stationen. In größeren Kliniken gibt es meist Spezialstationen für depressiv Erkrankte, so genannte Depressionsstationen. Hier kann ein speziell für depressiv Erkrankte zugeschnittenes Behandlungsangebot gemacht werden, und die Betroffenen spüren meist sehr rasch, dass die Schwestern, Ärzte, Psychologen und anderen Mitarbeiter des Stationsteams große Erfahrung mit dieser Erkrankung gesammelt haben. Für psychiatrische Patienten mit schweren Erkrankungen oder für Patienten, die hoch suizidgefährdet sind, ist es vorübergehend sicherer, wenn sie auf einer geschlossenen Station behandelt werden. Die meisten depressiven Patienten werden jedoch auf offenen Stationen behandelt.

Häufig ist es nicht nur für die Angehörigen eine große Entlastung, die Verantwortung für den Betroffenen in Expertenhände legen zu können. Diese erleben es als entlastend zu sehen, dass sie professionell behandelt werden und ihnen Dinge, die sie durch die Depression nicht bewältigen können, abgenommen werden. Zudem können sie sich mit anderen Menschen austauschen, die unter den gleichen Krankheitszeichen und der gleichen Krankheit leiden wie sie selbst. Bei leichteren Formen depressiver Störungen ist eine ambulante Behandlung meist ausreichend. Die Betroffenen bleiben hier in ihrer gewohnten Umgebung und können den Kontakt zu ihren Bezugspersonen halten und ihren Beruf weiter ausüben.

Anhang

Selbsttest

Leiden Sie seit mehr als zwei Wochen unter

		Ja	Nein
1	Gedrückter Stimmung	○	○
2	Interesselosigkeit und/oder Freudlosigkeit, auch bei sonst angenehmen Ereignissen	○	○
3	Schwunglosigkeit und/oder bleierner Müdigkeit und/oder innerer Unruhe	○	○
4	Fehlendem Selbstvertrauen und/oder fehlendem Selbstwertgefühl	○	○
5	Verminderter Konzentrationsfähigkeit und/oder starker Grübelneigung und/oder Unsicherheit beim Treffen von Entscheidungen	○	○
6	Starken Schuldgefühlen und/oder vermehrter Selbstkritik	○	○
7	Negativen Zukunftsperspektiven und/oder Hoffnungslosigkeit	○	○
8	Hartnäckigen Schlafstörungen	○	○
9	Vermindertem Appetit	○	○
10	Tiefer Verzweiflung und/oder Todesgedanken	○	○

Angelehnt an ICD-10/V (F); © Prof. Hegerl

Bitte kreuzen Sie in den entsprechend dafür vorgesehenen Kästchen an, welche der oben genannten Aussagen in den vergangenen zwei Wochen am ehesten Ihre Stimmung widergespiegelt haben. Versuchen Sie über die Antworten nicht nachzugrübeln, sondern die Fragen möglichst spontan zu beantworten.

Auswertung:
Wenn Sie so verzweifelt sind, dass Sie die Frage 10 mit «ja» beantwortet haben, dann suchen Sie bitte unabhängig von der Auswertung der sonstigen Fragen möglichst rasch professionelle Hilfe auf!

Zur Auswertung der übrigen Fragen:
Zählen Sie bitte zusammen, wie oft Sie die Fragen «1 bis 3» beziehungsweise die Fragen «4 bis 9» mit «ja» beantwortet haben und suchen dann Ihr Ergebnis in der Liste:

Fragen 1–3	Fragen 4–9
0 ja	0 bis 2 ja
1 ja	0 bis 1 ja

Ihre Angaben weisen nicht auf das Vorliegen einer depressiven Erkrankung hin. Falls Sie sich dennoch unwohl und depressiv fühlen sollten, suchen Sie bitte sicherheitshalber trotzdem einen Arzt auf und sprechen mit ihm über Ihre Beschwerden.

Fragen 1–3:	Fragen 4–9:
0 ja	3 bis 4 ja
1 ja	2 bis 3 ja
2 ja	0 bis 1 ja

Sie leiden möglicherweise unter einer leichteren depressiven Erkrankung. Es ist empfehlenswert, dass Sie mit einem Arzt oder Psychotherapeuten offen über Ihre Beschwerden sprechen. Bitte teilen Sie ihm neben Ihren körperlichen auch möglicherweise vorhandene psychische Beschwerden mit.

Fragen 1–3	Fragen 4–9
0 ja	5 bis 6 ja
1 ja	4 bis 6 ja
2 ja	2 ja
3 ja	0 bis 1 ja

Ihre Angaben deuten auf das Vorliegen einer depressiven Erkrankung hin. Insofern ist es erforderlich, dass Sie sich möglichst bald an einen Arzt Ihrer Wahl wenden und mit ihm das weitere Vorgehen besprechen. Bitte beachten Sie, dass es sich bei einer Depression um eine ernsthafte Erkrankung handelt, die in jedem Fall fachmännisch behandelt werden muss. Es gibt mittlerweile erprobte medikamentöse und psychotherapeutische Behandlungsmaßnahmen, die Ihnen höchstwahrscheinlich helfen können.

Fragen 1–3	Fragen 4–9
2 ja	3 bis 6 ja
3 ja	2 bis 6 ja

Bitte suchen Sie umgehend einen Arzt oder Psychotherapeuten Ihrer Wahl auf. Ihr Ergebnis lässt vermuten, dass Sie unter einer schweren depressiven Erkrankung leiden. Falls Sie diesen Test für einen Familienangehörigen oder Freund gemacht haben, sollten Sie ihn oder sie unbedingt zu einem Arztbesuch überreden. Bitte beachten Sie, dass schwere depressive Erkrankungen leider immer wieder zu Selbsttötungsversuchen führen. Insofern brauchen Sie jetzt dringend professionelle Hilfe!

Hilfreiche Adressen

Kompetenznetz Depression, Suizidalität: Die Homepage des Kompetenznetzes bietet ein breites Informationsangebot für Betroffene, Angehörige, Experten und Journalisten. Wer sich aktiv mit anderen auseinander setzen will, kann dies in einem moderierten Diskussionsforum tun. Die Homepage bietet zudem konkrete Hilfsangebote in Form von Adressen von Kliniken, Kriseninterventionsdiensten, Verbänden, Links und Literaturhinweisen. Außerdem sind die regional aktiven «Bündnisse gegen Depression» auf der Homepage vertreten: www.kompetenznetz.de.

Kontaktstelle zur Unterstützung von Selbsthilfegruppen: Die «Nationale Kontakt- und Informationsstelle zur Anregung und Unterstützung von Selbsthilfegruppen» (NAKOS) bietet im Internet die Adressen der regionalen Kontaktstellen an. Diese helfen Betroffenen und Angehörigen bei der Kontaktaufnahme zu Selbsthilfegruppen in Wohnortnähe. Albrecht-Achilles-Straße 65, 10709 Berlin, Tel.: 030/8 91 40 19; www.nakos.de.

Online-Vermittlung von Selbsthilfegruppen: Das Selbsthilfeforum bietet Selbsthilfegruppen, -vereinen und -initiativen die Möglichkeit, ihre Arbeit und Ziele im Internet darzustellen und untereinander sowie mit interessierten Betroffenen Kontakt zu knüpfen: www.selbsthilfe-forum.de.

Irrsinnig menschlich e. V.: Verein für Öffentlichkeitsarbeit in der Psychiatrie. Der Verein klärt über psychische Krankheiten und ihre Behandlungsmöglichkeiten auf. Irrsinnig menschlich e. V. engagiert sich für Offenheit in der Diskussion über psychische Erkrankungen und den Abbau von Vorurteilen gegenüber psychisch Erkrankten. www.irrsinnig-menschlich.de.

Telefonseelsorge: Hier wird kostenlose und anonyme Beratung per Telefon (0800/1 11 01 11 oder 0800/1 11 02 22; 24 h/Tag, vertraulich, gebührenfrei) und per E-Mail angeboten: www.telefonseelsorge.de.

Hilfe für Angehörige: Bundesverband der Angehörigen psychisch Kranker (BApK). Umfangreiche Informationen für die Angehörigen psychisch kranker Menschen bietet die Homepage des Bundesverbandes. Thomas-Mann-Straße 49a, 53 111 Bonn, Tel.: 0228/63 26 46; www.bapk.de.

Psychiatrienetz: Bündelt die Arbeit verschiedener Verbände und Organisationen – unter anderem der Deutschen Gesellschaft für Soziale Psychiatrie (DGSP), des Bundesverbandes der Angehörigen psychisch Kranker (BapK) und des Psychiatrie-Verlags. Angeboten wird unter anderem ein detaillierter Überblick über die Bereiche Psychotherapie und Psychopharmaka sowie interessante Forschungsergebnisse. Neben fachkundiger Aufklärung stehen der Erfahrungsaustausch und die Hilfe zur Selbsthilfe (z. B. Antworten auf häufige juristische Fragen) im Zentrum des Angebotes: www.psychiatrie.de/website/.

Lichtblick: Online-Zeitschrift aus der Psychiatrieszene mit zahlreichen Kontaktadressen. Mit diesen Informationen will das Lichtblick-Team «auf die Notwendigkeit einer besseren Lebensqualität für Menschen mit einer psychischen Erkrankung hinweisen» – www.lichtblick99.de.

Literatur

Verwendete Literatur

Améry, Jean: Hand an sich legen. Stuttgart 1976
Durkheim, Emile: Der Selbstmord. Frankfurt am Main 2002
Dorrmann, Wolfram: Suizid; therapeutische Interventionen bei Selbsttötungsabsichten. München 1998
Hautzinger, Martin: Kognitive Verhaltenstherapie bei Depressionen. Weinheim 2000
Jamison, Kay R.: Wenn es dunkel wird. Zum Verständnis des Selbstmordes. Berlin 2000
Klibansky, Raymond; Panofsky, Erwin; Saxl, Fritz: Saturn und Melancholie. Frankfurt am Main, 2. Auflage 1994
Maturna, Humberto: Erkennen: Die Organisation und Verkörperung von Wirklichkeit. Braunschweig 1982
Payk, Theo R. (Hrsg.): Psychiater – Forscher im Labyrinth der Seele. Stuttgart 2000
Reese, Beate: Melancholie in der Malerei der Neuen Sachlichkeit. Frankfurt am Main 1998
Sandblom, Philip: Kreativität und Krankheit. Berlin 1990
Saner, Hans: Melancholie und Leichtsinn – Grenzstimmungen der Vernunft. Schweizer Archiv für Neurologie und Psychiatrie 149: 229–235
Schmidt-Degenhard, Michael: Melancholie als Krankheit – Problemgeschichtliche und psychopathologische Aspekte. In: Rainer Jehl/Wolfgang F. J. Weber (Hrsg.): Melancholie – Epochenstimmung – Krankheit – Lebenskunst. Stuttgart 2000, 117–133
Schneider, Peter K.: Wahnsinn und Kultur oder «Die heilige Krankheit». Würzburg 2001
Völker, Ludwig (Hrsg.): «Komm heilige Melancholie» – Eine Anthologie deutscher Melancholie-Gedichte, Stuttgart 1984
Wittern, Renate: Die psychische Erkrankung in der Antike. Fund Psych 1: 93–100
Wolfersdorf, Manfred: Der suizidale Patient in Klinik und Praxis. Stuttgart 2000

Zum Weiterlesen

Bronisch, Thomas: Der Suizid. Ursachen, Warnsignale, Prävention. München 1995
Burton, Robert: Anatomie der Melancholie. Zürich/München 1988
Földényi, László F.: Melancholie. München 1988
Gebhardt, Miriam: Sünde, Seele, Sex. München 2002
Hegerl, Ulrich; Niesken, Svenja: Depressionen bewältigen, die Lebensfreude wiederfinden. Stuttgart 2004

Josuran, Ruedi; Hoehne, Verena; Hell, Daniel: Mittendrin und nicht dabei. Zürich 1999
Marinoff, Lou: Bei Sokrates auf der Couch. München 2002
Möller, Hans-Jürgen; Laux, Gerd; Deister, Arno: Psychiatrie und Psychotherapie. Stuttgart 2001
Naef, Adrian: Nachtgängers Logik. Frankfurt am Main 2003
Paul, Chris: Warum hast Du uns das angetan? Ein Begleitbuch für Trauernde. Gütersloh 1998
Pinguet, Maurice: Der Freitod in Japan – Ein Kulturvergleich. Berlin 1991
Reiners, Holger: Das heimatlose Ich. Aus der Depression zurück ins Leben. München 2002
Rosen, Laura Epstein; Amador, Xavier F.: Wenn der Mensch, den du liebst, depressiv ist. Wie man Angehörigen oder Freunden hilft. Reinbek bei Hamburg 2002
Solomon, Andrew: Saturns Schatten. Frankfurt am Main 2001
Spacks, Patricia Meyer: Boredom. Chicago 1995

Abbildungsnachweis

Abb. 8: Thielska Galleriet, Stockholm, © The Munch Museum/The Munch Ellingsen Group/VG Bild-Kunst, Bonn 2004
Abb. 9: aus Christian Rathke: Emil Jensen (1888–1967). Skulpturen. Ausstellung vom 30. April bis 16. Juni 1989, Schleswig-Holsteinisches Landesmuseum, Schloß Gottorf in Schleswig
Abb. 11–13: Martin Lay, Breisach a. Rh.
Abb. 15–16: © akg-images
Abb. 20: © akg-images
Abb. 21: © akg-images/Erich Lessing
Abb. 22–23: aus Susanne Schirmeyer: Schwarze Bilder. Schöne Bilder. Skulpturen. Bilder und Texte vom Leben mit der Depression, Karlsruhe 1995, Foto: Steffen Harms, Karlsruhe
Abb. 24: © akg-images/Erich Lessing
Abb. 25: Graphiksammlung «Mensch und Tod» der Universität Düsseldorf, © The Munch Museum/The Munch Ellingsen Group/VG Bild-Kunst, Bonn 2004

Die Autoren

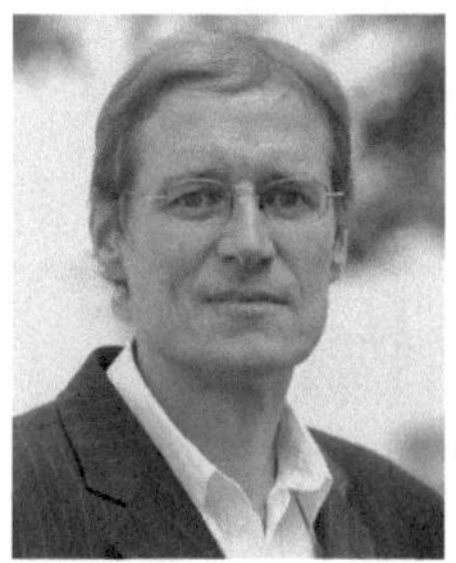

Prof. Dr. Ulrich Hegerl ist Facharzt für Psychiatrie und Psychotherapie sowie Leitender Oberarzt an der Klinik für Psychiatrie und Psychotherapie der Ludwig-Maximilians-Universität München. Von ihm stammen folgende Abschnitte: *Krankheitszeichen; Die Diagnose; Melancholie als Stimmung; Kränkung des Ich; Neurobiologische Entstehungsmodelle; Körper und Geist: Was ist erkrankt?; Von der antiken Vier-Säfte-Lehre zum heutigen Verständnis der Erkrankung; Die Pharmakotherapie der Depression; Weitere nichtmedikamentöse Behandlungsverfahren; Schulmedizin oder alternative Heilmethoden?; Neuestes aus der Therapieforschung; Neun Empfehlungen von Therapeuten und Angehörigen; Selbsttest.*

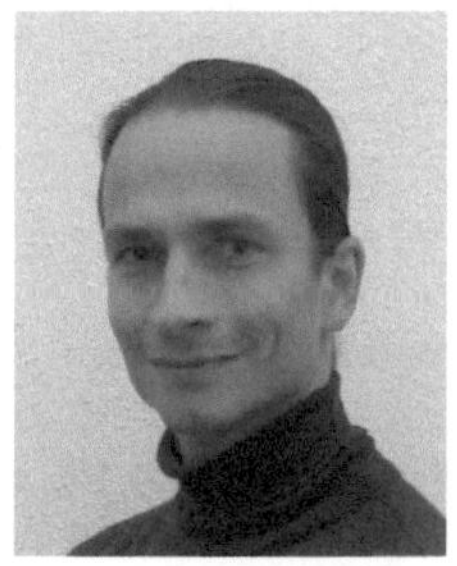

Dr. David Althaus ist Diplom-Psychologe und Psychotherapeut. Er arbeitet als wiss. Mitarbeiter an der Ludwig-Maximilians-Universität München und ist Mitbegründer der gemeinnützigen Organisation «Bündnis gegen Depression». Von ihm stammen die Abschnitte *Die Geschichte von Christa M., 53 Jahre; Psychologische Ursachen der Depression; Die Psychotherapie der Depression; Das Bündnis gegen Depression; Was Angehörige tun können; Hilfe in akuten Krisen* sowie das Kapitel 4: *Suizidalität bei depressiven Erkrankungen.*

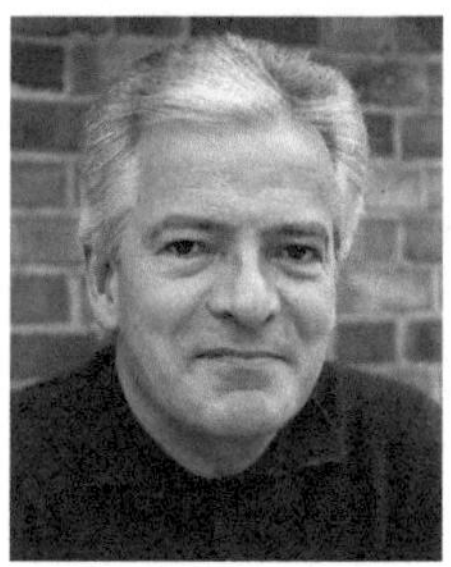

Holger Reiners ist Architekt, Unternehmensberater und Autor u. a. des Buches *Das heimatlose Ich. Aus der Depression zurück ins Leben,* in dem er über seine Erfahrungen als langjähriger und inzwischen geheilter Depressionspatient berichtet. Von ihm stammen folgende Abschnitte: *Die zerfließenden Konturen des Ich oder: Der Wundbrand der Seele; Depression – Wenn Vorurteile zur Ausgrenzung führen; Depression und Kunst – Kunst in der Depression?; Selbstverständnis und Erwartungen des Kranken; Die Depression ist überwunden – ändert sich jetzt das Leben?*

Register